U0351609

医疗产品管理系列规划教材

医疗产品监督管理

——原理与应用

主　编　刘清峰

副主编　莫国民　弓志军

上海财经大学出版社

图书在版编目(CIP)数据

医疗产品监督管理:原理与应用/刘清峰主编.—上海:上海财经大学出版社,2020.2
(医疗产品管理系列规划教材)
ISBN 978-7-5642-3392-1/F·3392

Ⅰ.①医…　Ⅱ.①刘…　Ⅲ.①医疗器械-质量监督-教材
Ⅳ.①R197.39

中国版本图书馆 CIP 数据核字(2019)第 295646 号

□ 丛书策划　王永长　江　玉　杨　娟
□ 责任编辑　江　玉
□ 封面设计　贺加贝
□ 责任校对　卓　妍

医疗产品监督管理
——原理与应用

主　编　刘清峰

副主编　莫国民　弓志军

上海财经大学出版社出版发行
(上海市中山北一路 369 号　邮编 200083)
网　　址:http://www.sufep.com
电子邮箱:webmaster @ sufep.com
全国新华书店经销
上海华业装潢印刷厂印刷装订
2020 年 2 月第 1 版　2020 年 2 月第 1 次印刷

710mm×960mm　1/16　17 印张　332 千字
印数:0 001—3 000　定价:48.00 元

医疗产品管理系列规划教材指导委员会

主编简介

　　刘清峰,男,1968年9月出生。上海健康医学院教授,天津大学博士,上海财经大学博士后,美国明尼苏达大学(The University of Minnesota)高级研究学者,新西兰 Unitec Institute of Technology 进修,上海理工大学硕士研究生导师,国家药品监督管理局高级研修学院特聘专家,多个医疗器械行业高端论坛专题演讲的特邀嘉宾。主持或参与国家社科基金、博士后科学基金、省部级和市(厅)级课题及各类横向课题50多项,曾任10多家医疗器械企业公司战略和管理顾问。研究领域主要是医疗器械监管、医疗器械政策与法规。在 CSSCI、北大核心期刊、被 ISTP 检索等各类期刊上公开发表高水平学术文章50多篇。出版专著和主编教材6部:《医疗器械营销实训教程》《医疗器械推销理论与实务》《顾客消费情况与顾客忠诚》《经济学基础》《管理学》《战略管理》。社会兼职有中国医药教育协会医疗装备发展促进工作委员会副主任委员兼秘书长、《上海医药》杂志编委、《智慧健康》杂志编委。联系邮箱:qfengliu@sohu.com。

前　言

本书为中国药品监督管理研究会2018—2019年度重点研究课题的研究成果,目的是为我国医疗产品监督管理原理进行归纳总结,形成教学和培训的理论性教材。

监督管理原理是对医疗产品监管工作的内在属性、基本原理和基本规律的概括和总结,是从事和开展医疗产品监管工作必须遵守的原则;只有洞悉和掌握了监督管理原理,执法人员才能从法理上弄明白法律条文的根源,才能明白为什么要这样执法,对医疗产品的监管也才可能产生好的效果。医疗产品包括药品、医疗器械、康复器具等,产品种类繁多,样式各异。但它们都有一个共性,那就是医疗产品要么被人直接食入体内,要么直接或间接作用于人体,它们直接关系到人体健康和生命安全,对产品的安全性、有效性有极高的要求。从医疗产品这一属性出发,结合医疗产品监督管理实践和教学实践,进行总结归纳提炼,上升为理论体系,即构成本书的理论框架。

本书的主要内容包括:产品分类管理原理,介绍产品分类原理和医疗产品分类、编码和命名规则;公共管理与医疗产品法规体系;公共物品与风险管理,介绍医疗器械监管的成本构成和风险管理产生的根源;质量管理原理,介绍医疗产品质量管理基本要求;转化科学原理,介绍医疗产品转化基本途径;监管科学原理,介绍监管科学基本理论与我国监管科学进展;社会共治理论,介绍医疗器械安全社会共治方法。

本书是编者根据多年从事医疗产品监管实践、一线教学和研究方面的内容经试用后整理而成,由刘清峰担任主编,莫国民、弓志军担任副主编。主编负责教材提纲的提出、修改和定稿,教材各章内容的修改与定稿,并对全书进行了最后的总纂;副主编参与了教材编写提纲的修改与讨论,并对部分初稿进行了修改。具体章节编写分工如下:刘清峰(第一章),袁斌华(第二章),刘清峰、刘洋(第三章),庄震(第四章),方中坚(第五章),刘清峰、莫国民(第六章),沙健(第七章)。本书在编写过程中参考了国内外大量的期刊、书籍、报刊及网站资料,编者尽可能将资料来源附在教材正文后面,但仍有实际参考而又被遗漏的资料,在此一并表示感谢。

本书可作为高等学校本科、专科医疗产品管理类专业的教材,也可作为医疗产品管理在职人员岗位培训教材，还可作为各类医疗产品管理人员的参考书。

本书在编写过程中得到了上海健康医学院、国家药品监督管理局高级研修学院和上海财经大学出版社的支持，在此深表感谢。

本书的编写是全体编写人员对医疗产品监督管理教材改革与建设的一次尝试，因时间仓促，编者收集的资料和水平有限，书中难免有不妥之处，敬请各位读者及时提出宝贵意见，供再版修改时补充或更正。

编　者
2020 年 1 月

目　录

第一章　产品分类管理原理

第一节　产品分类及医疗产品

一、信息分类与编码

(一)分类方法

信息分类的基本方法有两种,即线分类法与面分类法。

1. 线分类法

线分类法也称为等级分类法,是按选定的若干属性或特征将分类对象逐次地分为若干层级,每个层级又分为若干类目。统一分支的同层级类目之间构成并列关系,不同层级类目之间构成隶属关系。同层级类目互不重复,互不交叉。

2. 面分类法

面分类法也称为平行分类法,是把拟分类的商品集合总体。根据其本身固有的属性或特征,分成相互之间没有隶属关系的面,每个面都包含一组类目。将某个面中的一种类目与另一个面的一种类目组合在一起,即组成一个复合类目。面分类法具有类目可以较大量地扩充、结构弹性好、不必预先确定好最后的分组、适用于计算机管理等优点,但也存在不能充分利用容量、组配结构太复杂、不便于手工处理等缺点。

(二)编码方法

1. 编码的含义

编码(coding)是用预先规定的方法将文字、数字或其他对象编成数码,用数码来表示各组数据资料，使其成为进行处理和分析的信息。代码是用来表示事物的记号，它可以用数字、字母、特殊的符号或它们之间的组合来表示。解码是编码的逆过程。

2. 层次编码法

层次编码法是按商品类目在分类体系中的层级顺序，依次赋予对应的数字代码。层次编码法主要用于线分类体系。在一组数字代码中，第一位表示第一层级的类目，第二位代表第二层级的类目，以下类推。因此，代码的结构清晰地反映分类层级间的逻辑关系。也有的由第一、二位代表第一层级，第三、四位代表第二层级，余者类推。例如，我国行政区划编码，是采用线分类法，6位数字码。第一、二位表示省、自治区或直辖市，第三、四位表示地区、市、州、盟，第五、六位表示县、旗、镇、区的名称。层次编码法的优点是代码较简单，逻辑性较强，信息容量大，能明确地反映出分类编码对象的属性或特征及其相互关系，也便于计算机汇总数据；层次编码法的缺点是弹性较差，为延长其使用寿命，往往要用延长代码长度的办法，预先留出相当数量的备用号，从而出现号码的冗余。所以，这种编码方法最适用于编码对象变化不大的情况。

3. 平行编码法

平行编码法也称为特征组合编码法，是指将编码对象按其属性或特征分为若干个面，每一个面内的编码对象按其规律分别确定一定位数的数字代码，面与面之间的代码没有层次关系或者隶属关系，最后根据需要选用各个面中的代码，并按预先确定的面的排列顺序组合成复合代码的一种编码方法。平行编码法多应用于面分类法。以18位的身份证号码为例：第一段（前6位）描述办证机关的至县一级的空间定位，采用省、市、县的行政区划代码给码；第二段（第7—14位）是生辰时序的描述，以办证个人的诞辰给码；而第15—17位至少有两重意义，一是同县同日出生者的办证顺序，二是性别，第17位奇数为男性，偶数为女性；第18位是数字校验码。平行编码法的优点是编码结构有较好的弹性，可以比较简单地增加分类编码面的数目，必要时还可更换个别的面。但这种编码有编码容量利用率低的缺点，因为并非所有可组配的复合代码都有实际意义。面分类法将整形码分为若干码段，一个码段定义事物的一重意义，需要定义多重意义就可以采用多个码段。采用面分类法编码，虽然增加了代码的复杂性，但可以处理线分类法无法解决的描述对象多重意义的问题。

二、医疗产品在国民经济中的行业分类

(一)国民经济分类的基本概念

在国民经济统计分类中，通常把从事相同性质的经济活动的所有单位的集合称为行业或产业，比如农业、林业、畜牧业、制造业等。构成行业的单位是有效地开展各种

经济活动的实体,是划分国民经济行业的载体。

产业活动单位是法人单位的附属单位,通常应具备下列条件:第一,在一个场所从事一种或主要从事一种经济活动;第二,相对独立地组织生产、经营或业务活动;第三,能够掌握收入和支出等资料。

法人单位则应具备下列条件:第一,依法成立,有自己的名称、组织机构和场所,能够独立承担民事责任;第二,独立拥有和使用(或授权使用)资产,承担负债,有权与其他单位签订合同;第三,会计上独立核算,能够编制资产负债表。

(二)我国国民经济的行业分类与代码结构

1. 我国国民经济划分行业的原则

我国《国民经济行业分类》国家标准于 1984 年首次发布,分别于 1994 年和 2002 年进行修订,2011 年第三次修订,2017 年第四次修订。该标准(GB/T4754-2017)由国家统计局起草,国家质量监督检验检疫总局、国家标准化管理委员会批准发布,于 2017 年 10 月 1 日实施。在国民经济行业分类中,我国国民经济行业分类采用经济活动的同质性原则。即每一个行业类别按照同一种经济活动的性质划分,而不是依据编制、会计制度或部门管理等划分。

2. 我国国民经济划分行业的基本单位规定

在我国国民经济行业分类中,主要以产业活动单位和法人单位作为划分行业的单位。采用产业活动单位划分行业,适合生产统计和其他不以资产负债、财务状况为对象的统计调查;采用法人单位划分行业,适合以资产负债、财务状况为对象的统计调查。联合国《所有经济活动的国际标准产业分类》(ISIC Rev.4)是指导各国行业分类的参考性文件。

3. 我国国民经济编码方法

我国国民经济行业依据《中华人民共和国国家标准(GB/T4754-94)》和《国民经济行业分类》国家标准要求,采用线分类法进行分类,分类编码采用线分类法和分层次编码方法,将国民经济行业划分为门类、大类、中类和小类四级。代码由一位拉丁字母和四位阿拉伯数字组成。

门类代码用一位拉丁字母表示,即用字母 A、B、C……依次代表不同门类;大类代码用两位阿拉伯数字表示,打破门类界限,从 01 开始按顺序编码;中类代码用三位阿拉伯数字表示,前两位为大类代码,第三位为中类顺序代码;小类代码用四位阿拉伯数字表示,前三位为大类、中类代码,第四位为小类顺序代码。在我国国民经济编码中,中类和小类根据需要设立带有"其他"字样的收容项,为了便于识别,规定收容项的代码尾数为"9";同时,当大类、中类不再细分时,代码补"0"直至第四位。我国国民经济代码结构图见图 1—1。

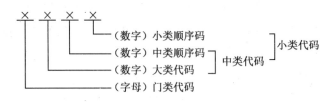

图 1—1　我国国民经济代码结构图

(三)医疗产品在国民经济中的类别及代码结构

1. 医疗产品的范围

医疗本身是指医治和对疾病的治疗。"医疗"这个词语的使用在我国也是为与国际接轨而在近几十年才出现的,以前我们通常使用"治疗",目前医疗的含义通常还包括"保健"内容。

"产品"的内涵则比较广泛。根据菲利普·科特勒等学者提出的观点,认为五个层次的表述方式能够更深刻、更准确地表述产品整体概念的含义。一是核心产品。核心产品是指向顾客提供的产品的基本效用或利益。从根本上说,每一种产品实质上都是为解决问题而提供的服务。二是形式产品。形式产品是指核心产品借以实现的形式,有五个特征构成,即品质、式样、特征、商标及包装。即使是纯粹的服务,也具有相类似的形式上的特点。三是期望产品。期望产品是指公众在购买产品时期望得到的与产品密切相关的一整套属性和条件。四是延伸产品。延伸产品是指公众购买形式产品和期望产品时附带获得的各种利益的总和,包括产品说明书、保证、安装、维修、送货、技术培训等。五是潜在产品。潜在产品是指现有产品包括所有附加产品在内的,可能发展成为未来最终产品的潜在状态的产品。潜在产品指出了现有产品可能的演变趋势和前景。

关于医疗产品的概念,目前阶段在理论上并无严格定义。为了叙述便利,本书对医疗产品作以下描述:医疗产品是用于满足对患者进行医治或对疾病治疗过程中可以发挥诊断、治疗、预防、康复等功能的产品。从形式上看,医疗产品主要包括药品、医疗器械、生物试剂、化学制剂、消毒器具、康复辅助器具等;从延伸产品上看,医疗产品还包括与医疗实体产品相伴随的说明书、保证、安装、维修、送货、技术培训等。在现代社会,由于医疗产品与人们的身体健康和生命安全密切相关,所以对医疗产品的安全有效性提出了特殊要求。

2. 医疗产品的类别及代码结构

根据我国《国民经济行业分类》国家标准(GB/T4754-2017),我国将国民经济分为

20 个门类,医疗产品在代码为 C 的制造业门类和代码为 F 的批复零售业门类中均有分布。其中,门类制造业指的是医疗产品经物理变化或化学变化后成为新的产品的过程;门类批发和零售业指医疗产品在流通环节中的批发活动和零售活动。医疗产品的类别及代码结构见表 1—1。

表 1—1   医疗产品在国民经济中的行业分类

代 码				类别名称	说 明
门类	大类	中类	小类		
				制造业	本门类包括 13～43 大类,指经物理变化或化学变化后成为新的产品,不论是动力机械制造或手工制作,也不论产品是批发销售或零售,均视为制造;包括建筑物制造和机电产品的再制造
	26			**化学原料和化学制品制造业**	
		266		专用化学产品制造	
			2665	医学生产用信息化学品制造	医学和其他生产用感光材料、冲洗套药等化学制剂的制造
	27			**医药制造业**	
		271	2710	化学药品原料药制造	供进一步加工化学药品制剂、生物药品制剂所需原料药生产活动
		272	2720	化学药品制剂制造	直接用于人体疾病防治、诊断的化学药品制剂的制造
C		273	2730	中药饮片加工	对采集的天然或人工种植、养殖的动物、植物和矿物的药材部位进行加工、炮制,使其符合中药处方调剂或中成药生产使用的活动
		274	2740	中成药生产	直接用于人体疾病防治的传统药的加工生产活动
		275	2750	兽用药品制造	用于动物疾病防治医药的制造
		276		生物药品制品制造	利用生物技术生产生物化学药品、基因工程药物和疫苗的制剂生产活动
			2761	生物药品制造	利用生物技术生产生物化学药品的生产活动
			2762	基因工程药物和疫苗制造	
		277	2770	卫生材料及医药用品制造	卫生材料、外科敷料以及其他内、外科用医药制品的制造
		278	2780	药用辅料及包装材料	药品用辅料和包装材料等制造

代码				类别名称	说　明
门类	大类	中类	小类		
	29			**橡胶和塑料制品业**	
		291		橡胶制品业	以天然及合成橡胶为原料生产各种橡胶制品的活动,还包括利用废橡胶再生产橡胶制品的活动;不包括橡胶鞋制造
			2915	日用及医用橡胶制品制造	
	30			**非金属矿物制品业**	
		305		玻璃制品制造	任何形态玻璃制品生产,以及利用废玻璃再生产玻璃制品的活动
			3053	玻璃仪器制造	实验室、医疗卫生用各种玻璃仪器和玻璃器皿以及玻璃管的制造
	35			**专用设备制造业**	
		354		印刷、制药、日化及日用品生产专用设备制造	
			3544	制药专用设备制造	化学原料药和药剂、中药饮片及中成药专用生产设备的制造
		358		医疗仪器设备及器械制造	
			3581	医疗诊断、监护及治疗设备制造	用于内科、外科、眼科、妇产科等医疗专用诊断、监护、治疗等方面的设备制造
			3582	口腔科用设备及器具制造	用于口腔治疗、修补设备及器械的制造
			3583	医疗实验室及医用消毒设备和器具制造	医疗实验室或医疗用消毒、灭菌设备及器具的制造
			3584	医疗、外科及兽医用器械制造	各种手术室、急救室、诊疗室等医疗专用及兽医用手术器械、医疗诊断用品和医疗用具的制造
			3585	机械治疗及病房护理设备制造	各种治疗设备、病房护理及康复专用设备的制造
			3586	康复辅具制造	用于改善、补偿、替代人体功能和辅助性治疗康复辅助器具的制造,适用于残疾人和老年人生活护理、运动康复、教育和就业辅助、残疾儿童康复等;主要包括假肢、矫形器、轮椅和助行器、助听器和人工耳蜗等产品和零部件的制造,也包括智能仿生假肢、远程康复系统、虚拟现实康复训练设备等其他康复类产品的制造
			3587	眼镜制造	眼镜成镜、眼镜框架和零配件、眼镜镜片、角膜接触镜(隐形眼镜)及护理产品的制造
			3589	其他医疗设备及器械制造	外科、牙科等医疗专用及兽医用家具器械的制造和人工器官及植(介)入器械制造,以及其他未列明的医疗设备及器械的制造

注：门类代码为 C

续表

代码				类别名称	说 明
门类	大类	中类	小类		
				批发和零售业	本门类包括51和52大类,指商品在流通环节中的批发活动和零售活动
	51			**批发业**	向其他批发或零售单位(含个体经营者)及其他企事业单位、机关团体等批量销售生活用品、生产资料的活动,以及从事进出口贸易和贸易经纪与代理的活动,包括拥有货物所有权,并以本单位(公司)的名义进行交易活动,也包括不拥有货物的所有权,收取佣金的商品代理、商品代售活动;本类还包括各类商品批发市场中固定摊位的批发活动,以及以销售为目的的收购活动
F		515		医药及医疗器材批发	各种化学药品、生物药品、中药及医疗器材的批发和进出口活动;包括兽用药的批发和进出口活动
			5151	西药批发	人用化学药品和生物药品的批发与进出口活动
			5152	中药批发	人用中成药、中药材中药饮片(含中药配方颗粒)的批发和进出口活动
			5153	动物用药品批发	
			5154	医疗用品及器材批发	
	52			**零售业**	百货商店、超级市场、专门零售商店、品牌专卖店、售货摊等主要面向最终消费者的销售活动,以互联网、邮政、电话、售货机等方式的销售活动,还包括在同一地点,后面加工生产,前面销售的店铺(如面包房);多数零售商对其销售的货物拥有所有权,但有些则是充当委托人的代理人,进行委托零售或以收取佣金的方式进行销售;零售业按销售渠道分为有店铺零售和无店铺零售,其中有店铺零售分为综合零售和专门零售
		525		医药及医疗器材专门零售	专门经营各种化学药品、生物药品、中药、医疗用品及器材的店铺零售活动
			5251	西药零售	人用化学药品和生物药品的零售活动
			5252	中药零售	人用中成药、中药材中药饮片的零售活动
			5253	动物用药品零售	畜牧业、渔业及禽类等动物用药品的零售
			5254	医疗用品及器材零售	
			5255	保健辅助治疗器材零售	

资料来源:国家质量监督检验检疫总局、国家标准化管理委员会《国民经济行业分类》(GB/T 4754-2017),2017年10月1日实施,编者有所删节。

三、医疗产品在工业产品中的类别与代码

(一)分类目的与适用范围

国家为提高经济管理水平,建立统一的、科学的国民经济核算制度和实现国家经济信息的自动化管理,我国标准化管理部门于 1987 年制定颁布了《全国工农业产品(商品、物资)分类与代码》(国家标准 GB7635-87),该分类标准适用于国民经济统一核算的重要基础标准,供计划、统计、会计、业务等工作使用。该标准是国家经济信息系统的重要基础标准,是全国各经济信息系统进行信息交换的共同语言。

(二)分类原则

由于全国工农业产品(商品、物资)分类对象是我国生产的工农业产品,进口商品,除少数原材料外,均不包括在本标准范围之内。

全国工农业产品以科学分类为主,按工农业产品的基本属性分类,适当兼顾部门管理的需要。分类在优先满足现代化管理的需要的同时,兼顾生产领域和流通领域的要求。分类标准为国民经济统一核算和国家经济信息系统提供了统一的全国工农业产品分类编码体系,各部门、各地区必须按照本标准及国家对使用本标准的有关要求整理上报资料。各部门、各地区在使用本标准过程中允许做适当细化和补充;也可以在该标准基础上制订本部门、本地区的标准,但必须与该标准兼容,以保证信息交换和资源共享。

(三)编码方法

全国工农业产品采用层次代码结构,共分四层(不包括门类),每层均以两位阿拉伯数字表示。为便于检索,设置了门类,用英文字母表示其顺序。

每层的代码一般从"01"开始,按升序排列,最多编至"99",但第三层代码的编写另有特殊规定;各层中数字为"99"的代码均表示收容类目。同一层内分成若干区间时,每个区间的收容类目一般用末位数字为"9"的代码表示;第一、二、三层的类目不再细分时,在它们的代码后面补"0"直至第八位;各层均留有适当空码,以备增加或调整类目;第三层设有"开列区",其类目用"01"至"09"表示。不设开列类目时,主分类区第三层类目的代码一般从"10"开始编写。开列区类目在代码前均标有"※"号。

"开列区"单设了规定。为满足管理上的特殊需要,分类标准在第三层设有"开列区"。该区类目有下列两种情况:第一,对主分类区类目所含产品按不同属性重新分类。第二,按各种不同要求设置类目;开列区类目之间没有严格的逻辑关系,因而一般

不能进行汇总;由于存在交叉关系,也不能与主分类区类目一起汇总。

(四)医疗产品的类别及代码结构

由于《全国工农业产品(商品、物资)分类与代码》是根据工农业产品的属性进行分类,对医疗产品的品种分类、计量单位、排列顺序均有规定,同时要求各基层企业和各级管理机关编制工业产品产量计划,进行工业产品实物量统计的依据。凡是目录中列出的产品,只要报告期有生产,不论是企业的主要产品或次要产品、成批生产或少量生产、主要车间生产或辅助附属车间生产、计划内产品或计划外产品、外销产品或自用产品、用自备原材料生产或订货者原材料生产、正式生产或试制生产,均应严格按照目录的规定进行统计,准确反映产品行业发展的真实情况。

依据《全国工农业产品(商品、物资)分类与代码》规定,药品和医疗器械分别被编制在 K 门类医药和 R 门类普通器械。具体分类情况见表 1—2。

表 1—2 医疗产品的类别与编码

门 类	大 类	类	目
K	医药	40	化学原料药
		41	化学药制剂
		42	中药材
		43	中成药
		44	畜用药
		45	生物制品
R	普通机械	68	医疗器械

资料来源:国家标准局《全国工农业产品(商品、物资)分类与代码》(GB7635-87),1987 年,编者有所删节。

第二节 医疗产品的分类与编码

典型医疗产品包括药品、医疗器械和康复器具等产品类型,因医疗产品通常直接被食入体内,或直接作用于人体,或间接作用于人体,直接关系到人的身体健康和生命安全,因此,对医疗产品的安全有效性要求非常高,只有在确保产品安全有效的前提下,产品才能推向市场。为此,各国政府对医疗产品采取的管理措施往往比普通产品的准入措施更加严格,管理手段更加科学。下面以医疗器械为例展开论述。

一、医疗器械的特殊性

医疗器械的使用源远流长，在新石器时代人类就曾以石为具实施环锯术，用于治疗和诊断疾病。现代医疗器械则是采用新技术、新材料、新手段，应用光学、电子、超声、同位素、计算机技术生产加工医疗器械，数千多种技术被综合应用到医疗器械产品上，尤其是现代人工材料、人工器官、组织工程、生物力学、电子技术、机械加工技术、影像技术、信息处理、图像重建、人工智能、机器学习等多种技术在医疗器械领域得以应用，新型医疗器械不断问世，在给人类带来疾病诊断、疾病缓解、疾病消除等福利的同时，也向人类提出采取何种手段来保证产品的安全有效性问题的新挑战。

国际上，以美国为代表的管理经验表明，对医疗产品尤其是医疗器械实行市场准入制度是一种有效的制度设计。所谓市场准入制度，是为保证医疗器械的安全有效，质量可以控制，只有具备规定条件的生产者才允许进行生产经营活动、具备规定条件的医疗器械才允许生产销售的监督制度。市场准入制度是国家对市场主体资格的确立、审核和确认的法律制度，包括市场主体资格的实体条件和取得主体资格的程序条件。就医疗器械而言，监管部门应该从医疗器械研发设计开始，管理过程包括产品研发审核、标准拟定与审核、性能检测、设计确认、样品加工、临床试验、产品注册、质量体系建立与运行、产品储存与运输、安装调试与维护、产品使用与校准、产品保养与维修、上市后性能再评价、不良事件报告及召回、过期失效淘汰及处理等环节。

二、医疗器械的分类与编码

(一)分类与编码的意义

医疗器械具有多学科交叉、技术密集、种类繁多等特点，不同类型产品之间或许毫无关联，技术千差万别，工作原理各不相同。为此，必须对医疗器械产品内在属性进行科学分析，按照产品的内在规律进行分类，根据医疗器械的总体特点，综合分析医疗器械产品的性能特点和功能，再考虑产品的设计特征和作用机理及应用材料等特点进行分类。只有进行分类，才能对包括医疗器械在内的医疗产品进行有效管理。

通过分类与编码，可以使政府监管部门对医疗器械产品的注册进行有效管理。因为同类产品具有相似的技术特征或风险类型，技术审评人员可以利用已有的审评经验和知识对申报注册的产品资料进行有效的快速审核和评议，在做到科学审评的同时，节约审评资源。把相同类型产品集中到一个部门开展审评工作，审评人员可以相互交流经验，相互启发促进，有利于审评机构设置的科学性。通过分类与编码，对大量相关的资料进行统计，归纳出有用的信息，把共性或差异性标示出来，进而总结经验教训，有利于做好统计分析工作;根据分类与编码,把相同的技术档案资料进行归类保存,有利于注册资料的保管工作。

通过分类与编码,在管理过程的不同环节间建立联系,可以提高监管效率。医疗器械的监督管理是产品的全寿命周期管理,包括上市前临床试验和注册、许可后的生产加工运输、上市后的使用维护和维修,还包括产品性能再评价和不良事件报告及产品销毁退出市场等。在上述各个环节中,都需要对每一个器械的流向和使用情况进行严密监视,一旦发现问题,可以立即采取有效措施。要有好的管理效果,对医疗器械产品进行分类与编码就是最佳的实现途径。

医疗器械产品的分类与编码,有助于提高医疗器械企业的工作效率,提高与政府对话的有效性,促进医疗器械产业的发展。通过医疗器械产品分类与编码,企业可以自主查询自己产品的归类,为产品注册提供相应资料,保证资料的有效性。通过查询产品分类与编码,企业可以在网络或资料库中有效快速获取与产品相关的公开信息资料,包括产品标准、指导原则、技术指南、办事程序等,使企业集中精力于产品的创新研发和生产制造,有利于推动医疗器械产业进步。

(二)分类原则

对医疗器械进行分类编码,必须遵循以下原则:

1. 科学性原则

科学性原则就是选择医疗器械最稳定的本质属性或特征作为分类的基础和依据。分类过程中要尊重事实,分类标准要能揭示医疗器械内在的本质属性,必须克服主观随意性和盲目性,要有利于避免或减少错误和失误。为此,在实际工作中,在进行医疗器械分类编码过程中,必须注意以下问题:第一,分类与编码工作的工作体制科学化,这是实现分类编码工作科学化的组织保证;第二,分类编码过程程序化,程序作为一种管理方式,能够发挥出协调高效作用的工具,同时也能避免或减少出现错误的机会;第三,分类编码的手段方法科学化,就是要紧跟时代步伐,把当今世界最先进的分类方法借鉴过来并应用到分类编码工作中去;第四,决策者素质现代化,这要求参与医疗器械分类编码的工作人员的素质要高,实践中通常是采用专家组集体参与的方式来弥补个人知识有限的缺陷。

2. 系统性原则

系统性原则是医疗器械的属性和特征按一定排列顺序予以系统化,并形成一套合理的科学分类体系。系统原则要以学科体系为主导,对分类对象做到标准统一,把本质属性关联不大的归到不同门类下,把本质属性相同或相近的归到相同的门类下,在相同门类下依据不同的关联标准再进行细分中类、小类,如果需要还可再分细目,分类结果做到不重复、不遗漏。因此，在分类编码的时候，既要考虑医疗器械的预期用途、适用部位，还要考虑器械使用的材质、产品结构、作用机理，同时要考虑医疗器械的持续作用的时间、是否需要提供能源以及能源的提供方式等因素。如果分类编码标准不统一、不系统，分类编码结果必然是杂乱无章，陷入混乱，失去分类编码的意义。

3. 可扩延性原则

可扩延性原则是指通常应设置收容类目，以便保证增加新的医疗器械产品时不至于打乱已建立的分类体系，同时也可为下级信息管理系统在本分类体系基础上进行扩延细化创造条件，当新的医疗器械产品出现后，要能在现有基础上依照原来的规则持续地向后延伸扩展。尤其是当今世界科学迅猛发展，技术难题一个个相继被攻破，新技术、新材料、新能源被广泛应用到医疗器械领域；我们相信，在不久的将来，高性能医学影像设备、先进超导磁共振成像系统、医用机器人、高性能降解血管支架、可穿戴、远程诊疗移动医疗产品、生物 3D 打印、诱导多能干细胞、无创呼吸机、手术机器人及中医特色的创新医疗器械即将大量面世。因此，对医疗器械产品的分类编码要预留足够的延展空间，随时将创新医疗产品的分类与编码补充进去。

4. 兼容性原则

兼容性原则指的是该分类方法要与有关标准协调一致，并要求分类编码能兼容并蓄地将总体范围的医疗器械全部包含进去。必须清楚的事实是，医疗器械分类编码是政府药品监管部门内部为了提高监管管理水平和管理效率而在系统内容进行的活动，医疗器械的分类编码只是全社会经济活动中的一个子系统，子系统的活动是整个社会的大系统的一个组成部分。因此，对医疗器械的分类编码必然服从于全社会经济的分类编码要求。具体而言，医疗器械的分类编码要在《国民经济分类原则》和《全国工农业产品（商品、物资）分类与代码》标准框架下进行，在全球化趋势加速的今天，考虑到与国际接轨的因素，在进行分类编码时，还应参考美国、欧盟、日本、加拿大、澳大利亚等发达国家和地区及医疗器械监管者国际论坛的做法，使医疗器械的分类编码工作做到兼容并蓄。

5. 综合使用原则

综合使用原则即在满足系统总任务、总要求的前提下尽量满足系统内各有关单位的实际需要。进行医疗器械分类编码，首先是利于政府对医疗器械行业的监督管理，不但可以提高日常的行政监管效率，还可以通过对产品的分类编码，针对不同类别产品制定相应监管政策，比如当某种器械的安全有效性出现问题时，可以快速查找到产品信息，做到产品追溯，减小安全危害程度。进行医疗器械分类编码，还有利于推动医疗器械产业发展。企业通过对分类编码快速查询，可以了解政府相关政策，了解政府对自己生产医疗器械要求的标准、指南、申报程序等要求，从而使企业对政策的理解更加准确,也有利于企业对各种资料的准备和撰写工作。同时,政府通过将医疗器械的分类编码信息上网公示,向社会全面公开,既能满足社会公众了解相关医疗器械信息的需求,也有利于接受社会舆论的监督。

三、我国医疗器械分类与编码

为提高医疗器械监督管理水平,我国药品监督管理部门对医疗器械产品按风险高低进行分类管理,根据《全国工农业产品(商品、物资)分类与代码》标准的要求,医疗器械分类与编码工作在国家药品监督管理部门的统一部署下逐步展开,对我国医疗器械的监督管理发挥了重要作用。

(一)我国医疗器械分类目录演变历程

我国医疗器械分类与编码工作自 20 世纪 90 年代中后期就已开始。国家药品管理部门在 1997 年颁布了《医疗器械产品目录》,用于指导医疗器械的产品注册和管理工作。

2002 年 8 月 28 日,国家药品监督管理局发布《医疗器械分类目录》,这个目录沿用至 2018 年。2002 版《医疗器械分类目录》依据 2000 年国务院发布的《医疗器械监督管理条例》(国务院 276 号令)和《医疗器械分类规则》(局令第 15 号)制定。

我国医疗器械的分类实行分类规则指导下的分类目录制,分类规则和分类目录并存,以分类目录优先。分类目录共分 43 个子目录,包括 265 个产品类别,列举了 1 400 余个典型产品名称,产品编码依照《全国工农业产品(商品、物资)分类与代码》的要求,编码采用 68×× 系列。2002 版《医疗器械分类目录》实施以来,在指导医疗器械产品科学分类方面发挥了积极作用。但必须指出的是,随着医疗器械新技术、新产品不断涌现,2002 版《医疗器械分类目录》逐渐显现出层级结构不合理、内容单一、产品覆盖面小、更新维护不及时等问题,难以满足快速发展的监管和产业需求。虽然食品药品监管总局尝试对部分目录开展修订或发布分类界定文件,但由于缺乏系统性,难免出现产品归属子目录划分不清、同类产品类别前后不一致等现象,影响了医疗器械的注册和监管工作。这就需要对《医疗器械分类目录》进行逐步补充、完善和定期修订。

2012 年 8 月 28 日,国家食品药品监督管理局发布《医用 X 射线设备等 4 个医疗器械分类目录子目录》,对《医疗器械分类目录》(2002 版)中的《6823 医用超声仪器及有关设备》《6830 医用 X 射线设备》《6831 医用 X 射线附属设备及部件》《6834 医用射线防护用品装置》4 个子目录进行了修订。这 4 个子目录在 2002 版《医疗器械分类目录》中的相应子目录的基础上,扩展了产品类别,在相应产品类别下增加了"产品类别名称""产品描述"和"预期用途",并扩充了品名举例的数量。

2013 年 11 月 26 日，为加强体外诊断试剂分类管理，食品药品监管总局发布《6840体外诊断试剂分类子目录(2013 版)》。该目录根据体外诊断试剂的特点编制而成，目录结构中设置了"序号""产品类别""产品分类名称""预期用途""管理类别"五个部分，对 766 个体外诊断试剂类产品类别进行了明确。

2014 年 5 月 30 日，食品药品监管总局发布《第一类医疗器械产品目录》。该目录是对 2002 版《医疗器械分类目录》和相关分类界定文件中第一类医疗器械的归纳和整理。在保留 2002 版《医疗器械分类目录》43 个子目录框架的基础上，每个子目录结构扩展为一级产品类别和二级产品类别，在相应二级产品类别下增加了"产品描述"和"预期用途"。期间，国家食品药品监督管理局还组织征求 2005 版《医疗器械分类目录》以及《6822 医用光学器具仪器和内窥镜设备》《6824 医用激光仪器设备》《6825 医用高频仪器设备》《6826 物理治疗及康复设备》《6829 眼科仪器和器具》《6870 医用软件》《6863 口腔科材料》《6864 医用卫生材料及敷料》《6865 医用缝合材料及粘合剂》9 个子目录修订草案的意见，但均未正式发布。为补充分类目录，食品药品监管总局多次发布产品分类界定公告、通知等文件，据不完全统计，自 2001 年 1 月至 2016 年 6 月共计发布 106 个关于产品分类界定的公告、通知。

2015 年 7 月 14 日，食品药品监管总局发布《医疗器械分类规则》，该规则于 2016年 1 月 1 日起施行。

2017 年 8 月 31 日，根据《医疗器械监督管理条例》和《国务院关于改革药品医疗器械审评审批制度的意见》的要求，国家食品药品监督管理总局发布了新版《医疗器械分类目录》，自 2018 年 8 月 1 日起施行。

(二)我国医疗器械分类目录分类规则与特点

1. 我国医疗器械分类目录的框架设置

(1)分类目录总体框架。

为科学设置目录层级，着力解决产品归类交叉矛盾、覆盖面不足等问题，我国药品管理部门确定了以《欧盟公告机构用框架目录》为基础，借鉴美国医疗器械分类目录管理模式，结合中国监管和行业现状来设置分类目录框架的思路，将整体框架由 2002 版目录中的 43 个子目录整合为 22 个一级目录(见表 1-3)。

分类目录形成过程中考虑的因素有作用部位、材质和产品描述等因素。关于作用部位，同一名称的产品在适用部位、使用领域或预设用途上可能有所不同，从而分类会有不同，如用于体表的止血粉和用于体内试用的止血粉。关于材质，对于植入和介入人体的产品，未规定产品材质，但对成熟材质、新材质，以及合成材质、动物源材质、含药材质等在管理类别上应该不同，如普通淀粉原料止血粉和动物胶原蛋白止血粉。关

表1—3 新版《医疗器械分类目录》一级目录编号和名称

编 码	名 称	编 码	名 称
6801	有源手术器械	6812	有源植入器械
6802	无源手术器械	6813	无源植入器械
6803	神经和心血管手术器械	6814	注输、护理和防护器械
6804	骨科手术器械	6815	患者承载器械
6805	放射治疗器械	6816	眼科器械
6806	医用成像器械	6817	口腔科器械
6807	医用诊察和监护器械	6818	妇产科、辅助生殖和避孕器械
6808	呼吸、麻醉和急救器械	6819	医用康复器械
6809	物理治疗器械	6820	中医器械
6810	输血、透析和体外循环器械	6821	医用软件
6811	医疗器械消毒灭菌器械	6822	临床检验器械

于产品描述,目录中仅列明了产品的通用名称,缺乏产品描述,完全不同的产品可能会使用同一名称,如普通创可贴和含银离子创可贴。

新版目录不包含《体外诊断试剂分类目录》。一级目录设置基本按照以技术为主线,兼顾临床和法规需求,与原目录相比,主要变化包括:一是原6801"基础外科手术器械"、6809"泌尿肛肠外科手术器械"、6812"妇产科用手术器械"、6813"计划生育手术器械"、6820"普通诊察器械"等子目录因大部分重复使用手术器械,考虑其影响管理类别的因素一致性较高,除几个特殊专科外,将其统一合并为无源手术器械。二是将原6821"医用电子仪器"子目录按照临床用途和临床使用形式归类到相应的新版子目录07"医用诊察和监护器械"、08"呼吸、麻醉和急救器械"和12"有源植入器械"。三是在整合原6826"物理治疗及康复设备"子目录、6823"医用超声仪器及有关设备"、6824"医用激光仪器设备"相关物理治疗产品为09"物理治疗器械",涵盖力、热、电、光、磁、超声、高频等治疗因子。四是根据《医疗器械监督管理条例》中对中医、康复器械特殊管理规定,单独设置19"医用康复器械"和20"中医器械"子目录。

鉴于医疗器械产品的复杂性,对技术交叉或学科交叉的产品,产品分类还应考虑临床专科、产品动能及附件的因素。新版《医疗器械分类目录》按以下优先顺序确定医疗产品归属:第一,按照临床专科优先顺序;第二,多功能产品依次按照主要功能、高风险功能、新功能优先顺序;第三,按照医疗器械管理的附件类产品,优先归属整机所在子目录或者产品类别。

(2)新版目录内容设置。

在新版《医疗器械分类目录》中,内容设置有子目录、类别序号、一级产品类别、二级产品类别、产品描述、预期用途、品名举例、管理类别 8 项内容。根据《全国工农业产品(商品、物资)分类与代码》标准的规定,医疗器械被分类在普通机械类别,代码为 68。子目录是全国医疗器械主管部门从医疗器械产品基本属性和特征出发,依据产品功能、结构、作用部位及材料等特点聚集的相似产品;类别序号是子目录的相似产品的类别代码;一级产品类别是子目录下相似产品类别的名称;二级产品类别是功能接近产品的类别名称;产品描述是对一类产品共性内容的基本描述,用于指导具体产品所属类别的综合判定;预期用途是指根据制造商在标签、使用说明、宣传或销售材料、声明以及临床评价中提供资料得出的器械预期用途;品名举例是符合国家《医疗器械通用名称命名规则》的规范性、代表性名称;管理类别是国家医疗器械主管部门对该产品的监管类别的界定。示例如表 1—4 所示。

表 1—4 　　　　　　　　　　　　　　新版《医疗器械分类目录》内容设置示例

子目录	类别序号	一级产品类别	二级产品类别	产品描述	预期用途	品名举例	管理类别
01 有源手术器械	01	超声手术设备及附件	01 超声手术设备	通常由超声波发生器和带有外科尖端的手持部件组成,手持部件通常由一个换能器、一个连接构件和一个治疗头尖端组成。	用于软组织的切割、止血、整形。	软组织超声手术仪、外科超声手术系统、超声手术系统、超声切割止血刀系统、软组织超声手术系统、超声手术刀、超声刀系统	III
			03 超声手术设备附件	通常与超声手术设备主机配合使用,附件的组成与原理依据超声手术设备的型式和功能。	用于辅助实现超声手术设备功能。	腔内前列腺高强度聚焦超声治疗仪用配件、软组织超声手术系统用附件—手柄,工作尖、软组织超声手术系统附件—导管组件、软组织超声手术系统附件—工作尖	II
	08	手术照明设备	01 手术无影灯	通常由灯体和灯架组成。有无影效果,能够提供中心照度来照明患者身体局部。	用于手术室的照明,最大程度地减少由手术者的局部遮挡而造成的工作区域阴影。	手术无影灯、移动式手术无影灯、应急手术无影灯	II

2. 我国医疗器械分类目录的新动向

与 2002 版《医疗器械分类目录》相比,新版目录有如下新动向:

(1)目录层级的扩充。新版目录极大地扩充了目录层级和结构。在每个子目录下,设立一级产品类别(对应产品大类)和二级产品类别。新版目录将 2002 版目录中的 265 个产品种类细化,补充为 205 个一级产品类别和 1 094 个二级产品类别。每个二级产品类别又分别对应"产品描述""预期用途""管理类别"和"品名举例"。其中，"产品描述"和"预期用途"中的内容是对每个二级产品类别下相关产品具有的共性内容的基本描述，用于指导具体产品所属类别的判定。

（2）"品名举例"的丰富。新版目录在2002版目录1 000余个产品名称举例的基础上，补充到6 000余个典型产品名称举例，考虑和《医疗器械通用名称命名规则》等法规文件的衔接性，所列举的产品名称不是对该类所有已注册产品名称的穷举，而是该类产品中常见的和具有代表性的名称，以增强同类产品正确归类的指导性，医疗器械监管、审评和企业应避免在注册或备案时一一对应查找，应综合考虑产品名称、预期用途以及产品描述等因素科学判定。为保证修订目录和现有注册情况的有效对接，国家完成了对2006年12月前的近8万条注册产品信息与新版目录中的各品名举例进行关联，目的是帮助今后监管人员通过关联数据精准定位产品的归属。

（3）管理类别的调整、规范。目录修订充分贯彻《国务院关于改革药品和医疗器械审评审批的意见》，并参考国际医疗器械分类实践，通过对医疗器械风险变化进行分析评价，共降低40个小类产品的管理类别，规范200余个小类产品管理类别。

（4）新产品、新技术的处理。新版目录充分考虑未来产业和技术的发展需求，为相对较成熟的产品留出空间，如在06"医用成像器械"中为PEC/CT等多种技术融合产品单独设置三级目录。但部分尚不成熟的新技术如3D打印、纳米技术等生产的定制式产品暂不列入目录，仍需深入研究后确定其管理属性。

（5）组合包类产品的处理。因组合包类产品的组成差别大，以包类注册的产品，一个注册证有多个产品，其包中会有单独取得注册证产品，也有未取得注册证产品，注册信息库的信息不全，很难以固定的形式将包类产品纳入目录，故本次目录修订未列入组合包类产品。

四、国际医疗器械分类编码进展介绍

（一）美国医疗器械分类编码介绍

1. 美国医疗器械产品分类

（1）美国医疗器械产品分类体系。美国以临床使用为导向的分类体系，对医疗器械的分类管理实行"分类目录制"，采用美国联邦法规文件（Code of Federal Regulations，CRF）加分类数据库的形式。美国食品药品监督管理局（Food and Drug Administration，FDA）按照医院临床科别和专业技术将医疗器械产品分为临床化学与临床毒理学器械、血液学与病理学器械、免疫学与微生物学器械、麻醉科器械、心血管器械、牙科学器械、耳鼻喉器械、胃肠病学和泌尿科器械、普通与整形外科器械、医院与个人用常规器械、神经外科器械、妇产科器械、眼科器械、整形外科器械、物理治疗器械、放射医学科器械 16 个大类(相当于我国医疗器械分类目录中的子目录)。

(2)美国医疗器械产品子类体系。在 16 个大类下,根据产品特点,每个大类又细分为 3～9 个中类,共 62 个中类(相当于我国分类目录中子目录下的"一级产品类别")。例如,眼科器械分为眼科诊断器械、眼科假体器械、眼科手术器械 3 个中类;妇产科器械分为妇产科诊断器械、妇产科监测器械、妇产科修复器械、妇产科手术器械、妇产科治疗器械、辅助生殖器械 6 个中类;血液学和病理学设备分为生物染色剂、细胞和组织培养产品、病理学设备和附件、标本准备试剂、自动和半自动血液学设备、手动血液学设备、血液学试剂盒、血液学试剂和设备、生产血液及血液制品机构使用的设备 9 个中类。中类进一步细分小类,整体目录共有 1 700 多个小类(相当于我国分类目录中的"二级产品类别")。

与 16 个大类产品对应的 16 个 CFR 文件中阐述了各大类产品范围、通用要求、分类程序等内容,并且每一小类产品有对应定义范围。例如,射频电烧灼器具是眼科手术过程中使用交流供电或电池供电的器械,利用高频电流进行组织凝结或止血;眼睛压力施加器是由挤压球、刻度指示器及膜盒组成的手动器械,预期用于向眼睛施加压力为开展眼科手术做准备。总的来看,美国的医疗器械分类目录中,医疗器械大类、中类和小类的划分主要是从临床科室和临床医学角度考虑,小类产品的定义描述,强调临床的预期用途,兼顾结构特点或工作原理。

(3)美国医疗器械产品分类的组织工作。在分类工作组织体制上,美国成立医疗器械分类专家组,医疗器械分类工作由专家小组具体负责。目前,美国食品药品监督管理局共设置了 18 个分类专家小组,每个小组由一位该领域的医学专家和六位学者组成,组员由美国食品药品监督管理局主管人员从临床、监管、药品、工程、生物和物理学以及其他相关专家中选拔,小组在讨论某一医疗器械产品分类的过程中允许不具投票权的消费者代表、行业及企业代表共同参与。这 18 个专家小组每年定期召开会议,对已经上市或正接受调查的产品查看和评估其安全性与有效性的相关资料,对所属专业领域内的医疗器械产品的安全性和有效性的相关事宜给出建议,包括讨论医疗器械产品分类和重新分类的相关问题。在这些专家小组中,美国食品药品监督管理局还专门设立一个争议解决专家小组,专门负责对医疗器械产品出现的复杂或有争议的科学问题给出建议,比如缺乏解决方案或机制高度复杂的产品。这些专家组在美国医疗器械产品的分类工作中发挥着举足轻重的作用。

(4)对美国医疗器械产品分类的拓扑分析。中国科学技术部社会发展科技司张兆丰在 2010 年对美国食品药品监督管理局的医疗器械分类从拓扑学角度结构分析,勾画了美国食品药品监督管理局医疗器械分类结构剖析示意图,如图 1—2 所示。他认为,美国食品药品监督管理局首先根据是否直接用于疾病诊疗将普通医院和个人用器械分开。在直接用于疾病诊疗的器械设备中,根据设备是否具有放射性,将放射性医疗设备单独分出;在无放射性医疗设备中,主要包括临床科室设备和医学基础设备两个大类。在临床科室设备中,覆盖了主要的临床科室。由此可见,美国食品药品监督管理局的分类主要标准是医学临床或医学用途,但也综合了器械技术特征及原理等其他标准,该分类结构具有较好的拓展性,是一种以用途为主要特征的分类方法。

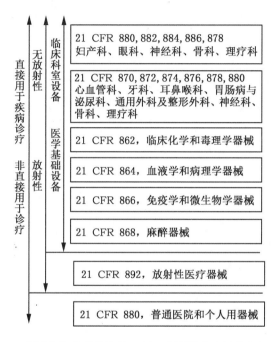

图1—2 美国食品药品监督管理局医疗器械分类结构剖析示意图

2. 美国医疗器械产品编码

美国食品药品监督管理局产品代码有 7 个字符长,分为 5 个字段,结构组成见表1—5。下面依次介绍。

表 1—5 美国食品药品监督管理局产品代码结构

行业	类	子类	过程指示码(PIC)	产品
数字 (2 个字符)	字母或- (1 个字符)	字母或- (1 个字符)	字母或- (1 个字符)	数字或字母 (2 个字符)

(1)行业代码。行业代码是构成美国食品药品监督管理局产品代码的 5 个元素中的第一个。此元素的长度为两个字符,目前由数字组成。行业代码的范围从"02"到"97",行业代码决定了产品所处的最广泛领域。

(2)类。类是构成美国食品药品监督管理局产品代码的 5 个元素中的第二个。这个元素的长度是1个字符，并且是一个字母，这个元素与一个行业直接相关。本规范规定了产品的类别、来源、产品、用途、药理作用、类别或动物种类。类别代码比行业具体；但是，并非所有行业代码都具有特定的类元素。行业73—93用于描述医疗设备。医疗器械和体外诊断产品的产品代码可在卫生和人类服务部出版的题为"医疗器械和体外诊断产品分类名称"的出版物中找到。这些代码由食品药品监督管理局设备和放射卫生中心(CDRH)负责。这些代码是OASIS数据库的一部分，由产品代码生成器应用程序产生。每个产品名称有一个由5个字符(2个数字、3个字母)组成的产品代码标识。前两位数字表示最初对设备或诊断产品进行分类的医疗专业。

(3)子类。子类是构成美国食品药品监督管理局产品代码的5个元素中的第三个。此元素的长度为1个字符，并且可以是一个字母或连字符"-"。它表示容器类型、应用方法、用途、市场类别或产品类型。子类直接与特定的行业分组相关，并使用特定于这些产品的一组独特定义。目前还没有用于医疗器械产品代码和一些动物用产品。不使用时，子类用连字符"-"表示。

(4)过程指示码。过程指示码(pic)是产品代码中5个元素中的第四个。此元素的长度为1个字符，并且始终是字母字符或"-"。它根据产品类型指定工艺、储存或剂型。目前还没有用于化妆品、医疗器械产品代码和部分动物用产品的编码。对于不适用的行业，过程指示代码用连字符"-"表示。

(5)产品。产品是构成产品代码的第五个也是最后一个元素。此元素的长度为2个字符，可以包含数字或字母。该产品直接与特定的行业/类别组合相关。对于医疗器械，产品元素是两个字母字符。虽然它没有特殊的含义，但与类元素结合使用，它标识特定的产品。

对于大多数产品，这五个元素是层次相关的。必须先确定行业代码，然后才能确定类别、子类别或过程指示码；必须先确定类别，然后才能确定特定的产品代码。在确认产品代码时，可以使用产品代码生成器应用程序，使用"搜索行业""搜索产品名称"等关键字，搜索结果将按行业分类。在其中一个行业中选择一个产品，应用程序将会选择相应的类代码。然后确定子类和流程指标代码，完成产品代码。

(二)欧盟医疗器械分类介绍

欧盟的医疗器械分类原则在《欧洲医疗器械指令》的附录Ⅸ里，分成定义、实施规则和分类原则三个部分。欧盟医疗器械的分类原则条目有18条：非侵入性器械(第一至第四条)；侵入性器械(第五至第八条)；有源器械(第九至第十二条)；特殊规定(第十三至第十八条)。这些术语定义、实施规则和分类原则构成了欧盟医疗器械分类管理的基本框架，其中的分类原则见表1—6。

表 1-6 欧盟医疗器械分类原则的基本内容

原则	基本内容	类别	示例
1	一般非创伤性医疗器械	Ⅰ	纱布绷带、病床
2	用于传输或储存体液或人体组织,并最终将上述物质重新注入人体的非侵入性器械	Ⅱa	输血泵的传送输管道
3	改变体液生化组成的非创伤器械	Ⅱb	血液透析过滤器
4	与受伤皮肤直接接触的非侵入性医疗器械,作为机械屏障,用于止住或吸收渗出物	Ⅰ	创口贴、脱脂棉、纱布
5	经由人体腔口进入体内且不与有源器械相连的器械,短暂使用	Ⅰ	洗胃导管
	经由人体腔口进入体内且不与有源器械相连的器械,长期使用	Ⅱb	隐形眼镜
6	暂时使用的外科创伤性器械	Ⅱa	针头、解剖刀
7	所有短期用的外科创伤器械	Ⅱa	放射疗法设备
8	所有植入式器械和长期使用的外科创伤性器械	Ⅱb	骨钉骨板
9	所有用于管理或交换能量的有源治疗器械	Ⅱa	热敷理疗设备
10	用于诊断的有源器械	Ⅱa	磁共振设备
11	所有用于向人体提供药物、体液或其他物质和/或从人体清除药物、体液的有源器械	Ⅱa	牛痘喷射注射器
12	所有其他有源器械	Ⅰ	外科显微镜
13	与一种物质(药物)合用的器械	Ⅲ	抗生素牙髓材料
14	所有用于避孕或防止性病传播的器械	Ⅱb	避孕套
15	所有用于消毒、清洁、冲洗或适当时与隐形眼镜发生水化作用的所有器械	Ⅱb	消毒机、消毒假牙的清除器
16	专门用于 X 射线诊断成像记录的非有源器械	Ⅱa	X 射线胶片
17	所有利用动物组织或不能存活的衍生物制造的器械,除仅用于接触未受损皮肤的	Ⅲ	生物心瓣膜、肠线
18	不适合其他规则的血袋	Ⅱb	血袋

《欧盟公告机构用类别框架》分为无源医疗器械、有源医疗器械、有源植入医疗器械、体外诊断医疗器械、医疗器械和有源植入医疗器械特殊产品、体外诊断医疗器械特殊产品 6 个部分,每个部分的框架下分为两个层级,按照 CODE 编码,到 MD0100 层级共分为 15 类,到 MD0101 层级有 81 个小类。鉴于框架内容较多,下面仅示例给出无源医疗器械部分的框架,见表 1-7。

表 1-7　　　　　　　　　　　　　　无源医疗器械类别框架

编码	医疗器械范围表述	编码	医疗器械范围表述
MD0100	一般无源器械,非植入医疗器械	MD0202	无源骨科植入物
MD0101	麻醉、急救和重症监护用无源器械	MD0203	无源功能性植入物
MD0102	注射、输液、输血和透析用无源器械	MD0204	无源软组织植入物
MD0103	骨科和康复无源器械	MD0300	创面护理用器械
MD0104	带测量功能的无源医疗器械	MD0301	绷带和创面敷料
MD0105	无源眼科器械	MD0302	缝合材料和夹
MD0106	无源器械	MD0303	其他创面护理医疗器械
MD0107	节育医疗器械	MD0400	无源牙科器械和附件
MD0108	消毒、清洁、冲洗用无源器械	MD0401	无源牙科设备和器械
MD0109	体外人工受精(IVF)和辅助生殖技术(ART)用无源器械	MD0402	牙科材料
MD0200	Non-active implants 无源植入物	MD0403	牙科植入物
MD0201	无源心血管植入物		

第三节　我国医疗器械命名系统

　　规范的医疗产品通用名称是医疗产品监督管理的重要性基础工作。使用通用名称有助于医疗产品的生产、流通、使用和监管各方对医疗产品进行高效的识别,是正确使用和科学监管的前提。本节以医疗器械为例介绍医疗产品的命名内容。

一、我国建立医疗器械命名规则的背景

　　命名是对一种以及各种事物的确定,再用相应的文字、符号加以表示。人类通过名称来认识事物,指代特定对象,进行交流。进入大数据时代,对信息的规范性和标准化要求越来越高,医疗器械纷繁复杂的名称,给海量产品的识别及信息交流都带来困难。作为战略性新兴产业的重要部分,我国医疗器械产业发展势头迅猛,产品种类多、专业跨度大、风险差异大,学科交叉越来越多,创新产品不断涌现,目前已涵盖 22 大类,6 万多注册证,涉及 1.6 万多家生产企业。医疗器械产品组成结构复杂、技术多样,对特征的归纳和描述困难;技术更新快,产品升级快,对制定名称的时效性要求高;生产、使用和监管各方对产品的关注角度不同,对产品和技术的认识不同,导致一些产品

在不同的环节具有不同的名称。

二、命名体系的作用

建立统一的命名体系有如下几点作用:第一,规范医疗器械产品名称。通过命名规则的制定,可以对通用名称中包含的内容、禁用语、组成结构提出明确的规定和要求,对名称中的符号、文字进行标准化,从而有效解决现有产品名称五花八门、内容结构不规范的问题。第二,有助于社会公众准确识别产品。制定规范的命名规则,将在产品名称中体现影响医疗器械产品安全性和有效性的关键特性,从而解决对产品的正确识别问题,做到对产品的准确描述。第三,进一步完善政府监管部门的作用。制定规范命名规则后,可以逐步理顺分类目录、通用名称之间的关系,做好管理分类与技术分类、命名与分类的协调,做到政策的传承有序,提高监管水平和监管效果。第四,促进产业发展。在对医疗器械名称进行规范时,由于充分考虑到产品多样性的特点,会平衡共性与个性之间的关系,既能对现有产品和技术进行规范、引导,也鼓励创新,为技术进步和产业发展留下空间。另外,就我国现阶段而言,通过对医疗器械产品名称进行规范,兼顾医疗服务、招标采购、医疗保障等环节的需求,还可服务医疗改革,为建立医疗供应链各环节的"共同语言"奠定基础。

三、建立医疗器械命名规则的思路

医疗器械产品种类繁多、技术特点复杂、组成结构差异大,规范命名难度大,要实现对每一个具体产品的规范命名,需要建立一套以"规则—术语—数据库"为架构的医疗器械命名系统。为此,以下几点思路可以借鉴:

(一)抓住本质特征和真实属性

抓住医疗器械产品的本质是准确命名的基础。只有弄清楚医疗器械产品的本质特征和真实属性才可能把命名工作做好。研究资料表明,目前已有的产品名称并不能完全体现产品本质。有学者提出可通过三个来源归纳提炼产品的本质特征:注册信息中的产品描述和预期用途,生产研发检测的技术资料,以及临床应用信息,因为医疗器械产品的本质特征和属性在这三者中基本上能体现出来。建议采用"活字印刷式"的命名思路,以有限的术语作为特征词和核心词的标准件,按需排列组合,就可以不断生成新的通用名称,适应于医疗器械快速变化发展的特点。借鉴全球医疗器械术语系统(Global Medical Device Nomenclature,GMDN)和日本医疗器械术语系统经验搭建技术架构;在共有产品领域,可参考 GMDN 术语定义,制定我国的医疗器械标准术语。同时,做好通用名称与 GMDN 的关联,以应对未来医疗器械全球化背景下用"共同语言"进行交流沟通的需求。通用名称要既能体现与监管相关的技术特性，又能对现有注册产品名称进行归纳，同时要有规范统一的表述。可分领域对注册信息进行梳理，制定命名术语指南，提取规范核心词和特征词的术语，形成命名术语集，制定通用名称目录，为规范命名工作提供数据，打好技术基础。

(二)坚持科学合法原则

在实践中，同一医疗器械往往有多个名称，比如规范名称、俗名、学名、商品名和通用名等。在不同场合需要运用不同的名称，不能绝对说哪个名称就是错误的。通用名称是医疗器械的法定名称，俗名是在社会中广为适用、被大家认可的名称，商品名是企业为使自己产品区别于其他企业产品的名称，学名是从学术角度上给产品的命名方式。如此多的命名方式，使社会公众和管理者对产品名称的理解不一，造成一品多名、多品一名的混乱现象。随着科学技术的发展和对医疗器械本质属性认识的深入，对医疗器械采用统一命名方式的必要性日益凸显，这就要求在制定命名规则的过程中要遵守科学的原则，采用专业术语及词汇进行表述，与产品的真实属性相一致。同时，又必须在法律许可的框架下进行。当今社会是法制社会，命名方式不但要符合医疗器械监督管理的要求，符合相关标准的规定，还应符合国家通用语言文字法等相关法律法规的要求。但在实践中，对于一些多年应用，且形成行业共识的专业词汇，如 X 射线、C 反应蛋白等，在通用名称中使用也是被允许的。

(三)坚持明确可扩充原则

明确可扩充原则意指建立起来的命名方式是明确的、开放式的。因为当今社会，创新医疗器械在加速出现，人们可以依据产品特征和属性，依照明确的命名方式，自主地查询到新产品的大致名称。因此，医疗器械命名所建立起来的是数据库、术语集、命名规则，不是已有产品的称呼。包括我国在内，国际上正逐步达成共识，医疗器械命名是要建立一套以"规则—术语—数据库"为架构的医疗器械命名系统，保持命名方式的明确可扩充原则。一般来说，在制定规则过程中，要明确名称命名的基本原则、内容要求、结构组成及禁用词等，对原有产品名称中不符合基本原则和夸张绝对等内容进行规范，解决以往名称相对混乱、误导识别等问题。依据规则，分领域对核心词和特征词制定术语，形成术语"字典"，对通用名称层次、角度、词序及技术用语等进行系统规范，解决原有名称不标准、不系统的问题。要根据产品特点，选择适宜的术语，组合生成通用名称，汇总形成通用名称数据库。根据技术发展适时对术语和数据库进行更新，逐步形成一个科学规范高效的医疗器械动态命名体系。

关于我国现有医疗器械名称存在问题的讨论

杨婉娟、李军、李静莉等学者在 2015 年撰文指出，我国目前在医疗器械名称上存在三大问题。首先是名称不准确。有的产品名称夸大功效或明示治疗某种疾病，如××病治疗仪、多功能××机等；有的没有反映与安全风险相关的属性；有的为了商业目的，过于强调或放大个性化特征而不能反映产品的关键技术特性。不仅对产品识别困难，甚至会误导使用者。其次是命名不规范。同一个产品或技术有多种表述方式，如"三维—立体—3D"，有俗称，有简称，即便是专业术语也有不同的表述或不同的词序，或在名称中加入品牌规格型号等，引起了大量的同物异名。不仅对产品识别造成混淆，对信息数据的交换也是一大障碍。最后是命名不系统。微观层面是命名的层次，如"内窥镜、电子内窥镜、电子上消化道内窥镜"，名称的细化程度不同和描述角度不同造成了对产品异同很难辨别。宏观层面是命名的统一性，由于各方需求的差异和协调不足，造成同样的产品在药监、卫生、招标和医疗保障等部门具有不同的名字。在操作层面，单一、静态的规则或目录很难解决产品复杂和更新快的问题，易处于一经出台即滞后的两难境地，给监管部门的管理带来混乱。

陈竹则对国家食品药品监督管理局网站的发布信息进行了查询，列举出了我国医疗器械在命名中的问题。她在文章中写道，通过查询国家局网站上公示的医疗器械信息发现，广州创尔生物技术有限公司生产的胶原贴敷料的描述为：第一，适用于轻中度炎症较轻痤疮、痤疮愈合后早期色素沉着、痤疮愈合后早期浅表性疤痕的治疗；第二，对治疗皮肤过敏，减轻激光、光子治疗术后疤痕的形成有辅助疗效；第三，在创面愈合期有减轻色素沉着和促进创面愈合的作用。而国家食品药品监督管理局国食药监械(2012)24 号文件对胶原贴敷料则有更明确的描述："胶原贴敷料，由胶原液及无纺布组成，用于烧伤切痂创面、烧伤创面、肉芽植皮创面、激光治疗后损伤创面的覆盖，促进伤口愈合。"对比两种产品描述，分别属于不同的产品，两种产品的名称都是"胶原贴敷料"。

通过查询国家局网站，我们会发现诸多"产品相同而名称不同"的例子。以创可贴为例，国家局网站公布已注册过的"创可贴"有 150 多种，在这些医疗器械中，分别冠以"透明""肤色""轻巧""舒适""旅游""运动""家庭""卡通""趣味""消毒""清创""长效""即时""抗菌""消炎""阻止细菌侵入""弹力""防水""透气""超薄""自贴"等限定词，命名了不同的"创可贴"。其实，创可贴类产品一般由背衬基材、粘贴剂、衬垫、隔离膜制成。其中，衬垫由医用敷料制成，起护创和吸附作用，是该类产品的主要用途；隔离膜起防止组织与敷料粘连的作用；粘贴剂和背衬起固定作用。创可贴类产品适用于表皮或浅表伤口等创面的保护或皮肤的防护。产品原理、结构、适用范围基本相同,属于典型的产品相同。以"流产吸引管"为例,一个产品注册证编号为浙绍食药监械(准)字 2013 第 1120103 号,表明该产品被列入一类产品,当属市级食药监部门管辖。而同时一个产品注册证编号为浙食药监械(准)字 2009 第 2120387 号,表明该产品又被同时列入二类医疗器械管理,属省级食药监部门管理。仍以吸引管为例,在国家局网站上以该名称注册的器械共有 7 个产品,产品注册证编号分别为:国食药监械(进)字 2013 第 2013474 号、国食药监械(进)字 2010 第 1540768 号、国食药监械(进)字 2012 第 15414060 号、国食药监械(进)字 2012 第 1054723、国食药监械(进)字 2013 第 2010773 号、国食药监械(进)字 2014 第 101075 号、国食药监械(进)字 2011 第 1010999 号。在 7 种医疗器械产品中,有 2 种产品被列入二类产品管理,有 5 种产品被列入一类产品管理。

（资料来源:杨婉娟、李军、李静莉,《我国医疗器械命名体系建设思路初探》,《中国医疗器械杂志》2015 年第 39 卷第 6 期;陈竹,《我国医疗器械命名和分类的法律规定、问题与建议》,《中国市场》2014 年第 9 期。）

四、中国医疗器械命名系统进展

2014 年,我国政府发布的《医疗器械监督管理条例》明确提出医疗器械应当使用通用名称。通用名称应当符合国务院食品药品监督管理部门制定的医疗器械命名规则。2016 年 12 月《医疗器械通用名称命名规则》(以下简称《规则》)发布,提出了命名的基本要求和禁用条款。

(一)《规则》明确了我国制定规则的总体思路和规则的组成结构

《规则》指出,我国要建立的是一套以"规则—术语—数据库"为架构的医疗器械命名系统,这是我国建立医疗器械通用名称命名规则的总体思想。同样,《规则》明确了我国应该具有什么样的组成结果。《规则》明确通用名称命名的基本原则是合法、科学、明确、真实,规定"具有相同或相似预期目的、共同技术同品种医疗器械应使用相同的通用名称"与 YY/T0468-2015《医疗器械质量管理医疗器械术语系统数据结构》标准相一致,明确了通用名称是共性名称的定位,又与国际命名相关标准的要求相接轨。具体来说,"具有相同或相似预期目的",是指产品的预期使用相同或相似;"共同技术"是指产品具有相同或相似的使用部位、结构特点、技术特点、材料组成、技术原理等。由于医疗器械具有复杂性以及形式的多样性,因而需要从预期目的、技术特点、结构特点和组成等方面综合考虑,且不同领域产品通用名称命名侧重点不同,如"OCU 宫内节育器"体现的是产品结构特点和预期目的,"光固化树脂水门汀"体现的是产品技术特点和材料组成。为进一步明确通用名称的组成结构,参照 YY/T0468-2015 标准,《规则》规定了通用名称由一个核心词和一般不超过三个特征词组成,如药物洗脱冠状动脉支架、一次性使用光学喉内窥镜等;实施中,对已被广泛接受或者了解的特征词可以依据相关术语标准进行缺省,以简化产品通用名称。

(二)《规则》对通用名称中的核心词和特征给出了明确规定

核心词指向的是产品本身,如手术刀、注射器、呼吸机、人工晶状体、生化分析仪、监护仪、敷料、支架、缝合线等。特征词指向的是产品的主要特征,不同领域产品的主要特征各有差异。使用部位如支气管、胆道、血管、前列腺、头部、关节、心脏、血液、细胞、眼科等,但一般不建议以常见病种为作用对象,如糖尿病、癌症、前列腺炎等。结构特点如单件式、多件式、单腔、多腔、可折叠、移动式等。技术特点如电子、数字、三维、自动、半自动、无菌、植入式、一次性使用、可重复使用等。材料组成如金属、钛合金、透明质酸钠、甲壳素、硅橡胶、合成树脂等。随着命名工作的推进,医疗器械管理部门还会适时发布针对不同技术领域的命名术语指南,指导各领域产品的通用名称命名工作。

(三)《规则》对通用名称的禁用行为进行了规范

通用名称除符合《规则》规定的相应要求外,还不应含有"型号、规格""图形、符号等标志""人名、企业名称、注册商标或者其他类似名称""绝对化、排他性词语""说明有效率、治愈率"等 9 项禁止性要求。如"KF2 型生理检测仪、体液精确引流装置、KJ-5000 型糖尿病治疗仪、玄极治疗仪、强心卡"等名称中涉及的规格型号、夸张绝对化词语、与真实属性不符或未经科学证明的概念等,将不得应用。

医疗器械通用名称命名规则

第一条 为加强医疗器械监督管理,保证医疗器械通用名称命名科学、规范,根据《医疗器械监督管理条例》,制定本规则。

第二条 凡在中华人民共和国境内销售、使用的医疗器械应当使用通用名称,通用名称的命名应当符合本规则。

第三条 医疗器械通用名称应当符合国家有关法律、法规的规定,科学、明确,与产品的真实属性相一致。

第四条 医疗器械通用名称应当使用中文,符合国家语言文字规范。

第五条 具有相同或者相似的预期目的、共同技术的同品种医疗器械应当使用相同的通用名称。

第六条　医疗器械通用名称由一个核心词和一般不超过 3 个特征词组成。

核心词是对具有相同或者相似的技术原理、结构组成或者预期目的的医疗器械的概括表述。

特征词是对医疗器械使用部位、结构特点、技术特点或者材料组成等特定属性的描述。使用部位是指产品在人体的作用部位，可以是人体的系统、器官、组织、细胞等。结构特点是对产品特定结构、外观形态的描述。技术特点是对产品特殊作用原理、机理或者特殊性能的说明或者限定。材料组成是对产品的主要材料或者主要成分的描述。

第七条　医疗器械通用名称除应当符合本规则第六条的规定外，不得含有下列内容：

（一）型号、规格；

（二）图形、符号等标志；

（三）人名、企业名称、注册商标或者其他类似名称；

（四）"最佳""唯一""精确""速效"等绝对化、排他性的词语，或者表示产品功效的断言或者保证；

（五）说明有效率、治愈率的用语；

（六）未经科学证明或者临床评价证明，或者虚无、假设的概念性名称；

（七）明示或者暗示包治百病，夸大适用范围，或者其他具有误导性、欺骗性的内容；

（八）"美容""保健"等宣传性词语；

（九）有关法律、法规禁止的其他内容。

第八条　根据《中华人民共和国商标法》第十一条第一款的规定，医疗器械通用名称不得作为商标注册。

第九条　按照医疗器械管理的体外诊断试剂的命名依照《体外诊断试剂注册管理办法》（国家食品药品监督管理总局令第 5 号）的有关规定执行。

第十条　本规则自 2016 年 4 月 1 日起施行。

（资料来源：国家食品药品监督管理局，《医疗器械通用名称命名规则》，2015 年 12 月 12 日。）

第四节 美国和 GMDN 医疗器械命名系统

在国际上,对医疗器械命名系统的研究于 20 世纪末开始。美国于 2000 年前就建立了《医疗设备通用术语系统》(UMDNS)。目前,在《联邦食品、药品和化妆品法》中,FDA 通过 18 个类别对医疗器械产品进行三级风险分类和名称的管理,关联产品通用名称、预期用途、管理类别及产品代码等信息。欧盟于 2003 年在 UMDNS 基础上开发了全球医疗器械术语系统(GMDN),以建立欧洲经济区的医疗器械识别描述的"共同语言"。目前国际医疗器械监管者论坛(International Medical Device Regulators Forum,IMDRF)也希望能向各国推广 GMDN,实现全球医疗器械的单一识别体系。日本借鉴国际经验,针对本国产品创建了由 GMDN 和 GHTF 的等级分类规则组合而成的医疗器械术语系统(JMDN),以满足本国监管需求并做好国际接轨的对应。国外非常重视医疗器械产品命名的工作,不仅制定了本国的术语系统,也意识到了国际化需求,着力推进全球医疗器械命名的统一协调。

一、美国食品药品监督管理局医疗器械命名系统

美国十分重视医疗器械产品名称的规范。目前,美国食品药品监督管理局已经建立了详细的医疗器械产品名称的目录。《美国联邦法典》第 21 篇明确规定,为了医疗器械管理简单和使用的目的,认为有必需或必要,可以给器械授予正式名称,在其拟定之后,将成为该器械在任何官方药典中使用的唯一的正式名称。规范医疗器械的名称十分有助于防止两个或两个以上的名称用于同一种器械等混淆市场的情况。根据目录中医疗器械名称查对,即可判定其管理类别。

(一)名称的类型

在美国食品药品监督管理局的监管要求中,涉及产品的多种名称主要分为确定名称和商业名称。确定名称是美国食品药品监督管理局指定的或在官方纲要中公认的正式名称,如分类名称(通用名称);如果没有,也可用经认定的常用名或俗名。器械名称的关系见图 1-3。分类名称是目前美国食品药品监督管理局唯一指定的、用途最为广泛的官方名称。分类名称是由一个名词加一至多个形容词组成,以逗号隔开,首位名词是产品的核心,其代码由 3 个字母组成。上市前审批(PMA)申请需提交通用名称,美国食品药品监督管理局对其无明确定义,但从批准材料中可知,其与分类名称相同。常用名即器械众所周知的名称,如注射器、髋关节假体等,类似的还有俗名。商品

名是器械上市销售所用的名称，包含器械型号。一个分类名称可对应多个不同品牌的不同商品名，这构建了更为细化的产品识别层次。类似的还有专利商品名和品牌名。具体产品名称由企业自行制定，有的采用常用名或俗名，有的采用商品名，实际情况依企业自身的识别要求和销售需求而定。

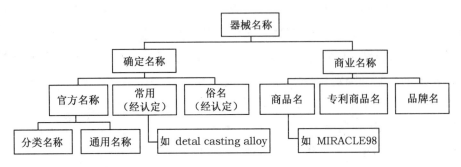

图1-3 美国食品药品监督管理局医疗器械名称关系

(二)术语系统

美国非营利机构ECRI研究所在20世纪90年代创建了《医疗设备通用术语系统》(UMDNS)，是对医疗器械数据进行识别、处理、传输和交换的标准国际术语系统和计算机代码系统。其包含1 056个特定医疗器械概念定义及23 004个款目词。每个UMDNS首选术语都有一个5位数字的通用器械代码(UMDC)。

(三)名称的应用

美国食品药品监督管理局规定，名称在医疗器械的上市前［PMA、510（K）、IDE等］、上市后(不良事件、进出口、召回、厂商注册及产品列表)、生物学评价许可过程中都需要提交。如果在分类数据库中查不到合适的名称和代码，可与美国食品药品监督管理局下属医疗器械中心和生物制品中心(CDRH/CBER)的相应部门联系，或提交一份分类申请，由专家咨询委员会指定相应名称和代码，或制定新的名称和代码。在PMA、510（K）及上市后监管过程中，美国食品药品监督管理局要求企业提供相应的正式名称及商业名称，但每个文件提到的名称，特别是正式名称各有差别。制造商、分包商和经销商印制广告及描述性印刷材料时，要提供关于确定名称的真实性声明，该确定名称应永久印制，排版应大于任何商品名的一半。美国食品药品监督管理局还要求在全球唯一器械标识数据库(GUDID)中提交GMDN术语名称或代码。

二、全球医疗器械术语系统

规范的医疗器械命名、分类、编码是医疗器械科学监管的基础。医疗器械专业跨度大,结构复杂,技术发展快,对层出不穷的新产品进行快速规范命名的难度大,一物多名、一名多物现象时有发生,难以进行快速的识别和描述,严重影响了注册、召回等监管效率和医疗管理水平。因此,各国都通过建立产品目录、命名法等方式来对产品进行描述。随着全球化现象日趋升温,这些结构各异的国家医疗器械术语集逐渐不能适应国际监管需求。各国都在寻找一种"共同语言",以实现信息互通。建立区域甚至全球通用的命名法或术语集的想法应运而生。2001年,欧洲标准委员会(CEN)建成了全球医疗器械术语系统。目前该系统正在得到推广及发展,GMDN受到了各界关注,很多国家也尝试应用GMDN来解决注册、召回、追溯等监管问题。

(一)GMDN的创建与管理维护

1.GMDN的创建

1991年,欧盟、欧洲自由贸易区、加拿大及美国发起全球医疗器械命名协调项目,欧洲标准委员会相继成立CEN TC/257/SC1和ISO/TC 210/WG3(医疗器械符号、编码和命名法工作组),集合了来自16个国家约70名医疗器械专家,由一个10人项目委员会、一个6人专家顾问组、一个6人秘书处和若干信息技术人员于1996年制定出ISO认可的结构标准EN/ISO15225,并整合各类命名数据库和新产品信息,于2003年建成GMDN命名法,并授权在英国牛津建立了非营利性机构GMDN机构(GMDN Agency)进行管理维护。

2.GMDN的管理维护

GMDN机构目前有3个部门,其中有6名专职人员,管理人员和技术人员各3名。GMDN机构托管理事会负责GMDN的运营管理,由6名托管人组成,托管人来自不同的国家和地区,但并不代表任何政府或组织,仅代表个人参与管理。GMDN政策顾问组负责对GMDN的管理和术语制定提供建议,由来自GHTF成立国家、AHWP、地区行业和WHO的16位代表组成,以保证国际上主要的法规监管机构、工业界等用户通过GMDN来协调信息的一致性。GMDN技术组负责GMDN具体术语的制定,由3名全职专家和2名顾问专家组成。

(二)GMDN术语来源和费用政策

1.GMDN术语来源

GMDN在早期参考了6个不同的术语集,分别是美国FDA的体外诊断医疗器械产品分类、欧洲诊断协会的体外诊断产品分类、国际标准组织的残疾人医疗辅助器械分类、日本医疗器械术语集、挪威医疗器械术语集和美国急救研究机构的医疗器械术语集。在这些术语集中,有的是国家的通用术语集,有的是某领域的专业术语集,术语之间的层次、细化程度、名称定义的组成及描述方式都有一定差异。GMDN 机构通过两个方式改进：在 ISO9999 等有关标准的制定过程中发挥作用，按照 GMDN 技术流程对有差异的术语进行修正，在对 GMDN 的长期应用过程中逐步协调各自差异。

2. 费用政策

GMDN 机构以有偿会员制度，通过网站或其他方式提供 GMDN 数据服务及信息产生收益。费用包括会员许可费、代码申请费、年度审核更新费等。对各国医疗器械监管机构和获得 GMDN 机构许可的翻译机构在许可期间免费，对制造商或经销商则按不同企业年度营业额规模，收取不同的费用。如年度营业额 200 万～1 000 万欧元的企业，会员许可费为 1 200 欧元，年度更新费为 800 欧元(含 15 个代码)，获取 50 个代码费用 500 欧元。GMDN 机构也可直接向相关国际组织或其他方筹款。

(三)GMDN 数据结构和技术流程

1. GMDN 数据结构

GMDN 以结构标准 ISO15225 为指导，是具有三个纵向层次结构的动态体系——17 个器械类目、27 570 条优选术语和超过 50 万个器械类型。每个层次内所定义的术语所表示的器械组的广度不同，并按顺序形成一个相互关联的结构。器械类目是对产品最概括的分类。优选术语是对具有相同或相似预期用途或技术共性的产品的描述。器械类型则指向不同制造商生产的不同规格型号的具体产品。此外，还有 2 390 个集合术语，将具有共同属性的优选术语进行关联。在 GMDN 网站上，以优选术语为基本构成要素，器械类目、集合术语等作为关键词，建立了网状数据链和检索系统，各类术语可随时根据用户需求不断更新，构成了市场驱动、快速响应、使用优先的生态型数据系统。用户可通过术语检索或分类检索两种方式查询已有产品术语。如无匹配项，可向 GMDN 机构申请制定新术语。

2. GMDN 技术流程

在 GMDN 系统中，用以对同类产品进行唯一性识别的是优选术语，由代码、术语名称和定义三部分组成。5 位流水代码是识别的核心指标；术语名称结构包括基本概念和随附其后的一个或多个限定词，并用逗号隔开，表示了产品的材质、部位、通用称谓等，少于 120 个字符；定义描述了产品的预期用途、使用部位、技术特性及其他强制性特性，少于 700 个字符。GMDN 优选术语制定主要有四项内容，即制定、修订、废止、质量控制，由 GMDN 3 名技术人员按照标准操作规程制定，必要时组织技术专家论证。GMDN 机构每月会接到约 50 个申请，按照标准流程在 3 周之内处理完成赋码、编写名称和定义的工作，对于个别的复杂产品，会有 30 天左右的信息咨询期。得到授权的机构可以在 GMDN 网站上在线翻译 GMDN 数据，以提供多语言版本，但其术语代码为翻译专用 4 位代码,并非术语本身的 5 位代码。

(四)GMDN 的应用

1.GMDN 的功能作用

GMDN 并非法规,由各方自愿采用,旨在向监管当局、医护人员、医疗器械制造商及供应商、合规评估机构及其他相关机构提供能够维护患者安全的单一术语系统,对同类器械进行识别,进而实现主管当局及其他机构间的数据交换、上市后警戒信息的交换及库存目的。GMDN 目前主要有两个方面的实际应用:一是在产品注册或认证时应用 GMDN 代码,使申报、注册、认证流程更为简便高效;二是在产品上市后可将 GMDN 应用于医疗器械警戒系统,还可锁定特定产品进行稽查、预测警戒数据趋势、记录临床使用情况等;三是在医疗器械唯一标识(UDI)数据库中使用 GMDN,以辅助产品追溯和上市后监管(如产品召回和不良事件分析等)的数据交换和统计分析。GMDN 用于成本分析、库存控制、产品招标、医保报销等功能有待进一步探索。

2.GMDN 的应用情况

GMDN 机构非常重视全球推广工作,不仅将数据库向各国监管部门免费开放以供研究,还定期召开 PAG 会议,听取监管部门及产业代表意见,致力于制定全球医疗器械识别的"共同语言"。2011 年底,GMDN 机构与 IHTSDO 达成了长期合作协议,将 GMDN 作为标准临床术语中的医疗器械部分使用。目前,GMDN 已被翻译为 25 种文字,全球超过 4 000 个生产企业在使用。但由于监管模式和产业发展程度不同,各国从政府角度采用 GMDN 的方式也各有差异。

我国医疗器械通用标准化技术委员会(SAC TC221)于 2003 年将 GMDN 的结构标准等同转化为我国的行业标准《YY/T0468-2003 命名用于管理资料交流的医疗器械命名系统规范》。在产业界,我国目前有 300 多家生产企业为满足国际贸易需求,自发申请成为 GMDN 会员,中国医疗器械行业协会也为争取中国企业的待遇与 GMDN 机构进行了多次沟通。2006 年以来,国家药品监督管理部门作为亚洲协调工作组的代表参与 GMDN PAG 工作,共同推进国际法规协调进展。

(五)GMDN 分类结构的拓扑分析

GMDN 采用了多标准综合分类,形成了逐层细化的分类结构,具有良好的扩充弹性。从拓扑学角度对原有的 16 个类别进行分析,可以看出,GMDN 的分类体系不仅良好地覆盖了当前的医疗器械产品,同时具有良好的扩充性能。例如,GMDN 的最初分类只有 12 个大类,后来增加了 4 个新类,分别为卫生保健基础设施、生物衍生医疗器械、实验室医疗器械、其他及传统医疗器械。拓扑结构分析图见图 1—4。

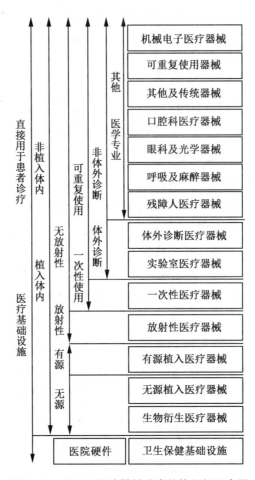

图1-4 GMDN医疗器械分类结构剖析示意图

认识 UDI

UDI 是英文 Unique Device Identification 的缩写，通常中文翻译为"医疗器械唯一标识"。根据国际医疗器械监管者论坛（International Medical Device Regulator Forum，IMDRF）机构的定义：UDI 是根据国际或等同转换的国家物品编码标准系统，采用数字或字母表示的代码。这个代码按照医疗器械追溯的要求构成，在全球范围以内，是一个特定的医疗器械的唯一标识，用于识别上市后需要追溯的医疗器械产品，并以 UDI 作为"钥匙"进入相关的数据库，获取与之关联的预先存放的特定医疗器械的信息。UDI 是目前全球各国协调作为解决上市后特定医疗器械有效追溯，保障病人利益的最有效途径。对上市后的医疗器械实施追溯、召回等一系列"信息化监管"，是全球监管部门面临的共同任务。2011 年 9 月，在全球医疗器械协调组织(GHTF)的推动下,产生了采用 UDI 对上市后医疗器械实施监管的统一要求。2012 年国际医疗器械监管者论坛取代了全球医疗器械协调工作组(GHTF),在国际医疗器械监管者论坛的框架下编写补充完善通过了《医疗器械唯一标识系统(UDI)规则》,期待全球各监管部门依照规则来构建自己的 UDI 系统。

国际医疗器械监管者论坛《医疗器械唯一标识系统(UDI)规则》共 10 个部分。第一部分是序,简单介绍了规则是在全球医疗器械协调工作组(GHTF)原已通过的《医疗器械唯一标识系统(UDI)指南》基础上补充完善而致,同时也声明了本《拟定规则》版权的使用注意事项;第二部分为引言,阐述了对于打算发展自己 UDI 系统的医疗器械监管部门,本规则提供的框架,重点介绍了全球统一 UDI 系统的基本理念;第三部分介绍了 UDI 原理、目的和使用范围;第四部分为参考资料;第五部分为术语定义;第六部分为 UDI 系统指南;第七部分为 UDI;第八部分为 UDI 载体;第九部分为 UDI 数据库;第十部分为特定医疗器械的 UDI 规则。

(资料来源:刘清峰,《国际医疗器械监管者论坛〈唯一医疗器械标识系统〉介绍及对我国启示》,中国科技论文在线,2013 年 12 月。)

第二章　公共管理与医疗产品

政府对医疗产品的监督管理属于公共管理的范畴,公共管理则又属于管理。我们有必要先来讨论管理。

第一节　管理理论

一、管理的含义

彼得·德鲁克(Peter F. Drucker)曾说:"在人类历史上,还很少有什么事比管理的出现和发展更为迅猛,对人类具有更为重大和更为激烈的影响。"管理与人类社会相伴而生,是人类特有的一种活动,它深入到了人类的各个方面,小到个人和家庭,大至国家和社会,管理的作用无处不在。

埃及的大金字塔是世界建筑奇迹,即使是在科学技术和建筑技术如此发达的今天,建造这样一座建筑都堪称一项规模宏大的工程,很难想象几千年前,如果没有出色的管理体系,这一巨型的工程如何才能完成。希腊历史学家希罗多德在《历史》中记载了奴隶们修建的场景,每 10 万奴隶分一组,每组轮流工作 3 个月,在 10 万人的工作过程中,管理的作用非常重要是不言而喻的。此外,巴比伦的空中花园,中国的万里长城,罗马的斗兽场等伟大工程,无一不是杰出管理的成果!

尽管人类的管理活动由来已久,具有漫长的历史,并必将随着人类社会的发展而发展前行,但是,在管理学研究领域,人们并未对"管理"本身的含义形成权威的、一致的认识。以下介绍几种代表性的观点。

科学管理之父弗雷德里克·泰勒(Frederick W. Taylor)认为,管理就是确切知道要别人去干什么,并注意使他们用最好最经济的方法去做。泰勒以人是"经济人"为最基本假设,以效率至上为原则,围绕着提高劳动生产率这一中心问题对"管理"一词进行了解释。

现代管理理论创始人亨利·法约尔(Henri Fayol)则从职能的角度进行了分析,认为管理是由计划、组织、指挥、协调、控制五个要素组成的过程,这一过程存在于人类社会的所有组织中,而由法约尔列举出的五项基本职能被人们称为"五职能说",也是后来管理定义的基础。

管理最初来源于实践,是人们在总结历史经验的基础上得来的,由具体化为抽象是人们研究管理的一个步骤,而不是最终目的,其落脚点终究是实践。彼得·德鲁克就认为:"管理是一种实践,其本质不在于'知'而在于'行';其验证不在于逻辑,而在于成果。"他站在经验主义的角度,将管理视为一门具有综合性的实践艺术,并认为经济学、计量方法和行为科学都是管理人员的工具。

斯蒂芬·罗宾斯(Stephen P. Robbins)认为:"简言之,管理就是管理者从事的工作。……更恰当的定义是,管理通过协调和监督他人的活动,有效率和有效果地完成工作。"在泰勒的观点中,效率和效果是管理工作追求的关键,在工作的过程中既要以尽可能少的投入获得尽可能多的产出,以达到低资源浪费的要求,同时还要使得所从事的工作和活动有助于组织达到其目标,以实现高目标达成的要求。

二、管理解决的问题

综合上述观点,我们可以发现任何对于管理的定义都集中于四个方面问题的解决:管理参与者即管理的主体和客体,分析的是管理过程由谁主导,以及被管理的对象和要解决的问题;管理目的,即分析组织进行管理的原因;管理过程,即组织通过什么样的手段来达成目标;管理环境,即组织要在怎样的环境下进行管理。为此,在一般意义上可以将管理进一步定义为:管理就是在一定的环境下,管理者为实现组织目标和履行社会责任,通过计划、组织、领导、控制等管理职能而进行的有效实践活动。

首先,任何管理活动都要置于一定的环境之中,这种环境不仅仅指组织所面临的外部环境,同时也包含组织的内部环境。在内外部环境的双重作用下,组织要能够善于运用外部的有利资源,同时注意把握组织内部的优势加以充分发挥,还要注意的是由于环境不是一成不变的,组织中的人员要有敏锐的嗅觉,及时应对内外部环境变化。

其次,管理是含有明确目的的活动。组织目标是管理活动的出发点和最终落脚点。管理的最初目的是通过群体的努力实现个人无法实现的目标,各项管理职能的展开应该围绕着组织目标。需要注意的是,随着市场化程度的不断提升,组织与市场、组织与社会、组织与环境之间的联系越来越紧密,这使得组织在承担社会责任方面的角色愈加重要,因而组织也不能单一地将实现目标作为唯一的追求,要更加注重在实现目标的同时承担起应有的社会责任。

再次,管理目标的达成依赖于其职能的实现。管理职能包括计划、组织、领导、控制等。在不同性质的管理活动中,由于管理主体不同、所处环境不同、针对对象不同、应对关系不同等因素,使得管理活动呈现出差异性和多样性。但是在不同的管理活动中,其基本的职能是相同的,这也可以看作是一切管理活动的共性之一。

最后,管理应当是有效的。在"科学管理"时代,人们追求的是效率至上,甚至认为"为了谋求最高的工作效率可以采取任何方法",这与现代意义上的管理理念有所不同。虽然现代管理也追求较高的工作效率,但同时也注重较好的工作效果,也就是不仅要正确地做事,同时也要做正确的事。因此,在现代语境下的"有效"应当包含效率和效果两方面的内容。

第二节　公共管理理论

一、公共管理的含义

(一)国外学者对公共管理的研究

国外学者对公共管理概念的研究起步较早,下面介绍几种主要的观点。

巴里·波兹曼(Barry Bozeman)归纳出学者们关于公共管理所达成的共识,具体包括:第一,关心规范研究和规范理论;第二,焦点集中在公共管理和公共组织的明确特征尤其是政治影响上;第三,问题焦点甚于过程焦点;第四,强调组织脉络背景和经验知识;第五,关注战略和多元组织问题。

小劳伦斯·E. 列恩(Laurence E. Lynn Jr.)在《公共管理中的理论》一文中着重讨论了公共管理的框架或理论,包括代理关系(委托—代理理论)、市场、等级和小团体,有限理性和认知风格,集体行动的逻辑和博弈论,组织重构,网络模式,垃圾桶模式,管理工具等。

伊万·费利耶(Ewan Ferlie)等人列举了新公共管理必须研究的四个重要且具有争论的主题:第一,公共部门与私人部门之间的差别和相似性;第二,组织的变迁;第三,正在变化着的公共管理主体的角色与关系;第四,公共服务组织战略顶层。

胡德(Hood)认为,公共管理及"国家的艺术",能够松散地被定义为如何设计和运作公共服务部门并且细化政府执行部门的工作。同时,胡德还归纳了公共管理的七个要点,分别是:第一,即时的专业管理,这意味着让公共管理者管理并承担责任;第二,标准、明确与绩效衡量,管理的目标必须明确,绩效目标能被确立并加以衡量;第三,强制产出控制,用项目与绩效预算取代传统的预算,重视实际成果甚于重视程序;第四,转向部门分权,打破公共部门的本位主义,破除单位与单位之间的藩篱,建构网络型组织;第五,转向竞争机制,引进市场竞争,降低成本及提高服务质量;第六,强调运用私营部门的管理风格、方法和实践;第七,强制资源的有效利用。

欧文·休斯(Owen E. Hughes)认为,公共行政、公共政策和公共管理都是对公共部门的研究,是三种不同的范式或途径。他把从传统公共行政模型转换而来的新范式称为"新公共管理范式"或"管理主义"。

从国外学者关于"公共管理"的论述中,我们发现:公共管理至今还没有形成独立的范式,它是公共行政中重视公共组织或非营利组织实施管理的技术与方法、重视公共项目与绩效管理、重视公共政策执行的理论派别和分支学科。

(二)国内学者对公共管理的研究

国内学者关于公共管理的概念,主要有如下代表性的观点:

学者王德高认为,公共管理是政府及其他公共部门为了适应社会经济发展和满足公众需求,对涉及公共利益的各种事务所实施的有效管理。这种管理强调适应外部环境变化,寻求政府和社会力量的互动,走向市场并向私营部门学习,注重管理效果与责任,强化政府服务的活动。他主要关注的并非过程、程序和按指令所办事项,以及内部取向,而更多的是关注取得某种结果和对结果所负的个人责任。

学者张康之认为,公共管理的概念具有三重含义:第一,公共管理是公共部门中的管理;第二,公共管理是服务于公共事务的管理;第三,公共管理是具有公共性质的机构或组织对社会的管理。

王乐夫认为,所谓公共管理,就是为了维护、实现、增进和公平地分配公共利益,由国家行政机关、立法机关、司法机关和其他社会公共组织对公共事务依法进行管理的活动。

张成福、党秀云认为,公共管理是以政府为核心的公共部门整合社会的各种力量,广泛运用政治的、经济的、管理的、法律的方法,强化政府的治理能力,提升政府绩效和公共服务品质,从而实现公共的福祉与公共利益。

陈振明认为,公共管理(学)是一个研究公共管理活动或者公共管理实践的学科,是一门综合地运用各种科学知识和方法来研究公共管理组织和公共管理过程及其规律的学科,它的目标是促使公共组织尤其是政府组织更有效地提供公共物品。

综合国内外学者对公共管理概念的论述,我们认为:所谓公共管理,就是以政府为核心的公共部门为了解决公共问题,维持和增进公共利益,推动社会良性发展,通过行使公共权力,履行公共责任,运用政治、法律、行政和经济等手段广泛地对国家事务、社会事务以及公共组织自身事务进行的计划、组织、领导和控制活动。

二、公共管理的特征

公共管理作为人类社会的一种特殊社会实践活动,一般具有以下几个方面的明显特征:

(一)主体多元性

公共管理首先意味着公共事务管理主体的多元化,尽管政府部门是公共事务最主要的管理者和责任者,但并不是唯一的主体。现代社会众多的非政府组织与私人组织,甚至跨国组织或国际性组织都可以成为公共产品和公共服务的提供者。公共管理与政府管理之间的关系是一般与特殊、共性与个性的关系。一方面,随着社会经济的发展,政府部门不能有效地管理所有公共事务;另一方面,非政府部门参与公共事务的管理,不仅能够促进经济社会的发展,而且有利于带动社会多元主体参与社会公共事务管理的积极性和主动性。

(二)管理社会性

公共管理的社会性包含了管理主体的社会性和管理过程的社会性。在公共管理的活动中,任何不以营利为目的而围绕社会公共事务展开活动的组织,都可以划归在公共管理主体的范畴之内,其中核心是以政府为主的公共部门。例如,第三部门(公用事业、公共事业、非政府公共机构等)虽然不属于政府,但是由于其市场化程度低或非市场化、为社会提供公共产品或"准"公共产品等特点,便成了公共管理主体的重要组成部分,和政府一道通过合作开展对社会公共事务的管理工作,目的是为了实现公众利益的最大化。

近年来,政府与私人部门之间的合作愈加深入,政府将不少社会公共事务发包给了私人组织,因此,有些学者认为可以将这类提供公共物品或"准"公共物品的私人组织也划归在公共管理主体的范围内。这样的划分是不可取的,虽然都从事公共物品的供给,但是公共部门与私人部门的最大区别在于权威的行使,政府行使的是政治权威,是公权力,而私人部门行使的是经济权威,来自于市场。需要注意的是,公共部门可以在保持其公共性的基础上,学习和借鉴私人部门或企业的管理经验,以更好地实现公众利益。从过程来看,在公共管理的过程中,由于社会责任和效率效果的要求,需要公共管理主体在管理过程中体现公平性、公开性与公正性,以满足社会公众广泛参与的要求。公共管理不仅要重视经济和效率上的成果，同时也要注重民主和正义的维护。

(三)环境互动性

在整合社会力量和运用公众资源的过程中，公共管理重视与外部环境的互动关系，强调战略管理，这也是公共管理与公共行政之不同。巴里·波兹曼(Barry Bozeman)和斯特拉斯曼(Strassman)于1990年出版的《公共管理战略》被认为是第一部较完整的公共管理教科书。在谈及因何使用公共管理而非公共行政概念时，作者认为原因在于公共管理涉及传统的公共行政学所无法包含的两个核心问题：一是战略问题，即关于公共组织的外部环境和它们更广泛的使命和目标问题；二是公共管理不仅在政府机构内出现，而且也在其他公共机构的背景下出现(而公共行政总是与官僚机构相联系)。公共管理由传统公共行政的"内部取向"转向"外部取向"，关注外部的政治因素、经济因素以及社会变化所带来的冲击和影响，强调公共部门的战略管理和政策设计，突出了公共行政中并不受重视的环节和主题在公共管理中的地位。

(四)手段多样性

公共管理要有效地实现其目标，需要借助于不同的手段，概括来说主要由政治、法律、经济和管理四个方面的手段构成，这些手段都是公共管理实践活动中所运用的具体方法。公共管理活动与人类社会的一切活动息息相关，贯穿于现实生活的方方面面，因此，单一的处理方式无法有效地满足客观要求。同时，由于公共管理的主体、客体和环境处于不断变化之中，复杂性与不确定性的迅速增长也要求公共管理手段的多样化。在具体的公共管理活动中，依据现实条件的具体境况，可以在政治、法律、管理等手段中有所侧重，但通常都是将几种手段予以综合运用。如张康之认为，公共管理的手段可以定义为：是在法治的基础上通过公众参与的途径高效地提供高质量公共服务的科学方法。

(五)目标整体性

按照系统论的基本观点，在社会大系统下都含有诸多子系统，覆盖了社会生活中的所有领域，公共管理最终要求实现的是公共利益和公共福祉，就是要保障各子系统相互促进，协调发展，以保证整个社会的均衡与和谐，而推进社会协调发展，维护社会公共利益，增进社会公众整体福祉，让公民能够平等享受社会发展成果，不仅是公共管理的根本目的，也是公共管理的本质要求。

三、公共管理与私人管理

(一)公共管理与私人管理基本观点

基于理论和实践两个视角,公共管理和私人(也称为私部门管理或工商管理)的差异在许多方面都是似是而非的,正如华莱士·沙雷(Wallace Sayre)所言:"商业管理与公共管理在所有其他不重要的方面上是相似的。"一直以来,有关公私管理异同的争议,都是公共管理与工商管理两方面专家学者所关注的重要话题之一。

从早期的文献来看,主张公司管理相似者,认为无论是公共部门还是私人机构所从事的管理活动,都是一般管理活动中的具体类型,都遵循相似的管理规律,需要相同的管理功能与技术,持该观点的学者们从管理主体内部特征及客体的外在限制分析,发现很难勾勒出一条公私管理差异的边界线。比这一观点更为激进的是,20 世纪 50—70 年代公共行政学的主流观点认为,"公共行政即管理学",在"管理"一词前加上"公共"还是"私人"是毫无意义的,公共部门与私人机构在这一方面没有任何差异。其原因是,无论是公务员还是在企业里从事管理工作的人员,所需要的基本技能是大体相同的,例如,都需要学习类似的管理理论、掌握相同的管理技能、能够运用基础的管理工具,将组织的各类资源如人力、财力、物力、技术与信息资源加以适当地配置和整合,以达成组织的预定目标,而手段都是有效地生产产品或提供服务。

从目前的状况来分析,更多的学者则持相反的观点,认为公共管理与私人管理是截然不同的两个领域。管理理论、管理方法、管理工具的相似被这种观点视为两个领域内细枝末节上的雷同,就像不同领域内的教师,虽然面对的客体与环境是基本一致的,但是由于客体的诉求并不一样,就使得二者之间只能学习或者借鉴,而不能毫无区别地照搬。"企业管理是资本主义的产物,强调资金、成本、利润、投资报酬的观点,公共行政则是以民主宪政为基石,强调追求人民主权、分权、制衡、人权、多元主义、公共利益、民众知情权、代表性、机会平等、法律面前人人平等、公平、正义等的理念或价值,两者可以说是有结构性的差异。私人部门只向消费者提供商品与服务,而公共部门除了提供商品与服务外,更多的是富有公共责任。"两者间的差异是根本上的,价值取向的不同,使得两者的使命也完全不同,有学者认为,公共管理是为公众服务,追求公共利益,而私人管理是以盈利为目的的。公共管理的服务导向来自这样一种需求,即行政官僚要帮助由选举产生的政治家反映公众对政府服务所提出的愿望与需求;私人管理以利润为导向,是因为私人部门或组织最终要依靠获利而生存。这是人们认为的两种管理的区别。

(二)公共管理和私人管理差异比较

实际上,公域或私域是组成社会生活的两个有机组成部分。随着时代的变迁,二者之间的互动和联络也越来越频繁,使得公共管理与私人管理的边界比以往更加难以区分。但是,在实际生活中,组织性质以及客体诉求的不同,还是决定了两者之间的本质差异,可以将二者的差异概括为以下几个方面:

1. 研究领域不同

公共管理和私人管理所研究的不同领域,我们称之为"公域"和"私域"。当前,在社会中,除了公共部门(主要是指政府组织)与私人部门之外,还有介于两者之间的"第三部门"(包括事业单位、非政府组织、慈善机构等),社会上的所有组织和部门都可以划归到这三个类别之中。从最严格也是最狭义的角度来看,只有政府组织这种最为纯粹的公共部门所面对的问题才属于公共问题,管理的领域才是公共领域,但是随着社会问题复杂化程度不断提高,加之政府本身管辖能力有限,就需要"第三部门"这样的"准公共部门"介入,因此,人们比较普遍地认为"政府组织"和"第三部门"都属于公共部门,所面对的都是公共问题。公共问题是社会问题中的一部分,影响了人们的生产、生活和工作等各个方面,其影响力具有广泛性和不可分性的特征。如环境保护、维护交通安全、食品卫生监督、药品安全监督、产品的质量和安全等,这些都属于公共问题。从影响的广泛性来看,它不是对单一的个人或组织产生影响,而是对多数人甚至对所有人或团体产生普遍的影响,这种影响可能是超越地域和超越国界的,一个国家、一个地区甚至于全人类都有可能受其影响。从影响的不可分性来看,公共问题对于一个个体或者团体产生的影响都是相同的。如果一个公共问题产生的影响对于一个个体或者团体而言是负面的、消极的,如环境污染、生态破坏、社会治安混乱等,则没有人能够置身其外而不受影响。反之,当环境治理、社会治安治理取得成效时,所有人不花钱也能从中得到好处。公共管理的这两种特殊性,使得私人组织难以或者说不愿意参与到公共产品和公共服务的供给过程中来,也决定了公共领域的管理只能由以政府为核心的公共部门和第三部门来承担。

同公共管理影响的广泛性和不可分性相反,私人产品则具有可分性和排他性的特征,这样的产品是可以由消费者来自主决定购买与否的,因而不会对所有的其他社会成员产生影响。因此,与公共管理相反,私人管理是以私人领域或部门的管理为对象,是营利性组织的管理,虽然在此过程中也要考虑社会责任的承担,但是其研究领域和主要着眼点还是企业内部的生产、销售、宣传等诸多环节。

2. 价值目标不同

公共管理的本质是实现公共利益,评价公共管理不仅要看效率是否达到了要求,更为重要的是要看公共管理是否实现了公共利益，满足了多少人的需求，满足需求的程度怎么样，因此，公共管理是必须以公共利益为目标的。私域中的私人组织则以自身效率为核心，以利润为指标，在不超出法律规定的框架内，期望能够用最少的投入换取最大的产出，其目标是追求个人利益最大化。

公共利益与个人利益是辩证统一的，也就是说，两种管理所追求的目标不存在根本冲突。一方面，只有公共利益得到有力的保障，个人利益才有实现的基础，而公司或企业在追求利益最大化的过程中，只要不超出法律的规定范围，不损害他人的利益，那么在客观上就能够被看作是对社会有益的，是可以推动社会发展的，这是公共利益与个人利益存在同一性的方面。当然，另一方面，并不是所有个人利益的实现都会对社会具有推动作用，例如，某企业向河流内超标排放污水，虽然这种行为能够减少企业的资金投入，以增大利润空间，但是污染了公共环境，对社会大众的利益造成了损害。这时，企业所追求的利益最大化目标就与公共部门维护公共利益的目标发生了冲突，在这种情况下，就需要公共部门尤其是政府部门采取一定的行动，对个人利益进行限制，以维护公共利益。需要注意的是，公共部门通过限制人民权利以维护公共利益的过程中，也同样需要一定的规定加以约束，不能逾越必要的限度。

3. 运用资源不同

政府是公共管理的核心主体，政府在对公共事务进行管理的过程中所运用的资源主要包括以下三个方面：其一是政府内部的人力资源以及由政府掌握的资金和物资。人员是组织最具活力的组成部分，而人力资源则是知识经济时代最为重要的战略资源；政府的资金来源主要是税收，政府所掌握的物资则是政府工作人员开展管理活动的现实基础，如办公场地、办公用具、交通工具等。其次是公共权力，公共权力是公共资源中的重要组成部分，政府依法对社会公共事务进行管理，在管理过程中行使一定的权力，这种权力是法律赋予政府的一种强制力和约束力，我们通常将其称为公共权力。其三是政府控制下的自然资源。一个国家或一个地区所拥有的自然资源很多，其中有一部分在政府的控制之下，这一部分资源通常具有垄断性，如国土、矿山、水利等，以及部分文化资源。从时代发展的角度来看，公共部门在公共管理领域内与第三部门的合作日益加强，一部分公共产品和公共服务的生产与提供也委托给了有资格的私人组织，这使得公共管理的竞争性不断增强，其垄断性也就自然受到了一定的冲击。但是国防、外交等纯公共物品还是只能够由政府来提供，除了常规的活动方式与手段之外，必要时还需要具有垄断性的自然资源作为支持。

从以上几个方面来看，与公共管理不同，私人管理所掌握和运用的资源是非公共的。

公共部门和私人组织中虽然都强调人力资源管理，但是在人员的知识体系、专业技能等方面的要求存在着巨大的差异,尤其是在工作的理念上存在着巨大的不同。而私人组织的资金来源也主要是经营所得,虽然也需要在法律规定内加以使用,但是除了上市公司以外,并没有对公众透明和对社会事务负责的责任。私人管理在很大程度上也要依赖权力的行使,但是这种权力是非政治性的、非公共的,可以称之为市场权力或者协议权力。这种权力并非是法律或制度所授予的,而是由市场机制赋予私人组织,在市场上的竞争力越大,私人组织所能够行使的这种权力也越大,它不能够以国家的强制力作为后盾。

4. 运行机制不同

本质上讲,公共管理遵循公共权力运行机制,可以称之为政府机制,其运行依据是国家制定的法律法规,但对于私人管理而言,只是一种外在的约束条件,发挥决定作用的还是经济规律,这是公共管理与私人管理的一个十分显著的区别。具体表现在:第一,公共产品与私人产品。政府部门是公共产品的主要提供者,这些产品和服务往往具有非排他性与自然垄断性的特征;而私人组织提供的产品和服务则具有排他性和竞争性的特点,可以用价格来衡量。第二,完全依赖与自由选择。对于公共物品尤其是纯公共物品,公民没有自主选择的权利,只能够通过特定渠道进行产品反馈,由此导致公共物品通常缺乏竞争压力;而在购买私人物品时,公民则可以自由选择,进行比较购买。第三,支持与利润。公共管理在公共利益导向下进行,为社会全体成员的生产生活提供支持;而私人管理大多是以利润为导向,顾客的满意程度决定了利润的多少。

虽然上述几个方面没有完全概括出二者的差别,但是还是可以看出公共管理与私人管理之间确实存在着差异,认识这些差异有助于我们更好地把握公共管理的性质。

第三节　公共行政

一、公共行政的概念

就广义而言,行政(administration)是指一切社会机构(包括国家机关、政党、军队、团体、企事业单位等)进行的组织管理活动;而从狭义上讲,行政仅指国家行政机关及其他由法律授权的组织的行政管理活动。

在学术界,目前尚未对"行政"形成一个统一的、公认的概念,归纳西方学者的观点,可以发现主要是从两个大方面加以界定:一是外部视角,二是组织视角。

持外部视角的学者,以佛兰克·古德诺(Frank J. Goodnow)和哥德·纳特(Gothic Nath)为代表。弗兰克·古德诺从行政功能角度出发,认为行政活动是行使国家职能的活动,通过政策制定、执行、监督与完善等过程将国家意志转换为现实,其本质是执行国家意志;而哥德·纳特从公共政策角度出发,认为行政是制定和执行政策的活动。持组织视角的学者,以伦纳德·怀特(Leonard D. White)和威廉·威洛比(William F. Wliioughby)为代表。伦纳德·怀特从行政过程角度出发,将行政人员在管理活动中所运用的组织、领导、控制、指挥等手段看作一种过程,而这些过程的目的在于保障资源的最优利用;威廉·威洛比则从部门管理的角度出发,相较于前者更为严格地限定了行政的作用对象和范围,明确将行政定义成行政部门内部的物资管理、财政管理等方面的活动。

"公共"一词同"行政"一样,没有一个统一的界定,但是相较于前者,学者们关于"公共"一词的阐释并没有本质上的差异,在任何语境中它都含有公众的、公开的、公共的等多种含义,与之相对的则是私人的、私有的。公共行政与私人行政虽然只是名称上的细微差别,但是在不同的语境下,两种"行政"的差别是巨大的。加在"行政"前的"公共"凸显的是公共性以及维护公共利益的精神。

综述所述,我们认为公共行政的含义可以概括为:根据国家相关法律法规规定,依法享有国家权力的行政机构,以实现公共利益为目的,运用社会公共资源,对国家事务、社会公共事务以及自身事务展开的计划、组织、领导控制活动。

二、公共行政的特征

公共行政由于运用的是社会公共资源,同时也是国家意志的体现,在社会运行过程中,体现了重要的主导作用。首先,公共行政是国家稳定的助推器。行政活动执行的是国家意志,需要人民的支持,而行政部门也就是行政活动的主体,其权力来源是人民的授权,需要人民的信任,行政活动的好坏直接关乎民心向背、政权稳固,是反映一个国家或地区强弱兴衰的重要指标。其次,公共行政是社会发展的舵手。行政活动动用了大量的社会公共资源,因而其作用范围更广,影响更大;同时,由于行政部门依法享有国家权力,使得由其主导的行政活动具有权威性,它以国家的名义从事有关社会各方面的管理活动,直接或者间接地制约了其他一切管理活动。最后,公共行政是人民利益的守护者。市场化进程的推进并没有切断政府与公民之间的联系,相反,人民的衣食住行、生老病死比以往更需要政府的介入,需要政府工作的保护,如食品药品安全、医疗保险、打击社会犯罪、交通安全管理、公共服务的提供以及公共设施的建设。一般来说,公共行政具有如下几个特点:

(一)主体特定性

公共行政主体是指依法取得行政职权,能以自己名义独立进行行政管理活动,作出影响相对人权利、义务的行政行为,并承担由此产生的法律后果的行政组织。政府是公共行政领域最主要的主体与关注对象。首先,政府是行政行为后果的责任承担者,与私人领域相比较,公共事务规模庞大,涉及范围广,因而处理难度较大,政府根据自身的行政权力和财政实力有能力承担公共行政行为的后果;其次,任何国家都存在政府,政府作为国家机构的必要组成部分,必须进行公共行政活动,以此实现维护公共利益的最终目标。

(二)公共性

这是公共行政最为首要的特性,也是政府合法性的基础保证。公共行政是政府活动运用了社会的公共资源,其成本由国家财政支付,这使得公共行政活动的机制与市场机制存在着本质的不同,因而要将实现社会公共利益放在首位,而不以营利作为最终目的。

(三)复合性

国家事务和社会公众事务的复杂性和广延性,决定了公共行政机构在处理问题时不能仅仅考虑少数人或特殊集团的利益,而要树立维护公共利益的价值取向,倾听社会各方面的利益诉求;同时,在制定公共政策和行使政府职能时,运用不同的科学方式和手段,以求实现活动过程的最优化。

(四)政治性

在私人领域,政治和行政之间并不存在着必然的联系,这是由于私人部门并不承担某些特定的统治职能,但国家作为阶级的产物,其统治职能需要政府来承担,在阶级社会中,政治与行政是不可能分离的。国家的政治目标只有通过转化为行政目标并通过一定的手段和方式才能够转换为现实。

(五)法治性

法律是现代国家一切活动的约束性准则,行政活动也不能超出法律限定的框架,依法行政是现代公共行政的本质特征,公共行政首先应该是在法律规范下的施政行为。行政部门作为行政活动的主体需要法律的规范,行政人员作为行政部门的主体同样也需要规范,只有规范才能克服主观随意性,只有依法才能避免行政人员的权力滥用。

(六)公平性

公平与平等是现代公共行政价值取向中的重要内容,强调公共性的行政活动过程要以公平原则作为最基本的出发点，由于一些不可控的因素存在，社会不可能产生绝对的公平，也不可能自发地产生公平，这时就需要政府的介入，通过行政手段提供社会公平。

三、公共管理与公共行政的关系

在学术界，对公共行政、公共管理之间关系的理解，主要有三种不同的观点：第一种观点认为公共管理是公共行政的一个学派，认为公共管理在实践中就是以市场化和企业精神为主要特征的公共行政改革，公共管理在理论上就是为改革提供支持的理论与观点，主要包括管理主义、新泰勒主义和全面质量管理理论、绩效管理理论等。第二种观点认为公共管理是公共行政的替代品，将公共管理看作是一种不同于公共行政和公共政策的新途径、新范式或新的学科框架，可以归纳为公共行政—公共政策—公共管理。第三种观点认为公共管理是公共行政的属概念，公共管理范围更加广泛，公共行政只是其中一部分。

（一）公共管理与传统公共行政

1. 公共管理不同于传统的公共行政

从横向上看，公共管理不同于传统的公共行政。欧文·休斯（Owen E. Hughes）认为，行政的职能与管理相比更狭窄，限制更多。因此，从公共行政转变为公共管理意味着理论上的职能发生了重大的变革。行政从本质上是执行指令和提供服务；而管理则是实现结果和管理者实现结果的个人责任，"行政"和"管理"不是同义词，它们在公共部门中的运用也不一样。一个公共管理者并不仅仅是执行命令，他关注的是实现"结果"并为此承担责任。戴维·罗森布鲁姆（David H. Rosenbloom）认为，公共行政是采用管理的、政治的和法律的理论与过程，以实现立法的、行政的和司法的政府命令，为整个社会或其某个部分提供管制和服务的职能。由此可见，传统的公共行政与国家的"立法""司法"概念相对应，是指政府特别是执行机关执行国家政策和法律为公众提供服务的活动，是以"内部取向"为特征的。如朱立言、谢明认为，行政官员或行政人员在这种活动中主要是执行由别人（政治家）所制定的政策和法律，关注的焦点是过程、程序以及将政策转变为实际的行动，并以内部取向为特征，关注机构和人员以及办公室管理等事项。而公共管理是公共组织提供公共物品和服务的活动，它主要关注的并非过程、程序和按指令所办事项，以及内部取向，而更多的是关注取得某种结果和对结果所负的个人责任。王乐夫认为，公共管理理论吸取了现代经济学和私营管理的理论与方法，包括从"理性人"的假设中获得绩效管理的依据；从公共选择与交易成本分析理论中获得政府公共部门应以顾客为导向，提高公共服务的效率、服务质量、公共责任和社会公众满意程度的依据;从成本—效益分析中获得确定政府绩效目标、测量与评估政府绩效的依据;从私营管理中吸取管理的具体方法,提出在公共部门的管理中也应引进市场与竞争机制,采取绩效管理、目标管理、组织发展、人力资源开发、服务承诺制、决策与执行分开等方法。

实际上,公共管理与公共行政除了在理论与职能上发生了转变,在运作的机制上同样也有着显著的差距。由于在公共行政的过程中,公务人员只需要执行政策和法律,因而公共行政更为注重的是政策制定者的"设计",强调行政的、法律的手段;在公共管理中,由于人本身的"趋利避害"性,承担相应责任的公共管理主体则更为注重具体的"运作"过程,强调的是管理的、经济的手段。

2. 公共管理为传统公共行政注入了活力

从纵向看,公共管理的出现为传统的公共行政领域带来了全新的活力,在引入管理新工具的同时,也促使人们对过去的思维方式进行反思,极大地推动了公共行政的自我发展。当然,任何事情都有其两面性,公共管理的出现对于公共行政而言也是一次极大的挑战,它几乎改变了公共行政学的研究范围及主题、研究方法和学科结构。

公共行政作为国家意志的承载者和执行者,在相当长的一段时间内与国家的政治统治相联系,是服务于阶级统治的工具。在不同的历史阶段,国家所采取的公共行政模式也不相同。早期农业社会中的行政管理是一种较为低级和原始的行政管理模式,比较政治学和行政生态学创始人弗雷德·里格斯(Fred W. Riggs)将这一时期的行政特征描述为:一是经济基础是农业生产力;二是土地的分配和管理是政府的重要事务;三是官僚的职位重于行政政策;四是行政风范带来浓重的宗族和亲族主义色彩;五是流行世卿世禄的行政制度;六是政治与行政不分,权力来源于君主,行政官吏在政治上和经济上自成特殊的阶级;七是政府与民众较少沟通,而且同一阶级成员的交往也受到空间上的限制;八是行政活动以地域或土地为基础,行政的主要问题是维持行政的一致和统一。19世纪工业革命是人类在开发利用物资和能源上取得了巨大成功,创造了工业时代。

随着新时代的到来,西方诸国的人口流动性不断增强,国家职能不断扩张,社会公众事务日益复杂,原有公共行政中的政治统治职能已经不能涵盖社会事务中的全部方面,因而出现了行政与政治的分离。为了消除"政党分离制"带来的不利影响,以美国为典型的西方国家逐渐建立起了公务员制度。这种新制度的主要目标是提高公共行政专业化管理的效率,这一新目标也成为占据20世纪大部分时间的主流公共行政思想,而"政治中立"原则也较好地保证了公共行政中的稳定性。这一时期内公共行政的主要焦点集中于以固定的程序来完成既定的目标,其主要特征:权利集中,层级分明;法规完备,职能广泛;规模庞大,程序繁杂;照章办事,依规而行等。应该说,在分工精细、任务简单、外部环境相对固定的工业社会，以传统科层制模式为特征的公共行政适应了这个特定历史时期。它的主要功绩在于实现了行政管理的专业化分工，特别是它注重行政组织建设和制度建设，提高了行政管理效率，从而强化了政府对社会的管理，保持了社会稳定和基本公共服务的供给。然而，到了 20 世纪后半期，发达国家的经济危机导致了社会矛盾的加剧，经济发展明显放缓甚至停滞不前，政府"有形的手"在经济滞胀过程中显得力不从心。数十年来，被西方诸国视为显要标志的高福利制度也开始成为国家财政的沉重负担，进而影响到社会效率。长期以来的不景气使得对政府失灵的批判日益增多，而由经济危机所导致的管理和信任上的危机也迫使人们开始重新审视公共行政的理念和方法。与此同时，人们对于多元化和个性化的向往与追求日趋强烈，使传统的科层制已经不能适应时代的发展，其先天的缺陷开始暴露出来，固定程序的恪守、对法律制度的过度推崇以及强烈的技术崇拜使政府功能日益衰退，责任保障机制日益丧失，人们需要政府做出改变，增强创造力和应变力，以更为高效和灵活的方式应对新的时代环境。总而言之，在由时代变迁所带来的新环境中，政府不能"以不变应万变"，这些变动对传统公共行政的冲击成为开启新时代的钥匙，对传统行政思想和范式的改革势在必行，公共管理就是在这种时代条件下诞生的社会治理模式。

(二)公共管理的重大转变

相较于传统公共行政，现代公共管理主要有以下四方面的重大转变：

1. 突出公民主体地位

在传统的公共行政中，政府所提供的服务是一种居高临下的、单向的服务，公民只能被动地接受，不能对政府的行动进行及时有效的反馈。这是由于在 19 世纪及 20 世纪的绝大部分时间，公共行政都是在突出政府的统治职能，目的是在于巩固政府的统治地位。弥尔顿·弗里德曼(Milton Friedman)在《资本主义与自由》中曾写道："自由人既不会问他的国家能为他做些什么，也不会问他能为他的国家做些什么。他会问的是：'我和我的同胞们能通过政府做些什么'，以便尽到我们个人的责任，以便达到我们各自的目标和理想。"在现代国家中，公民作为社会的主人，就应当以主人的姿态参与到社会公共事务的管理过程中去，充分发挥公民的主体性，而不应该仅仅是被政府控制的对象。

2. 强调公共责任理念

传统公共行政最重要的理念追求效率至上，在以效率为中心的公共部门中，效率的高低是衡量行政决策和行政执行的唯一标准。这种理念在很长一段时间里指导着西方各国的公共部门，虽然在当时的历史条件下，它对社会经济的稳定与发展的确发挥了重要的作用,但是也存在一些公共责任的缺失。由于以政府为核心的公共部门行使国家权力,直接或间接地影响其他一切政治活动,因此,不能够单一地把追求高效率作为其目标,还应该包括追求社会公平、提高服务质量、加强公共责任等多个方面。因此,公共管理的绩效应该由效率和公共责任这两个方面组成,在公共管理的活动过程中,除了要注意高效率地达成,同时还要注意的是通过绩效管理和公共责任机制保障公共管理主体对社会公众负责,提高公共服务的质量,承担应有的公共责任。

3. 加强与环境的互动关系

在奴隶制社会和封建社会中,公共事务的管理是统治者的特权,被统治者视这些权力为"皇权"或者是"王权"的一部分,公众没有能力也没有很强的意愿参与到公共事务的管理过程中去。工业革命后,虽然公共行政已经开始展现出了一定的开放性,但是由于"专家治国"和"精英治国"的思想依然指导着行政领域,公共行政还是内化和封闭的。随着社会公众对公共管理活动的参与热情不断提升,公共管理这种强调"公共性"与开放性的管理方式突出了公共管理中的公众参与,认为更好地政策取决于公众参与而不是仅仅依靠官僚和技术专家。因此,政府等公共部门也不再是高高在上的统治机构,而是转型成为公共服务的供给者、公共需求的回应者。为了确保社会公众对公共管理活动的参与权利,需要建立起政府等公共部门与社会公众之间双向的信息交流和沟通机制,为公众意志的表达、管理主体的社会监督等提供一个"场域",同时也为政府的信息收集和诉求反馈提供通道。

最后,推动由"控制"向"治理"转变。公共管理注重公共事务管理由控制导向走向共同治理,这是对于传统的公共行政最大的挑战和冲击,因为这种转变所触及的是传统公共行政体制中的核心——官僚制体制。官僚制体制是一种自上而下的统治性体制,这种体制的存在是政府失灵以及公共行政过程中种种问题产生的导火线,可以说,在 20 世纪 80 年代之前,无论哪一个阶段的公共行政体现的都是管理者与被管理者之间控制与被控制的关系,而公共管理则强调的是治理。所谓治理是一种以多中心合作为基础的协同管理模式,公共部门通过加强与社会公众、非政府组织和私人机构等的合作,运用多种方式和手段来提供公共服务,实现公共利益。从权力运行的角度来看,强调权力的上下互动过程,公共管理机制也不再主张依靠政府权威的单一运行,而是形成了一种合作的权威网络。

第四节　政府的属性

公共管理、公共行政、公共决策的执行主体是政府。政府的属性就是政府的性质,主要是指政府的阶级属性，政府的属性是由国家性质决定的，在阶级社会中，主要是由统治阶级的性质决定，带有鲜明的阶级性。有什么样的国家，就有什么性质的政府。一句话，国家体制不同，其政府属性也不同。

一、政府的含义

(一)历史上"政府"的起源

"政府"其名，起源于唐宋时期的"政事堂"和宋朝的"二府"两名之合称。唐宋时中央机关机构为三省六部，即：尚书省，下设吏，主管行政事务；中书省，起草政令，实为秘书班子；门下省，掌管出纳和常命，有审查诏令权力。唐朝为提高工作效率将中书省和门下省有时合署办公，称为"政事堂"。宋朝，将"政事堂"设于中书省内，称为中书。宋初年还设立了枢密使，主管军事，其官署称为枢密院，并将中书省和枢密院并称为"二府"。"政事堂"和"二府"合称，即为后来的"政府"。

"政府"一词始见于《资治通鉴·卷二百三十二·(唐)德宗神武圣文皇帝七·贞元三年》：初，河、陇既没于吐蕃，自天宝以来，安西、北庭奏事及西域使人在长安者，归路既绝，人马皆仰给于鸿胪。礼宾委府、县供之，于度支受直。度支不时付直，长安市肆不胜其弊。李泌知胡客留长安久者，或四十馀年，皆有妻子，买田宅，举质取利，安居不欲归，命检括胡客有田宅者停其给。凡得四千人，将停其给。胡客皆诣政府诉之，泌曰："此皆从来宰相之过，岂有外国朝贡使者留京师数十年不听归乎！今当假道于回纥，或自海道各遣归国，有不愿归者，当于鸿胪自陈，授以职位，给俸禄为唐臣。人生当乘时展用，岂可终身客死邪！"

明朝著名学者黄道周在《节寰袁公传》中四次提到"政府"："及在御史台，值他御史触上怒，将廷杖，诸御史诣政府乞伸救，辅臣以上意为辞。""政府用是谪公，再收再黜，以底于削甚哉！""公(袁可立)久在东疆，于诸大丑变态甚悉，政府欲借公为功。""既上稍厌诸激聒，政府动以卖直沽名抑正论。"

(二)政府的含义

通常来说，政府可以从两个方面进行描述：一是指国家进行统治和社会管理的机关；二是统治和治理国家的一群人。政府是国家表示意志、发布命令和处理事务的机关，实际上是国家代理组织和官吏的总称。

从职能上讲，政府是维护国家安全与主权，加强国防建设，消除社会隐患和内部腐败，保护生态环境，吸收和促进科学技术进步，提高国民生产能力，优化社会结构，研究社会现象，培养领导，实施城乡规划，开展破除迷信、减贫、扶贫、防贫的特殊机构。从实施主体上讲,政府是国家公共行政权力的象征、承载体和实际行为体,政府发布的行政命令、行政决策、行政法规、行政司法、行政裁决、行政惩处、行政监察等,都应符合宪法和有关法律的原则和精神,都对其规定的所有适用对象产生效力,并以国家武装力量为后盾的强制执行。

就"政府"这一概念来说,还有广义和狭义之分。狭义的政府是指国家权力的执行机关,最高国家机关即中央政府,地方国家机关即地方政府。从广义上讲,政府是指国家的立法机关、行政机关和司法机关等公共机关的总和,代表着社会公共权力。政府可以被看成是一种制定和实施公共决策,实现有序统治的机构,它泛指各类国家公共权力机关,包括一切依法享有制定法律、执行和贯彻法律,以及解释和应用法律的公共权力机构,即通常所谓的立法机构、行政机构和司法机构。从这个意义上来说,"政府就是国家的权威性的表现形式"。内阁制、总统制是世界各国常见的政府体制。我国宪法规定,国务院"即中央人民政府,是最高国家权力机关的执行机关,是最高国家行政机关"。

二、政府的特点与职能

(一)政府的特点

从不同角度看,政府有不同的特点。从行为目标看,政府行为一般以公共利益为服务目标,在阶级社会里,它以统治阶级的利益为服务目标;从行为领域看,政府行为主要发生在公共领域;从行为方式看,政府行为一般以强制手段(国家暴力)为后盾,具有凌驾于其他一切社会组织之上的权威性和强制力;从组织体系看,政府机构具有整体性,它由执行不同职能的机关按照一定的原则和程序结成严密的系统,彼此之间各有分工、各司其职、各负其责。

(二)政府的宗旨与工作原则

1. 政府的宗旨

政府是国家权力机关的执行机关,是国家政权机构中的行政机关,即一个国家政权体系中依法享有行政权力的组织体系。《中华人民共和国宪法》规定,人民代表大会行使立法权,人民法院行使审判权,人民检察院行使检察权,人民政府自动行使行政权。

2. 政府的工作原则

政府以对人民负责为基本原则。这是由于中国是人民民主专政的社会主义国家(国体),本质是人民当家做主,即政府的权力是人民赋予的。为此,政府是本着为人民服务的工作原则,坚持为人民服务的工作态度,树立求真务实的工作作风,坚持从群众中来到群众中去的工作方式。

(三)政府的职能

我国政府具有政治职能、经济职能、文化职能、社会公共服务职能。

1. 我国政府的政治职能

政治职能是指保障人民民主和维护国家长治久安的职能。政府担任着保卫国家的独立和主权,保护公民的生命安全及各种合法权益,保护国家、企业和个人的合法财产不受侵犯,保障人民民主,协调人民内部矛盾,打击犯罪分子,维护社会治安和社会秩序等职能。

2. 我国政府的经济职能

经济职能是指政府为国家经济的发展,对社会经济生活进行管理的职能。在社会主义市场经济条件下,我国政府主要有四大经济职能:经济调节职能,公共服务,市场监管,社会管理。

3. 我国政府的文化职能

我国政府的文化职能有两个方面:一是政府宣传马克思主义科学理论,引导人们抵御各种错误和腐朽思想的影响,提高全民族的思想道德素质和科学文化素质;二是政府组织和发展教育、科技、文化、卫生、体育等各项事业,努力提高国家文化软实力。

4. 我国政府的社会公共服务职能

社会公共服务职能,即国家提供公共服务、完善社会管理的职能。这类事务一般具有社会公共性,无法完全由市场解决,应当由政府从全社会的角度加以引导、调节和管理。当前,我国政府的社会职能主要有:调节社会分配和组织社会保障的职能;保护生态环境和自然资源的职能;促进社会化服务体系建立的职能;提高人口质量的职能;简政放权,引领创新。

(四)政府的层级

政府系统内有行政级别和上下级关系之分。在我国行政系统中,国务院居于最高领导地位,它统一领导所属各部、委的工作,统一领导全国各级地方行政机关的工作,有权根据宪法、法律管理全国范围内的一切重大行政事务。地方政府包括省(直辖市、自治区)级政府、地市级政府、县级政府、乡镇级政府(共五级政府),地方政府负责管理本行政区域内的政府事务工作。

根据我国宪法规定,国务院共行使 18 项职权。这 18 项职权可归结为六个方面:根据宪法和法律,规定行政措施,制定行政法规,发布决定和命令;向全国人民代表大会及其常务委员会提出议案；规定各部各委员会的任务和职责，统一领导各部和各委员会的工作，领导全国性的行政事务；统一领导全国各级地方行政机关的工作，规定中央和地方行政机关职权的划分；负责执行国民经济计划与国家预算，管理科学、教育、经济、文化、卫生等工作；任免行政人员权。此外，国务院还有最高权力机关及其常设机关授予的其他职权。

三、政府职能与公共行政职能

人们通常把公共行政职能等同于政府职能，这是在理论上或最抽象的意义上来说的。实际上，公共行政职能泛指直接管理社会公共事务的职责和作用。公共行政职能不等同于政府职能，政府不是执行公共行政职能的唯一组织，政府职能也并不限于公共行政职能。

这是由于两方面原因。一方面，公共行政职能并不是完全由政府履行的；另一方面，政府是构成国家政权的政治实体，它具有重要的政治职能，甚至在某些情况下还具有一定程度的立法或司法职能。政府部门或机构的划分与其得到授权的行政职能有着极为密切的关系，摆正并处理好政府与国家立法机关、执政党及企事业单位的关系是调整与转变政府职能的基本途径。政府对公共事务实施管理，一方面是藉国家法律对政府的授权进行，另一方面其也将依据法律的授权进一步起草并颁布更多的行政规章，发布实施细则、规范、标准等来明确、细化对公共事务的管理。

政府的职能表明了政府（主体）有权管辖的社会公共事务（客体）的具体范围及其所管辖的程度。在社会公共事务、行政权力和政府职能之间存在着一种辨证统一的关系。社会公共事务本身是客观存在的，它泛指与人们的共同利益或社会利益相关的各种事务和活动，如抵御外敌入侵、组织生产、兴修水利、食品药品安全监管，等等。可见，食品药品安全是政府职能管理的公共事务之一。

第五节　法律与法规

一、我国法律体系

（一）我国法律体系的统一和层次

我国的法律体系是由我国的立法体制决定的。我国现行的立法体制既是统一的，又是分层次的，是由国家立法权和行政法规制定权、地方性法规制定权、自治条例和单行条例制定权以及授权立法权构成的。全国人大修改宪法，全国人大及其常委会制定法律，有关主权等十个方面的事项是全国人大及其常委会的专属立法权；国务院根据宪法和法律制定行政法规，行政法规主要是为实施法律和行使宪法规定的国务院的行政管理职权作出的规定，另外，国务院可以根据全国人大及其常委会的授权决定就应当制定法律的事项先制定行政法规；地方性法规主要是为实施法律、行政法规和对地方事务作出的规定。这种立法体制是根据我国国情确立的，既保证立法权集中在中央，又充分考虑到了改革开放和现代化建设的现实以及各地情况的差异和发展的不平衡。在这种立法体制下，行政法规不涉及刑事、国家机构等方面的法律，地方性法规涉及有限的几个法律部门。

（二）我国法律的效力等级

法律、行政法规、地方性法规三者之间，不仅它们调整的社会关系的范围是有区别的，而且它们的效力也是不同的。它们的效力等级由高到低依次是宪法、法律、行政法规、地方性法规。宪法具有最高的法律效力，一切法律、行政法规、地方性法规、自治条例和单行条例、规章都不得同宪法相抵触。法律的效力高于行政法规、地方性法规、规章。行政法规的效力高于地方性法规、规章。法律、行政法规、地方性法规如果有超越权限或下位法违反上位法规定的情形的，将依法予以改变或者撤销。法律的这些规定，就是要求下位法与上位法相衔接、相协调、相配套，从而构成法律体系的有机统一整体，有效地调整社会关系，保证社会生活的正常秩序。

二、我国法律体系简介

图2—1描述了我国法律体系的构成。

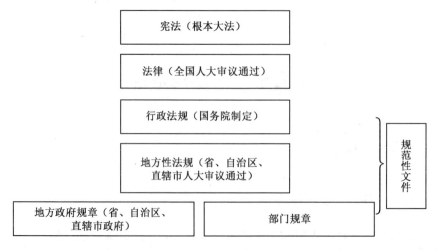

图2—1 我国法律体系构成

(一)法律

法律简称法,是由全国人民代表大会制定并通过,由国家主席签署发布的规范性文件。根据制定机关和审批方式的不同,法律可以分为两类,即基本法律和其他法律。基本法律是由全国人民代表大会制定并审议通过的;其他法律是由全国人大常委会制定的规范性文件,但是两者的效力都一样。在全国人大闭会期间,全国人大常委会也有权对全国人大制定的法律在不与该法律的基本原则相冲突的前提下进行部分补充和修改。法律的效力低于宪法,不能同宪法相抵触。

(二)行政法规

我国行政法规包括国务院行政法规和地方行政法规。

1. 国务院行政法规

国务院行政法规是指国务院制定颁布并由国务院总理签署发布的规范性文件,其法律地位和效力仅次于宪法和法律,不得同宪法和法律相抵触。全国人大常委会有权撤销国务院制定的同宪法、法律相抵触的行政法规、决定和命令。其名称为"条例""规定"或"办法"。

2. 地方行政法规

地方性法规是有立法权的地方国家机关依法制定与发布的规范性文件。在中国,根据宪法和立法法等有关法律的规定,省、自治区、直辖市、设区的市的人民代表大会及其常委会根据本行政区域的具体情况和实际需要,在不与宪法、法律、国务院行政法规相抵触的前提下,有权制定地方性法规,报全国人民代表大会常务委员会和国务院备案,并由省级人民代表大会主席团或者常务委员会用公告公布施行。设区的市出台的地方性法规要报省、自治区的人民代表大会常务委员会、全国人大和国务院备案,并只在本市范围内有效,其效力低于宪法、法律、行政法规和本省、自治区的地方性法规。《中华人民共和国宪法》第一百一十六条规定:"民族自治地方的人民代表大会有权依照当地民族的政治、经济和文化的特点,制定自治条例和单行条例。自治区的自治条例和单行条例,报全国人民代表大会常务委员会批准后生效。自治州、自治县的自治条例和单行条例,报省或者自治区的人民代表大会常务委员会批准后生效,并报全国人民代表大会常务委员会备案。"地方性法规大部分称作"条例",有的为法律在地方的实施细则,部分为具有法规属性的文件,如决议、决定等。地方性法规是除宪法、法律、国务院行政法规外,在地方具有最高法律属性和国家约束力的行为规范。

3. 地方行政法规的立法

《中华人民共和国立法法》第七十二条规定:"设区的市的人民代表大会及其常务

委员会根据本市的具体情况和实际需要，在不同宪法、法律、行政法规和本省、自治区的地方性法规相抵触的前提下，可以对城乡建设与管理、环境保护、历史文化保护等方面的事项制定地方性法规，法律对设区的市制定地方性法规的事项另有规定的，从其规定。设区的市的地方性法规须报省、自治区的人民代表大会常务委员会批准后施行。省、自治区的人民代表大会常务委员会对报请批准的地方性法规，应当对其合法性进行审查，同宪法、法律、行政法规和本省、自治区的地方性法规不抵触的，应当在四个月内予以批准。

"省、自治区的人民代表大会常务委员会在对报请批准的设区的市的地方性法规进行审查时，发现其同本省、自治区的人民政府的规章相抵触的，应当作出处理决定。除省、自治区的人民政府所在地的市，经济特区所在地的市和国务院已经批准的较大的市以外，其他设区的市开始制定地方性法规的具体步骤和时间，由省、自治区的人民代表大会常务委员会综合考虑本省、自治区所辖的设区的市的人口数量、地域面积、经济社会发展情况以及立法需求、立法能力等因素确定，并报全国人民代表大会常务委员会和国务院备案。

"自治州的人民代表大会及其常务委员会可以依照本条第二款规定行使设区的市制定地方性法规的职权。自治州开始制定地方性法规的具体步骤和时间，依照前款规定确定。省、自治区的人民政府所在地的市，经济特区所在地的市和国务院已经批准的较大的市已经制定的地方性法规，涉及本条第二款规定事项范围以外的，继续有效。"

《中华人民共和国立法法》第七十四条规定："经济特区所在地的省、市的人民代表大会及其常务委员会根据全国人民代表大会的授权决定，制定法规，在经济特区范围内实施。"

(三)部门规章

根据制定机关的不同，规章可以分为两类：一类是由国务院的组成部门和直属机构在它们的职权范围内制定的规范性文件，不须经国务院批准，这是行政规章，或者称为部门规章。行政规章要服从宪法、法律和行政法规，其与地方性法规处于一个级别。另一类规章是地方行政规章，由省、自治区和直辖市人民政府，以及省人民政府所在地的市的人民政府和国务院批准的较大的市的人民政府制定的规范性文件。地方政府规章除了服从宪法、法律和行政法规外，还要服从地方性法规。行政规章效力小于行政法规，其名称为"规定""办法"或"实施细则"，不得称为"条例"。

(四)规范性文件

规范性文件是各级机关、团体、组织制发的各类文件中最主要的一类，因其内容具有约束和规范人们行为的性质,故名称为规范性文件。目前我国法律法规对于规范性文件的含义、制发主体、制发程序和权限以及审查机制等尚无全面、统一的规定。但部分地区探索实现了规范性文件统一登记、统一编号、统一公布的"三统一",初步实现了规范性文件的规范管理。例如,我国唐代封建法律就有律令格、式之分。现代则有宪法、法律、法令、条例、规章、命令等。与规范性文件相对应的是非规范性文件,它是指国家机关在其权限范围内发布的只对个别人或个别事有效而不包含具有普遍约束力的行为规范的文件,如判决书、任免令、逮捕证、公证书、结婚证书等。非规范性文件是适用法律所产生的文件,不是法的渊源。

规范性文件通常又有广义和狭义之分。从广义来说,规范性文件是指除政府规章外,行政机关及法律、法规授权的具有管理公共事务职能的组织,在法定职权范围内依照法定程序制定并公开发布的,针对不特定的多数人和特定事项,涉及或者影响公民、法人或者其他组织的权利和义务,在本行政区域或其管理范围内具有普遍约束力,在一定时间内相对稳定、能够反复适用的行政措施、决定、命令等行政规范文件的总称。从狭义来看,规范性文件是指法律范畴以外的其他具有约束力的非立法性文件。当前这类非立法性文件的制定主体非常之多,例如各级党组织、各级人民政府及其所属工作部门,人民团体、社团组织、企事业单位、法院、检察院等。

(五)行政行为

行政法规和规章以外的行政规范性文件的行为,法律上称之为抽象行政行为。由于这类行政规范性文件数量多,涉及面广,是行政管理权和行政强制力的体现,直接关系到公共利益、社会秩序和公民的切身利益,因而日益受到公众的关注,对抽象行政行为的法律监督也在逐步加强。例如,《中华人民共和国行政复议法》第七条规定,如果认为具体行政行为所依据的行政规范性文件不合法,公民、法人或者其他组织在申请行政复议时可以一并向行政复议机关提出审查该文件的申请。此外,国家法律对于行政规范性文件的权限正在逐步予以严格规范。例如,《中华人民共和国行政处罚法》第十四条规定:"除了本法第九、十、十一、十二及十三条的规定外的其他规范性文件不得设定行政处罚。"

(六)对行政规范性文件的补充

由于我国立法层级及形式多种多样,名称繁多(包括"法""条例""办法""规定"等),当前对规范性文件无权威解释和界定,初学者对规范性文件一知半解,这样很难区别实践中什么是规范性文件。通俗理解:规范性文件就是由行政机关发布的对某一领域范围内具有普遍约束力的准立法行为。根据《中华人民共和国立法法》,我国各级国家权力机关(人大及其常委会)制定的是法律和地方性法规,国务院制定全国性的行政法规,国务院部委制定部门规章,各省、自治区、直辖市政府制定地方性规章,除以上外的各级政府及其部门均可依法制定规范性文件(有时政府省部一级也会制定规范性文件,人大无权制定规范性文件,但有权审查)。建议初学者在区别法律、法规与规范性文件时不要看名称,而是看制定机关。如《××省卫生防疫条例》系由省人大制定,属地方性法规;《××省人民政府关于××××的暂行办法》是由省级政府制定的规范性文件;《中华人民共和国××部关于××××的办法》属于部委规章;《××市城市卫生暂行规定》是地方政府的规范性文件。

通俗地讲,一切法律都是具有普遍约束力的规范性文件;但反过来不成立,不能说规范性文件就是法律。此处所说的规范性文件就是狭义的规范性文件,是没有经过同级人大或人大常委会批准过的文件,甚至连法规司(处)都不曾审查备案过,而只是各局、司或处里某工作人员起草的关于某项工作落实、执行的通知、答复函、回复、检查指南、细则、办法、会议纪要、解释等文件,通过局、司或处长直接签发就下发的文件。这类文件在实际工作中往往更加通俗易懂,且多由直接的下级对口部门来执行,贯彻起来比较"准确"。但由于其制定和审批时缺乏广泛征求意见的基础,也缺乏人大或其常委会的审查程序,加上具体起草的工作人员可能存在个人理解水平不够、观点偏差、文字表达欠准确等问题,从而导致所起草的文件(规范性文件)与法律、行政规章等立法的原意有出入甚至有冲突,这种文件执行的结果如果没有遇到行政诉讼则罢,一旦遇上行政诉讼就有败诉的风险。因此,对于这个意义上的规范性文件,执行起来实际上要对照上位法的原意来进行理解落实,才可能避免错误,防范因执行引起不利结果的发生。

第六节　政府对医疗产品的监管

一、医疗产品监管国际概况

医疗产品直接被人体食入,或者直接或间接作用于人体,事关人民的身体健康和生命安全,必须保障其安全有效及质量可控,这就决定了医疗产品的特殊性。随着科学技术的发展,人类对医疗产品尤其是医疗器械属性的认识逐步深化。国际上对医疗产品的监督管理依各国的国情、国力、技术水平、社会经济发展水平的不同而不同。下面简要介绍美国、欧盟和日本等国家及组织对医疗器械的监督管理情况。

(一)美国食品药品监督管理局简介

美国食品药品监督管理局成立于 1906 年,迄今为止已经 100 多年历史了。美国食品药品监督管理局的监管历程起起落落,严严松松,也经历过饱受诟病和指责的阶段。时至今日,其监管体系已经较为完善。其对药品的监管,不仅指向用于人体疾病预防和治疗的药品,而且包括用于动物疾病预防和治疗的药品。其对医疗器械的监管更是如此,不仅管理用于人体疾病预防和治疗的医疗器械,而且还管理着用于动物疾病预防和治疗的医疗器械。美国食品药品监督管理局是比较权威的审核监管机关,由美国国会即联邦政府授权,是专门从事食品与药品管理的最高执法机关。美国食品药品监督管理局是一个由医生、律师、微生物学家、药理学家、化学家和统计学家等专业人士组成,致力于保护、促进和提高国民健康的政府卫生管制的监控机构。通过美国食品药品监督管理局认证的食品、药品、化妆品和医疗器械对人体的安全和有效在目前阶段被认为是比较有保障的。美国食品药品监督管理局管理产品的范畴比较广,几乎美国 GDP 的四分之三所涉及的产品和领域均受到美国食品药品监督管理局的监管。

中国用于动物疾病预防和治疗的药物或医疗器械归农业部管理。

(二)欧洲药品管理局简介

欧洲药品管理局(European Medicines Agency,EMA)成立于 1995 年,总部设在英国伦敦,旗下员工数高达 900 多人。欧洲的医疗器械审批与监管主要通过第三方公告机构来实现。通过欧盟的医疗器械专家小组、公告机构、协调小组来对医疗器械进行审批并颁发 CE 证书,以允许产品上市。公告机构的名单由欧盟统一发布。这种管理模式与世界大多数国家有所不同。

(三)日本厚生劳动省简介

日本的监管体系与美国类似。2002 年 7 月,日本政府宣布全面修订《药事法》。从修订内容来看,日本政府将竭力确保医疗器械产品的质量、安全性和有效性。修订后的《药事法》于 2005 年全面施行,投入市场前准许和入市后管理体系将随之发生重大变化。新版《药事法》在医疗器械方面增加了新型生物产品管理条例、对低危医疗器械的第三方认证体系,以及厚生劳动省评审高危医疗器械的优先权等。在施行新版《药事法》之前,厚生劳动省的组织结构有所变动。这些变动促使在评审体系中引进新方法和新程序,以提高评审工作的质量和效率,并使之与国际上的做法更趋一致。《药事法》管理涵盖药品、医疗器械和化妆品。法律要求,日本厚生劳动省从权利范围上保障劳动者权益、健康、福祉，根据《药事法》授权，厚生劳动省的职能是给予制造商授予许可证、销售许可并颁布上市许可证。日本医疗器械评审体系关于医疗器械的描述与美国是一致的，也即医疗器械是指用于诊断、治疗或预防人类或动物的各类疾病，或用于影响人体或动物体的结构或功能的一种器具或仪器。按照日本目前的《药事法》，生产厂家的每一种产品都必须取得厚生劳动省的生产或入市批准（日文称为"承認"Shonin）。此外，生产厂家还须取得地方政府的生产或入市许可（日文称为"許可"Kyoka）。在发出批准证之前，厚生劳动省会就所申报的医疗器械的质量、有效性和安全性，详细地审查其应用情况。

综上所述，世界各国对药品的监管基本上是由政府机构直接施行的；而对医疗器械等医疗产品的监管则有所不同，在中国是由政府机构亲自监管，欧盟主要是政府委托第三方机构来监管，而美国大部分医疗器械由政府机构亲自监管，近年来也有改革的趋势，尝试着委托第三方机构来代替政府的部分监管职能。

同时，由于医疗器械审评要求高、投入大、技术性强、需要的人力多，如各国政府都组建一个专职医疗产品的审批和监管机构，花费代价大且难以达到预期监管目标，于是，为减少行政支出和财政压力，非洲、拉丁美洲及亚洲等地区的近百个小国家大多直接采信美国、欧盟或者中国的审批和上市许可结果作为在自己国家上市的标准。

二、监管依国情而定

医疗产品的监管需要花费大量人力、物力、财力，即便如此，监管的效果也常常不尽如人意。因此，对医疗产品如何开展监管工作已成为各国慎重考虑的问题。美国、欧盟、日本监管工作起步较早，监管手段也较科学，监管效果也相对较好。我国随着综合国力的增强，对医疗产品的监管也越来越科学，监管人力资源的投入和行政经费的投入都在不断加大。国际上，如印度、俄罗斯、巴西、越南、新加坡等国的监管也在逐渐完善；与此同时，仍然有许多经济落后地区的国家，如非洲、东南亚的一些国家及加勒比海岛国等，对医疗产品的监管起步较晚，缺乏专门的监管机构，有的甚至尚未正式设立。他们对医疗产品的监管是通过直接认可国际上一些大国或地区的审批许可结论，比如直接认可美国食品药品监督管理局的结果、欧盟的 CE 认证、ISO 认证或中国国家食品药品监督管理总局等的审批结论，作为医疗产品进入自己国家市场的先决条件。

(一)监督管理理念

理念就是理性化的想法、理性化的思维模式、理性化的看法和见解。理念是对客观事实的本质反映，是事物内在特性的外在表现；理念是对事物的看法，是指导行为的思想。理念决定着行动。医疗产品监管理念是政府对医疗器械监管行为的本质认识，是制定医疗产品监管法规的基础和指导思想。目前，各国政府对医疗产品的监管理念基本上都描述为保证医疗产品的安全有效,保障人体健康和生命安全。美国对医疗器械监管的理念提得更高一些,是要保障和促进人体健康和生命安全。在此基础上,监管部门的监管理念还应促进医疗产品产业发展。一项好的医疗产品监管政策,不但可以保障和促进公民健康,还要能促进医疗产品产业的发展。政府一项监管政策的出台,是要权衡保护和促进公民健康与促进产业发展的利弊得失,不是单方面地强调一方而忽视另一方。如果从更高的层面上看监管政策,还应该上升到国家战略的高度,体现国家意志,服从国家战略。比如,中国政府最近几年提出的"十三五"规划及"中国制造2025"等战略,都从国家层面奠定了医疗产品产业的战略地位,相应地,药品器械监管部门都在中央政府的统一指导下,制定了医疗产品的产业政策,保证国家战略意图的贯彻实施。

(二)监管标准和尺度与时俱进

无论哪个国家,对医疗产品的监管标准和尺度都取决于以下几个方面的因素:一是该国综合国力的强弱。国力越强,监管的尺度越严格,要求标准越高;反之,则越低,越宽松。二是与一个国家的科学技术水平有密切关系。随着对产品的安全性和有效性认识得越深入,监管的要求也就越严格,监管手段越科学,监管效果越到位。三是与该国民众(公民)对医疗产品安全有效及生命质量保障的预期目标和要求密切相关。人民对产品质量安全的期待越高,监管的标准就越严格。比如,我国在20世纪80年代初以前,临床输液的管路基本上是重复使用的,用过的医用橡胶管、注射针头、注射器等经过清洗消毒后就继续给下一个患者使用。而在现今,这样的行为就是严重违法,因为我国现行法规要求,一次性使用的输液器、注射器等使用一次后必须立即销毁,并作统一回收处理。

(三)监管范围依国情而定

一个国家的自然环境和自然资源、科技教育、文化历史传统、社会经济发展、政治状况、阶级和社会阶层的划分以及国际关系等各个方面的总和构成一个国家的国情。在医疗产品监管工作中,监管范围也依国情而定。美国是一个法制较为健全的国家,因此,对医疗产品监管的范围也较宽。以医疗器械为例,美国食品药品监督管理局对动物医疗器械的质量管理几乎达到与人用医疗器械质量管理相同的高度,诸如美瞳之类的因关乎人体健康(不仅仅是眼睛的美化,更涉及眼睛健康安全),比我国提早若干年纳入医疗器械监管范畴。而我国针对美瞳是否应该由国家食品药品监督管理总局监管还曾反复讨论过、争论过:究竟应不应该监管,由谁来监管。最后,还是人力资源和社会保障部下发文件,指定由国家食品药品监督管理总局进行监督管理。当然,政府的监管边界不是越宽越好；过分扩大监管范围，监管人员会应付不过来，导致监管不到位，该管的没管好，不该管的管得太多；再就是企业也会不堪政府的监管骚扰，从而影响社会经济的正常发展，甚至可能滋生腐败、滥用职权的现象。事实上，究竟哪些产品应该交由医疗产品监管部门来监管，我们可以以产品作用于人体的目的、作用原理、进入人体的方式、产品出现问题的后果及使用频度等产品属性作为参考标准（见表 2—1）。

表 2—1   产品属性与监管职能参考表

类型 属性	食品	药品	医疗器械	化妆品	消字号的消毒用品（非医用的）
用于人体的目的	补充能量。	预防或治疗疾病。	预防、替代或治疗疾病等。	用于人体皮肤的粉饰性美化。	用于环境、空间、物体表面的消毒；一般生活性清洗消毒。
作用的原理	通过提供蛋白质、脂肪、碳水化合物等，以供给人体基本营养物质。	通过药理的、免疫的或化学的原理来达到治疗疾病的目的。	通过物理的原理（主要是机械、声、光、电、磁、场）来治疗、诊断疾病。	通过对皮肤表层的外在附着，提升色彩上或肤质上的美感。	通过化学的或物理的原理，对环境、空间、物体表面的病原微生物做一定消杀或抑制。
进入人体的途径、主动性及安全性	一般都是主动通过口来摄入，患者、婴幼儿等特殊人群除外。安全性高，大多公众可以自我选择。	被动通过口或血管、组织、腔道来摄入并吸收。需要医疗专业人员才能正确选用，安全使用。	被动通过场、能量等的外在施加、通过腔道、介入或半介入（OK 镜、美瞳等）、植入等。需要医疗专业人员才能正确选用，安全使用。	一般多为公众可以主动选用；而一旦需要动用仪器设备对人体施加较强能量或使某些物质进入人体时，则已经超越了化妆品的范畴，而多属于药品或医疗器械。	公众大多可以自己选用。
质量与后果	管理不当，影响面大，比起药品、医疗器械来，安全性高，不易伤害生命。	稍有不慎，后果严重。	稍有不慎，后果严重，较药品安全性高些。	因质量问题或选用不当，会伤害到人，但多无生命危险。	因质量问题或选用不当，会伤害到人，但多无生命危险。
使用频度	天天需要，日常性需要。	患病或防病或诊断时需要。	患病或防病或诊断时需要。	部分人群日常性需要。	公共场所等特定场合日常性需要。
管理的部门	食品管理系统	药监系统	药监系统	药监系统	卫生防疫部门
评述	当该产品的安全性和有效性达到人人皆知、人人可自控时，则其监管级别可以降到最低甚至政府可以放弃监管。如衣服、大米、蔬菜等，由于其安全性低于人人皆知，因而便可放弃特别监管。反之，一切存在安全性和有效性问题，稍有不慎就可能对公众造成广泛性危害的产品，以及事后监管定会造成对公众无可挽回的伤害的产品，就一定要由政府来监管，并且是全过程的监管。一切直接或间接接触人体或进入人体内的产品，只能由食品药品监督管理局来监管，而没有其他可替代。				

（四）监管水平和执行状况存在差异

监管水平和执行状况与监管体制和监管人员的专业性素质直接相关。一支良好、稳定、专业的监管队伍，是医疗产品良好监管的基本保证。否则，监管队伍不专业、不敬业、不协调，就难以胜任医疗产品的监管；监管不到位，将可能给社会带来风险！

当下中国药品监管体制进行了重大调整，曾经大量的生产环节都是由市县级辖区药监部门来完成，现在对生产环节的监管完全交由省级药监部门来单独完成，由于人员的配备、专业的培训不是一时半会儿可以立即到位的，因而给调整初期的监管带来极大的挑战。

三、我国医疗产品监督管理法规体系

我国政府对药品、医疗器械、血液制品、疫苗、生物制剂、毒麻精放等医疗产品的管理被纳入公共产品的管理范畴，正是通过公共决策形成的法律、法规来进行日常监督管理。在我国，药品器械监管部门的监管权力由《中华人民共和国药品管理法》《医疗器械监督管理条例》等法律、法规的授权来进行，部门规章包括《药品注册管理办法》《药品生产监督管理办法》《医疗器械注册管理办法》《医疗器械生产监督管理办法》等。

(一)医疗器械监督管理

我国医疗器械(含体外诊断试剂)监督管理的法律规范由如下部分组成：

1. 法规、规章层面的医疗器械监督管理

在法规和规章层面，我国医疗器械监督管理体系如下：

(1)《医疗器械监督管理条例》，主要是对从事医疗器械的研制、生产、经营并在中华人民共和国境内使用的活动及政府的监督管理活动进行原则性规定。

(2)《医疗器械注册管理办法》，主要是对从事医疗器械生产销售并在中华人民共和国境内使用的医疗器械应当按本办法的规定申请注册或者办理备案进行较为细化的规定。

(3)《医疗器械生产监督管理办法》，主要是对在中华人民共和国境内销售和使用的医疗器械进行的生产活动及政府的监督管理活动进行较为细化的规定。

(4)《医疗器械经营监督管理办法》，主要是对在中华人民共和国境内使用的医疗器械进行的销售经营活动及政府的监督管理活动进行较为细化的规定。

2. 规范性文件层面的医疗器械监督管理

在规范性文件层面，我国医疗器械监督管理体系如下：

(1)《体外诊断试剂注册管理办法》。

(2)《医疗器械网络销售监督管理办法》。

(3)《医疗器械召回管理办法》。

(4)《医疗器械通用名称命名规则》。

(5)《医疗器械使用质量监督管理办法》。

（6）《医疗器械分类规则》。

（7）《医疗器械飞行检查办法》。

（8）《医疗器械广告审查办法》。

（9）《一次性使用无菌医疗器械监督管理办法》。

（10）《医疗器械临床试验质量管理规范》。

（11）《医疗器械标准管理办法》。

（12）《医疗器械不良事件监测和再评价管理办法》。

（13）其他各种规范性文件。

在医疗器械监督管理的实施、执行、操作等技术层面，还有各种"细则""通知""通告""办法""标准"等要求。

（二）药品监督管理

我国药品（含疫苗、生物制剂、血液制品）监督管理的法律规范由如下内容组成：

1. 法律、法规、规章层面的药品监督管理

在法律、法规和规章层面，我国药品监督管理体系如下：

（1）《中华人民共和国药品管理法》，主要是对从事药品（含疫苗、生物制剂、血液制品，以下同）的研制、生产、经营并在中华人民共和国境内使用的活动及政府的监督管理活动进行原则性规定。

（2）《中华人民共和国药品管理法实施条例》，主要是对从事药品的研制、生产、经营并在中华人民共和国境内使用的活动及政府的监督管理活动进行较为细化的规定。

（3）《药品监督行政处罚程序规定》，主要是对药品的违法行为进行行政处罚的行政程序进行规定。

（4）《药物非临床研究质量管理规范》。

（5）《药物临床试验质量管理规范》。

（6）《药品生产质量管理规范》。

（7）《药品经营质量管理规范》。

2. 规范性文件层面的药品监督管理

在规范性文件层面，我国药品监督管理体系如下：

（1）《药品生产监督管理办法》。

（2）《生物制品批签发管理办法》。

（3）《药品注册管理办法》。

（4）《中药材生产质量管理规定》。

（5）《药品流通监督管理办法》。

（6）《处方药与非处方药分类管理办法》。

（7）《药品包装用材料、容器管理办法》。

（8）《互联网药品信息服务管理暂行规定》。

（9）《药品包装、标签和说明书管理规定》等。

在药品监督管理的实施、执行、操作等技术层面，还有各种"细则""通知""通告""办法""验收标准"等要求。

四、我国医疗产品监督管理行政组织结构

（一）行政组织结构的概念及功能

1. 行政组织结构的概念

行政组织结构是指构成行政组织各要素的配合和排列组合方式，包括行政组织各成员、单位、部门和层级之间的分工协作，以及联系、沟通方式。它由各级政府的目标、责任、权力及其在分工中的地位关系排列组合，综合形成政府系统的目标和它在整个社会中的地位关系。各级政府有机排列组合成国家的政府系统，其有机性根据各国政府权力分工体制而定。集权制、分权制、均权制国家对各级政府的目标、责任、权力的排列组合方式皆有所不同。

2. 行政组织结构的功能

在行政机制的运行中，良好的行政组织结构是完成行政组织目标、提高行政效率的物质基础，有着重要的行政功能。

（1）合理的组织结构，能有效地满足行政组织目标的需要。组织是一群人为实现既定的目标而有机结合的整体。合理的组织结构能使组织中的每一个工作职位、工作单位、部门、一级政府乃至整个国家行政组织系统的设置，恰到好处地满足行政组织目标的需要。每个层次都是按照社会需要设置的，没有虚设的部门、单位、职位，也没有漏设的部门、单位、职位；行政组织的各个岗位、各个部门、各个层级，在分工与合作的有机组合下，能发挥组织个体与群体的智慧和力量，有利于实现既定的组织目标和行政目标。

（2）合理的组织结构，有利于稳定工作人员的情绪。合理的组织结构，能为每个工作人员确定明确的任务、责任和权力，使组织人员既有归属感，又有明确的奋斗方向。合理的组织结构，能因才施用，使得事得其人，人尽其才，既能充分满足工作的需要，又能满足工作人员事业心的要求，从而有利于组织人员安心工作，稳定情绪。合理的组织结构，能使工作人员之间保持良好的分工协作关系，为他们建立良好的人际关系提供组织保障，有利于发挥工作人员的积极性、创造性，并形成新的协作力量。

（3）合理的组织结构，能使组织保持良好的沟通关系。组织结构是组织的框架，是构成行政信息沟通的主要渠道。合理的组织结构能够发挥行政组织沟通的功能，使行政信息的上行沟通、下行沟通、平行沟通乃至斜向沟通均保持畅通无阻；它有助于消除意见分歧，乃至冲突与摩擦；它易于使人员、单位、部门之间达成思想一致，从而形成行动上的合作；它能加强工作人员的团体意识、责任心、荣誉感，使上级经常了解下级的情况，便于作出实事求是的决策。

（4）合理的组织结构，是提高微观和宏观行政效率的前提条件。行政效率的高低，在很大程度上取决于行政组织结构的设计是否合理。一个结构紊乱、分工不明、职责重叠的组织，不仅导致各部门、单位的行政效率低下，而且也使得整个行政组织效率低下。因为一个组织要提高行政效率，不仅需要组织内部分工协作结构良好，而且需要社会上其他组织与之相配合，行动协调一致，也就是需要整个行政组织系统都有良好的组织结构。只有合理配置资源，才能以最小的投入求得最大的社会效益，充分发挥行政组织个体和整体的作用，从而更好地提高行政效率。

（二）我国药品监督管理的行政管理机构

1. 我国医疗产品的行政管理组成

我国医疗产品的行政管理由四个层级组成：中央政府（国务院药品监督管理部门）、省级（省级政府药品监督管理部门）、地市级（市级政府药品监督管理部门）、县级（县级政府药品监督管理部门）。在设置行政管理的同时，我国还设有技术监督支撑部门，如国家药品监督检验检测研究院、省级药品检验检测院（所）及口岸药品检验检测院（所）等。

近年来，随着我国政府机构改革的推进，药品监督管理有时隶属于卫生行政部门领导，有时独立成局，有时又隶属于市场监管部门，有时分层分级管理，有时垂直管理。垂直管理时多为省级或市级以下实行垂直管理，职能归属上也有所变化。这既与我国医疗产品发展速度快有关，同时也反映出我国医疗产品监管手段不够成熟。总之，监管的体制机制在不断地改革和探索中。

2. 我国医疗产品的行政管理的职能

在我国医疗产品管理的行政层级中，每个层级担负不同的监督管理职能。

（1）国家药品监督管理部门的职能。在我国，国家药品监督管理部门受国务院委托履行国家层面的监管职能。主要职能包括：制定政策和法规，进行全国性监管指导，进行产品的注册（几乎全部药品的注册，进口产品及国产三类医疗器械的注册）及重大案件或问题的督办。一般都有负责生产的监管部门、负责经营的监管部门、负责注册的监管部门及医疗产品审评中心，还有负责稽查的监管部门等机构。

（2）省级药品监督管理部门的职能。主要职能包括：负责辖区内监管具体细则的制定，指导全省的监督检查，实施部分的日常管理。与国家药品监管部门设置相似，通常也设有负责生产、负责经营、负责注册、负责稽查的监管部门及医疗产品审评中心等机构。

（3）市级和县级药品监督管理部门的职能。主要职能包括：药品医疗器械的生产、经营的日常监管和违法行为的查处。一般生产、经营、稽查或分立或合并，各地依情况不同设置各异。

2018年以来，我国进行药品监管体制改革，调整较大。基本思想是国家药品监督管理部门主要负责注册与指导监管；省级药品监督管理部门主要负责全部医疗产品的生产监管和连锁性或互联网销售经营公司的监管；市、县级药品监督管理部门主要负责各类医疗产品的零售领域和使用环节的日常监管及违法行为的查处。应该说本次职能划分是比较清晰明确的。值得指出的是，这一体制的转变随之而来的是要求监管人员编制的到位以及监管人员素质和能力的匹配。由于医疗产品监管的技术性强、要求高，因此，新的监管体制要真正地实现职能的转变，仍然需要时间。这对于权力扩大的省级药品监管部门真正履行好监管职能也提出了挑战。

第三章 公共物品与风险管理理论

第一节 公共经济学原理

一、物品的特性

在公共经济学中,物品根据所具有的排他性和竞争性进行分类。

(一)物品的排他性

所谓排他性,是指一种物品或服务具有可以阻止其他人使用的特性。某个消费者在购买并得到一种物品或服务的消费权之后,就可以把其他消费者排斥在获得该物品或服务的利益之外;反之,如果一个物品或服务在技术上不能禁止他人消费,或者禁止成本过高,则不具有排他性的特征。例如,一个人吃了一口苹果,别人就不可能再吃他吃的这口,这就是物品的排他性的表现。排他性是由物品的所有权决定的。

(二)物品的竞争性

所谓竞争性,是指某个人对某种物品或服务的使用会减少其他人对该物品使用的特性。例如,一个人吃完了一个苹果,别人在选择消费的时候,市场上苹果的总量就会少一个。竞争性是由资源的有限性所决定的,尤其是当物品面临的资源稀缺时表现更为突出,如优质的高等教育具有高度的竞争性。相反,当一种物品或服务的消费者在边际上增加时,其成本并不发生变化,这种物品则属非竞争性的物品。例如,城市道路在为某一个人提供服务时,在不增加成本的前提下,也在为别人提供服务,这是产品的非竞争性。

二、物品分类

根据排他性和竞争性,可将物品或服务分为三类。

(一)纯粹的私人物品

这是一类既有排他性又有竞争性的物品,通常又称之为私人物品。市场上销售的各种消费品绝大部分属于私人物品,如手机、电脑、家用电器等各种日用品等。这类物品具有产权清晰的特征,物品的所有权、使用权、处置权都是物品主人的。

(二)纯粹的公共物品

这是一类既无排他性又无竞争性的物品,通常又被称为纯粹的公共物品。任何人在享用这类物品时并不会减少其他人的享用。市场上一旦有某种公共物品提供,就不能排除社会上任何一个人对这种物品的使用。一个国家的国防为全体公民提供着等同的保护作用,不单独为特定的个人或团体所有。路灯照亮了你回家的路,并不妨碍照亮我回家的路;我得到了路灯照亮道路的好处,也并没有减少你得到相同益处的机会。这类产品通常没有明确的产权归属关系。

(三)准公共物品

这是介于纯粹公共物品和私人物品之间的一类物品或服务,通常称这类物品为准公共物品或俱乐部物品。这类物品或具有消费的竞争性而无排他性,如各种限制人数的大学选修课、收费的高速公路;或具有消费的排他性而无竞争性,如付费制度下的"小黄车";或只具有有限的排他性和有限的竞争性,如付费制度下"限流"的各类博物馆、健身俱乐部。

三、物品供给与成本补偿

既然公共经济学依据物品的竞争性和排他性将其分为私人物品、公共物品和准公共物品,那么,不同特性物品的供给方式及成本补偿机制有何区别?下面依旧从公共经济学的角度进行分析。公共经济学的观点认为,不同特性的物品有不同的供给方式和成本补偿方式。

(一)私人物品的供给与补偿

私人物品在消费上具有竞争性和排他性,表现在技术上就比较容易分割,且较易形成明确的产权,为有效的市场交易奠定了基础。私人物品具有效用完全内敛的特征,这使得价格机制成为提供均衡产量的最理想的机制。价格制度最显著的特征是有偿性、自由性和波动性。因此,绝大多数私人物品供给由市场上的个人或企业提供,再在市场上通过向私人销售产品获取收益补偿成本。

(二)公共物品的供给与补偿

公共物品具有非排他性和非竞争性。价格机制在消费者"搭便车"行为的困扰下难以发挥作用,因而更适于采取强制性的税收征收,来实现社会所需的产出水平。特别地,当公共物品涉及公共资源的配置,而配置并非根据相对人的支付意愿或支付能力,更多基于权利、需求或价值来配置公共资源时,则不适于以收费的形式来提供公共物品,例如,我国教育领域就是以财政拨款为主的体制。由于公共物品缺乏市场交换的基础,往往出现市场失灵。

公共物品的提供一般采取公共财政保障的方式,利用税收制度来补偿公共物品的提供成本。税收是由代表公众的政府为提供公共服务而取得财政收入的一种形式。与价格制度不同的是,税收具有无偿性、强制性和固定性,是政府行使行政权力而进行的一种强制性服务。税收通过政府提供的公共物品和公共服务使大众受益,或者说纳税人从公共服务中受益,获得一般补偿。

(三)准公共物品的供给与补偿

准公共物品的特性是有竞争性而没有排他性,或有排他性而无竞争性,或只是具有有限排他性和有限竞争性,因此,这类物品具有特殊的供给渠道和补偿方式。一般而言,具有"公共"性质的物品不一定是"纯"公共物品,通常是半公共物品或准公共物品,这类产品通常既具有私人物品的特性,又具有公共物品的特性;既不具备纯粹私人物品的特性,又不具备纯粹公共物品的特性。准公共物品或服务虽然由公共部门(通常是政府)提供,但获得特定收益的往往是某些特定的人或主体,而非社会的全体公民。这类物品或服务之所以要由政府等公共部门提供,也是有正当理由的。因为准公共物品同样也要求克服垄断与自然垄断、信息缺失、外部性、市场垄断等缺失,遏制掠夺性定价、不正当竞争,规范稀缺资源配置。同时,政府在提供准公共物品或服务时,除捍卫公共利益、保障公共福利之外,还可能令特定受益人获得收益。在成本补偿方面,准公共物品的成本通常由政府公共机构和特定的收益人共同支付。

黑掉的"过道灯"

典型公共物品的供给容易出现市场失灵。在日常生活中,最普遍、最常见的公共物品之一是过道灯,它对在同一个楼层中的每一户家庭提供了相同的功能。假如有一天过道灯坏了,你去换了一个灯泡,它在照亮了你的同时也同样照亮了你的邻居,邻居没有为此付费却得到了好处,那么对你来说,最平等的方法是让你的那些邻居们也为此付费。但你的邻居也许会告诉你,他们愿意让过道灯继续黑下去也不愿意为此付费,尽管他们并不是真的希望过道灯继续黑下去,而是将自己真实的想法隐藏起来,希望搭你的便车,由你来替他们付费。当然,你作为一个有教养的人不会去和那些斤斤计较的人较真,并会慷慨地为此出钱换了那个坏了的灯泡。但是,假如那个灯泡的市场售价是 50 元,是 100 元,或者是 10 000 元呢? 又会怎样呢? 市场就这样趋近于失灵:假如没有任何外力作用,过道灯多数都会黑掉。

(资料来源:https://baike. baidu. com/item/％E7％A7％81％E4％BA％BA％E7％89％A9％E5％93％81 /4078 853? fr＝aladdin。)

(四)准公共物品收费标准设计原则

纯粹私人物品通过价格机制由市场形成价格;纯粹公共物品的价格通常又称为收费标准,由政府机构相关管理部门通过一定程序和规则制定。准公共物品的价格(或收费标准)的设计则有三个重要原则,即公平原则、效率原则和合法原则。

1. 公平原则

在对准公共物品收费标准的制度设计时,很重要的是制度设计中的分配正义或公平问题。评价某种准公共物品收费是否公平的一个主要依据,在于其设定是否满足公平原则。该原则认为,人们应当根据他们从政府服务中获得的收益来付费,即"谁受益,谁负担"或者"受益多少,负担多少",体现出直接受益性以及受益与负担的相称性。评价此类收费标准设定是否公平的另一种方法是能力原则。该原则认为,应根据一个人所能承受的负担来对其征收税费。能力原则引出两个公平概念,即纵向公平和横向公平。纵向公平认为,能力大的人应承担更多的税赋负担;横向公平则认为,有相似支付能力的人应承担相同的负担。这两种概念具有一定的操作性,并得到较为广泛的应用。

2. 效率原则

效率原则是指收费标准的设置和征收必须要有效率。效率原则包括准公共物品收费标准结构的经济效率,以及费用征收过程本身的效率。收费标准的设置要使收费额外负担最小化和额外收益最大化,应尽可能使社会付出最小的代价,以最小的成本取得最大的收益。

3. 合法原则

准公共物品收费设计的第三个原则是合法原则。收费标准的制定与征收应以法律规定的事项和幅度为限。收费标准的结构和水平的设定应符合一定的程序要求，并引入利害关系人的参与。征收部门的财务管理应符合有关规定，并有严格的审计监督。

第二节　医疗产品行政监管属性

一、医疗产品需要行政监管

医疗产品需要行政监管，尤其是医疗器械最具代表性。医疗器械是高技术含量的产品，任何消费者都不是专业型消费，因此，医疗器械企业和医疗器械消费者之间存在高度的信息不对称特性，医疗器械消费者没有能力获得关于医疗器械收益和风险的完整信息。这给医疗器械企业提供虚假或误导信息的可能性，个别缺乏社会责任心的企业向消费者提供不安全或不必要的医疗器械产品。因此，医疗器械领域存在"市场失灵"现象，给医疗器械消费者带来了风险。解决医疗产品领域的"市场失灵"，不能仅限于民事法律责任、刑事法律责任等事后救济，而需开展以风险分析为基础的医疗产品监管，通过事前监管与事后监管方式相结合，通过政府监管与行业的自律性监管、企业的自我管理相结合，来实现医疗产品监管的目标，确保医疗产品的安全有效。通过对医疗产品的检测、注册和认证等监管活动，可以减少医疗产品的生产者、经营者从事相关活动的不确定性，有助于企业对未来经营形成较为稳定的预期，同时，也从制度上保证消费者获得更多的医疗产品信息和服务，降低医疗产品带来的风险，维护消费者的健康权益。

二、医疗产品监管服务范畴

政府提供医疗产品监管服务，其基本内容包括：医疗产品监管法规体系，医疗产品基础性管理规则，医疗产品安全有效性审评，医疗产品临床试验审批管理，医疗产品生产质量体系认证核查，医疗产品上市后安全管理及不良事件管理，市场稽查，等等。医疗产品监管法规体系在第二章已有论述，在此简要介绍其他几个方面。

（一）医疗产品基础性管理

其活动范畴包括：产品安全性标准制定，产品命名规则、分类规则和编码规则制定等。

(二)医疗产品安全有效性审评

其活动的基本范畴包括:对申请注册的医疗产品进行技术审评,组织拟订产品注册管理制度并监督实施,优化注册管理流程,组织实施分类管理,负责申报注册材料的受理、审评、检测、检查、备案等工作,组织技术支撑能力建设并监督实施。

(三)医疗产品临床试验审批管理

主要内容包括:组织开展医疗产品临床试验机构资质认定,监督实施医疗器械临床试验质量管理规范,监督检查临床试验活动,对临床试验申报材料进行技术审查,接受临床试验方案的备案,组织起草专项临床试验方案规定等工作。

(四)医疗产品生产质量体系认证核查

主要内容包括:组织拟订医疗产品生产、经营、使用管理制度并监督实施,组织拟订医疗产品生产、经营、使用质量管理规范并监督实施,负责质量体系的国际对接及对第三方认证机构的管理。

(五)医疗产品上市后安全管理及不良事件管理

其活动范畴主要包括:掌握分析医疗产品安全形势、存在的问题并完善制度机制和工作改进;拟订医疗产品互联网销售监督管理制度并监督实施;组织开展对医疗产品生产经营企业和使用环节的监督检查;组织开展医疗产品不良事件监测和再评价、监督抽验及安全风险评估;组织开展有关医疗产品进出口活动的监督管理;拟订问题医疗产品的召回和处置制度。

(六)市场稽查

主要活动范畴包括:掌握分析医疗产品安全违法案件情况和稽查工作形势并提出意见建议;组织落实医疗产品稽查工作制度并监督实施;建立和完善医疗产品安全"黑名单"制度;组织查处重大医疗产品安全违法案件,开展相关执法检测;组织拟订医疗产品广告审查办法和审查规范,开展相关的广告监测,并监督实施;对承担发布医疗产品广告的医药专业刊物的审核工作。

三、医疗产品监管服务的准公共物品性

国家药品与医疗器械管理部门向社会主体提供的各种监管服务(包括制度措施、方法程序),是公平地面向社会全体成员,并非针对某些特定个人或群体。因此,医疗

产品的监管服务具有准公共物品的特性，因为它同时具有非竞争性和非排他性。首先，医疗产品监管活动具有非竞争性。任何一个医疗产品企业或消费者在得到监管服务的同时，并不会影响其他医疗产品企业或消费者得到同等的监管服务，政府部门在平等地为市场上所有主体提供服务；其次，医疗产品监管具有局部的排他性，当某些医疗产品企业或消费者获得政府的监管服务后，如获得了产品注册证、生产许可证、质量体系合格证等，企业主体便可据此在竞争者数量有限、竞争程度相对缓和的市场中获得相对稳定的市场收益，而对于排除在医疗产品生产、经营等活动之外的企业或个人，一般无法获得相应活动可能带来的收益。

总之，政府提供的医疗产品监管服务虽然是面向社会的所有成员，具有公平物品的性质，但事实上，这种监管服务最终的收益者并非社会的全体公民或市场主体，而是那些获准进入医疗产品市场的、少量的、特定的医疗产品企业或市场主体，这种服务又具有私人物品的性质。所以，政府提供的医疗产品监管服务既不是纯粹的私人物品，也不是纯粹的公共物品，而是准公共物品。

四、医疗产品监管服务属性

作为一种特殊的准公共物品，医疗产品监管服务应更强调科学、专业、独立、透明和可问责性。医疗产品监管机构的独立性禀赋越高，监管自主性就越容易实现，对应的医疗产品监管绩效就越佳。通过制度设计，让监管机构独立于政治，与其他综合政策制定部门适度分离，确保监管机构决策上的高度专业化，使其公正、客观地行使监管权。

(一)医疗产品监管服务的科学性

政府提供的监管活动要遵循医疗产品自身的客观性、规律性和系统性要求。监管活动本身也是一门科学，它具有科学的特点。管理是人类不可或缺的社会实践活动，在此过程中存在着不以人的意志为转移的客观规律。随着人类对医疗产品安全有效性的认识逐步深化，经过无数次的成功与失败，人们在监管实践中发现、归纳出一系列存在于监管活动过程中的客观规律、管理理论和管理方法，逐步建立了系统化的监管理论体系；人们又把这些理论应用到监管实践中去，指导监管实践，再以监管实践的效果来衡量监管过程所用的理论和方法是否行之有效、是否正确，从而使监管理论和方法得到不断丰富与发展。如果不承认监管是一门科学，不按照客观规律办事，违背监管原则，在实践中随心所欲地进行监管，必然会遭到惩罚，最终导致监管效果不佳或监管失败。

(二)医疗产品监管服务的专业性

医疗产品有别于其他普通商品的重要特征是其质量标准的符合性。药品通常被食入(注入)人体内,参与人体化学反应,进入人体免疫系统、血液系统、循环系统等,医疗器械则通过声、光、电、磁、力等物理形式直接或间接作用于人体,有的刺破人体皮肤直接与血液系统、中枢神经系统接触,有的被长期植入人体对疾病进行诊断、治疗或缓解,维持或支持人的生命健康。医疗产品的复杂性和专业性决定了监管活动的专业性。如果医疗产品不符合标准要求,就可能达不到预期的使用目的和治疗效果,甚至可能给使用者的生命健康带来直接的危害。保证医疗产品安全是公共卫生安全的重要组成部分,不能用监管普通商品的方式与理念去实施医疗产品的监管。有效的医疗产品监管,需要监管者在医疗产品研发设计、质量体系、临床试验、加工生产、储存运输、操作使用、跟踪调查等各个阶段,运用专业知识,判断市场主体行为的合法性、合规性、合理性、科学性及伦理符合性。

(三)医疗产品监管服务的独立性

医疗产品监管服务的独立性是指监管部门在履行自身职责时法律赋予或实际拥有的权力、决策与行动的自主程度,表现为目标的独立性与手段的独立性两个方面,反映监管部门与政府其他部门及个人权威的关系;独立性还表现在制定政策时对于科学与来自各方面压力的权衡程度。独立性要求监管者避免受到政治干预和商业捕获。监管活动只有保持高度的独立性,才能真正依照科学态度作出客观公正的评价和结论。如果监管活动的独立性不强,受到权力干预或经济诱惑,监管人员就不能作出客观的评价,所作出的结论必然偏离事物的本质,轻者给医疗产品的安全有效造成隐患,重者会发生公共安全事件,给广大公民的身心健康带来伤害甚至形成严重的社会安全事件。

中国共产党问责方式

对党组织的问责方式:

● 检查。对履行职责不力、情节较轻的,应当责令其做出书面检查并切实整改。

● 通报。对履行职责不力、情节较重的,应当责令整改,并在一定范围内通报。

● 改组。对失职失责,严重违反党的纪律、本身又不能纠正的,应当予以改组。

对党的领导干部的问责方式:

● 通报。对履行职责不力的,应当严肃批评,依规整改,并在一定范围内通报。

● 诫勉。对失职失责、情节较轻的,应当以谈话或者书面方式进行诫勉。

● 组织调整或者组织处理。对失职失责、情节较重,不适宜担任现职的,应当根据情况采取停职检查、调整职务、责令辞职、降职、免职等措施。

● 纪律处分。对失职失责应当给予纪律处分的,依照《中国共产党纪律处分条例》追究纪律责任。

（资料来源:《中国共产党问责条例》。）

(四)医疗产品监管服务的可问责性

医疗产品监管活动是监管部门代表政府行使管理职能的体现,监管执行者身份为国家公务人员,拥有权利的同时也应承担相应责任。监管人员必须秉公执法,客观公正,不计私情。然而,个别履职人员凭借手中职权,不能很好地客观执法,进而作出错误审评意见和结论,给国家、社会或当事人造成重大影响。为最大限度地让监管人员不抱侥幸心理,引入问责制是一种较好的制度设计。问责是追究政府公务人员的责任,意即权责对等,是政治文明的体现。即便当事人不触犯党纪国法,但只要在当事人的责任范围、职务范围之内出了问题,当事人也要承担责任。从问责程度看,有纪律处分如警告、记过、记大过、降级(职)、撤职、留用察看、开除,有组织处分如调离、引咎辞职、停职、责令辞职、免职、撤职等,还有扣减薪酬等经济处分的形式。

五、医疗产品监管机构的地位与收费

政府监管的基本特征是独立性和可问责性,通过让监管机构独立于政治,与其他综合政策制定部门适度分离,可确保监管机构决策上的高度专业化,使其公正、客观地行使监管权。对监管机构而言,其财务上的稳定性和可持续性至关重要。政府给医疗产品监管机构的拨款一般低于履行监管功能所需的实际成本,为此,应以监管收费作为必要的补充。从理论上看,监管收费是使监管机构与传统行政部门相区分的一种形式,这既不会打乱国家的预算安排,也有利于保证监管机构的独立性。医疗产品监管收费构成了医疗器械监管机构的重要经费来源。为避免监管机构因预算和经费的压力而影响其监管绩效,可通过向被监管者收取监管费或年费的方式,作为监管机构经费来源的重要组成部分,以增强监管机构的独立性,进而提高监管能力。

例如,在医疗器械注册领域,涉及医疗器械临床试验、生产许可申请、补充申请、医疗器械注册及医疗器械再注册等许可任务,医疗器械审评部门的工作负荷日益加重。目前国家医疗器械监督管理局医疗器械审评中心作为医疗器械注册管理的技术审评机构,作为全额财政拨款的事业单位,每年在财政计划基础上由国家财政部以"财政补助

收入"款项给予医疗器械审评中心财政拨款,财政拨款是支撑医疗器械审评中心的基本支出和项目支出的唯一经费来源,医疗器械审批中心的审评人力资源、信息体系和智力资源都无法适应日益增长的申请量的需要。相比较而言,美国等国家或地区将监管收费作为医疗器械审评工作任务经费的重要来源,构成了对财政拨款的重要补充。

因此,为了保障医疗产品监管机构的独立性和专业性,保障医疗产品监管机构有充分资源履行医疗产品监管职能,我国有必要引入医疗产品监管收费机制,对医疗产品监管用户收取适当费用,以实现医疗产品的安全、有效和质量可控的监管目标。

六、医疗产品监管服务成本构成

任何活动都是有成本的,医疗产品监管服务活动同样是有支出的。监管服务的成本支出总体上包括人工费、差旅费、会议费、信息与资料维护费、房租物业费、设备折旧费等费用支出。

(一)人工费

人工费是指医疗产品在注册受理、审评、现场检查等过程中发生的符合国家财务列支规定的人员费用。这些费用项目包括监管人员和辅助人员的基本工资、附加工资、绩效工资、加班工资、特殊情况下支付的工资、各种津贴如粮贴、副食津贴、住房补贴、交通补贴、燃气补贴等,还包括奖金、职工福利、劳动保护等支出。

(二)差旅费

差旅费是指医疗产品在注册受理、审评、现场检查等过程中发生的符合国家财务列支规定的交通费、住宿费、伙食费等费用。这些费用项目包括出差期间因办理公务而产生的交通费、住宿费和公杂费等各项费用,差旅费是行政事业单位和企业的一项重要的经常性支出项目,包括购买城市间车、船、火车、飞机的票费、住宿费、伙食补助费及其他方面的支出。

(三)会议费

会议费是指医疗产品注册受理、审评、现场检查等过程中召开专家咨询会、技术审评会、技术规范研讨会等发生的符合国家财务列支规定的费用。专家咨询会是就某一专题召开的来自多方面专家的会议;技术审评会是就医疗产品安全有效性召开的审评专题会;技术规范研讨会是以医疗产品技术规范的制定、审评、实施为专题的研讨会;其费用是因召开监管会议所发生的一切合理费用,包括租用场所费、电子屏幕租用费、会议资料费、交通费、茶水费、餐费、住宿费等。

(四)信息与资料维护费

信息与资料维护费是指医疗产品注册受理、审评、现场检查过程中发生的符合国家财务列支规定的维护维修费、资料管理费、办公费、培训费、水电费等费用。信息是传递医疗产品安全有效的数据，资料是记载、保持、维护数据的载体；各种信息资料和数据载体又是需要维护的，比如纸质载体需要维持适宜的温度、湿度，电子数据媒体需要防划痕、防高温等，各种载体的维护是需要支付成本的。

(五)房租物业费

房租物业费是指药品、医疗器械产品注册受理、审评、现场检查过程中发生的符合国家财务列支规定的房屋租金、物业管理费等费用。在医疗产品监管过程中，工作人员的办公用房、机器设备设施用房，都需要支付一定数额的房屋租金；物业费是指委托物业管理单位对房屋设施及其设备、公用设施、绿化、卫生、交通、治安和环境等项目进行日常维护、修缮、整治及提供其他与监管活动相关的服务所收取的费用。

(六)设备折旧费

设备折旧费是指药品、医疗器械产品注册受理、审评、现场检查过程中发生的符合国家财务列支规定的所购置设备的折旧费用。这种费用是保证监管活动正常开展所购置的设备在使用过程中因磨损而转移的那部分价值。机器设备在其有效使用期间内，始终保持完整的实物形态，但由于磨损（有形损耗）和科学技术的发展（无形损耗），设备价值逐渐减少。为了保证设备实物的再生产，对于设备由于使用而发生的磨损价值，就以计提折旧费用的方式，作为期间费用从监管活动中得到补偿，形成一种基金准备，用于设备的更新和改造。

七、医疗产品监管收费范围

从国际医疗产品监管收费经验看，大多是对医疗产品监管中专业性、技术性强、需要更多人力资源和成本耗费的监管事项予以收费，这集中体现于药品、医疗器械注册许可、生产和经营许可、产品认证、检测检验等活动中。根据我国的实际情况，医疗产品注册、医疗产品认证、医疗产品生产许可、医疗产品检测或检验活动等需要一定的成本耗费，也是令特定的被监管人能够从事相应活动以获取经济利益的前提，应将这些事项纳入医疗产品监管收费的范围。

(一)注册收费

医疗产品注册收费一般会涉及评审费用、日常管理费用以及颁发和变更许可证等费用。实施注册收费符合成本补偿和收益原则。

(二)认证收费

认证是指由认证机构证明医疗产品、服务、管理体系符合相关技术规范、相关技术规范的强制性要求或者标准的合格评定活动。认证的意义是要求产品或服务的提供者符合一定的标准或条件,从而保障产品或服务的消费者了解相应的信息和知识。认证涉及确定认证标准,并将其适用于被认证者的过程。认证过程需要耗费大量的人力资源和相关设备的支持。实施认证收费合情合理。

(三)检测、检验收费

医疗产品检测、检验作为保证医疗产品安全有效和质量可控的技术支撑,处于技术监督的支柱地位,注册检测检验、监督检测检验承担着为医疗产品技术审评、行政监管、行政处罚等职能活动提供科学、公正的检测检验数据的职责。审批检测是以决定产品能否注册上市为目的的检验,对申请人而言,获得申请注册后有在市场上获得特定收益的可能,因此,设置审批检测检验收费是正当的。而抽查检测检验则不得收取任何费用,因为抽查检测检验是医疗产品监管工作的一部分,是医疗产品事后监管的重要环节,经费更适于由财政来保障。

八、医疗产品监管收费

(一)成本补偿原则

在监管收费的设计中,应尽量确定监管服务的成本,通过测算成本信息来进行预算控制和成本控制,来设计合理的监管收费水平。OECD 的研究报告也认为,应明确确定适宜于收费的每项服务的全部成本费用,不论收费能否全部或部分地弥补全部成本费用,应弄清每项服务的所有费用。如果收费不能全部弥补成本,那么应明确政府对该项服务的补助程度;全部成本不仅包括服务的直接成本,还包括与其他活动分摊的成本,以及诸如折旧和资本成本在内的非现金成本。监管收费应体现成本补偿原则,如果监管服务的受益人不支付费用,或者支付的费用低于政府监管服务所需的成本,就会给纳税人带来更多负担,造成来自社会其他部分的"交叉补贴"。反之,监管收费也不能过度高于监管活动的成本,否则受益人的付费将可能构成对其他监管活动的"交叉补贴"。

行政事业性收费是指国家机关、事业单位、代行政府职能的社会团体及其他组织根据法律、行政法规、地方性法规等有关规定,依照国务院规定程序,在向公民、法人提供特定服务的过程中,按照成本补偿和非营利原则向特定服务对象收取的费用。这也体现了监管收费中的成本补偿原则。

医疗产品监管收费标准应如实反映监管工作中的检验、审评、许可、认证等活动的真实成本,同时根据监管项目的变化、科学技术的发展、物价水平的上涨而及时调整。就现阶段而言,应适度提高我国医疗产品检测、检验、审批、认证的收费水平,体现成本补偿的原则,保证医疗产品监管机构收回其从事检验、审批和认证等活动的成本支出。

(二)医疗产品监管收费标准的确定

监管收费标准的确定可以通过对药品、医疗器械的检验、检测、审评、许可、认证等活动的性质、工作负荷、成本及经费缺口的探究,通过对每一产品监管活动的成本核算,来确定相应监管收费的标准;还可以借鉴域外药品医疗器械监管收费制度的经验,根据药品医疗器械监管活动中的经费缺口,确定需收取监管费的总额,并将其分摊到诸类监管产品的收费中,然后再测算每类监管收费的大致标准。

国家发展和改革委员会、财政部在关于《药品、医疗器械产品注册收费标准管理办法》的通知(发改价格〔2015〕1006号)中规定,药品监管部门收取药品、医疗器械产品注册费标准为:药品、医疗器械产品注册费＝人日费用标准×注册所需人数×注册所需天数。人日费用标准按不高于2 400元/人·天执行。

药品、医疗器械产品注册的具体人日费用标准及所需人数、天数,由药品监管部门根据工作实际分类确定。其中,人数是指药品、医疗器械产品注册受理、审评、现场检查等所需的平均工作人员数;天数是指完成药品、医疗器械产品注册所需的平均工作日数(每个工作日按8小时计)。

(三)产品创新与监管收费

从理论上讲,一般会对医疗产品中的新产品收取更高的审评费用,因为该类产品的审评技术更为复杂,对产品风险的判断更具有不确定性,所占用的监管费用也更高,同时,该产品获准上市后企业获得的收益也更大。从另一方面讲,国家为了推动医疗产品的产业化发展,往往又要促进产品创新,推动技术的推广和应用。然而,创新是有风险的,这就要求政府要对创新产品给予相应的保护政策,针对有发明专利、技术上首创、国际领先且有显著临床应用价值的医疗产品设置特别审批通道。在这种情况下,政府通常会给予新产品申报监管收费以豁免,以推动和鼓励技术创新。实践中,新产品监管收费标准还会根据不同时期的特征予以调整。

(四)企业类型与监管收费

在设计医疗产品监管收费制度时,还应考虑到被监管组织的类型、规模和支付能力,明确相应监管收费对企业减免的条件,既体现量能收费的精神,也反映出监管部门以收费作为监管工具,引导医疗产品产业结构调整,促进自主创新的目标。例如,对创新药品和器械、儿科用药和器械、罕见病用药和器械、基因治疗药品和器械、体细胞治疗药品和器械、抗癌症与肿瘤药品和器械等,可减免申请费用;对年产值或年销售额低于特定金额的中小企业,可减免相应的监管费用;国家药品监督管理部门有权对特定被监管者减免特定监管费用。

我们以美国为例进行国际对比,美国食品药品监督管理局设定有小企业的标准,对小企业减收或豁免部分项目的监管收费,以鼓励小企业发展或创新;同时,美国食品药品监督管理局还对特殊类型的医疗产品有明确规定,以医疗器械为例,对试验用器械、临床用器械、人道主义用器械有明确具体的减免收费规定。我国在设置医疗产品监管收费时也考虑到了器械类型和企业类型。事实上,我国在 2015 年颁布的《药品、医疗器械产品注册收费标准》《医疗器械产品注册收费实施细则(试行)》,制定了医疗器械新的收费标准,同样也考虑到了对小微企业的优惠。

创新医疗器械特别审查程序

第一条　为了保障医疗器械的安全、有效,鼓励医疗器械的研究与创新,促进医疗器械新技术的推广和应用,推动医疗器械产业发展,根据《医疗器械监督管理条例》《医疗器械注册管理办法》《体外诊断试剂注册管理办法》等法规和规章,制定本程序。

第二条　符合下列情形的医疗器械审查,适用于本程序:

(一)申请人通过其主导的技术创新活动,在中国依法拥有产品核心技术发明专利权,或者依法通过受让取得在中国发明专利权或其使用权,创新医疗器械特别审查申请时间距专利授权公告日不超过 5 年;或者核心技术发明专利的申请已由国务院专利行政部门公开,并由国家知识产权局专利检索咨询中心出具检索报告,报告载明产品核心技术方案具备新颖性和创造性。

(二)申请人已完成产品的前期研究并具有基本定型产品,研究过程真实和受控,研究数据完整和可溯源。

(三)产品主要工作原理或者作用机理为国内首创,产品性能或者安全性与同类产品比较有根本性改进,技术上处于国际领先水平,且具有显著的临床应用价值。

第三条　药品监督管理部门及相关技术机构,根据各自职责和本程序规定,按照早期介入、专人负责、科学审查的原则,在标准不降低、程序不减少的前提下,对创新医疗器械予以优先办理,并加强与申请人的沟通交流。

(资料来源:《创新医疗器械特别审查程序》,2018 年第 83 号。)

医疗器械优先审批程序

第一条　为保障医疗器械临床使用需求,根据《医疗器械监督管理条例》(国务院令第 650 号)、《国务院关于改革药品医疗器械审评审批制度的意见》(国发〔2015〕44 号)等有关规定,制定本程序。

第二条　国家食品药品监督管理总局对符合下列条件之一的境内第三类和进口第二类、第三类医疗器械注册申请实施优先审批:

(一)符合下列情形之一的医疗器械:

1. 诊断或者治疗罕见病,且具有明显临床优势;

2. 诊断或者治疗恶性肿瘤,且具有明显临床优势;

3. 诊断或者治疗老年人特有和多发疾病,且目前尚无有效诊断或者治疗手段;

4. 专用于儿童,且具有明显临床优势;

5. 临床急需,且在我国尚无同品种产品获准注册的医疗器械。

(二)列入国家科技重大专项或者国家重点研发计划的医疗器械。

(三)其他应当优先审批的医疗器械。

(资料来源:国家食品药品监督管理局,《医疗器械优先审批程序》,2016 年第 168 号。)

药品、医疗器械产品注册收费标准

一、药品注册费

国务院食品药品监督管理部门和省级食品药品监督管理部门依照法定职责,对新药临床试验申请、生产申请、仿制药申请、补充申请和再注册申请开展行政受理、现场检查/核查、技术审评等注册工作,并按标准收取有关费用。具体收费标准如下:

药品注册费标准　　　　　　　　　　　　　　　　　　　单位:万元

项目分类		国　产	进　口
新药注册费	临床试验	19.20	37.60
	生产/上市	43.20	59.39
仿制药注册费	无需临床试验的生产/上市	18.36	36.76
	需临床试验的生产/上市	31.80	50.20
补充申请注册费	常规项	0.96	0.96
	需技术审评的	9.96	28.36
药品再注册费(五年一次)		由省级价格、财政部门制定	22.72

注:1.药品注册收费按一个原料药或一个制剂为一个品种计收,如再增加一种规格,则按相应类别增收20%注册费。

2.《药品注册管理办法》中属于省级食品药品监督管理部门备案或国务院食品药品监督管理部门直接备案的药品补充申请事项,不收取补充申请注册费,如此类申请经审核认为申请内容需要技术审评的,申请人应按照需要技术审评的补充申请的收费标准补交费用。

3.申请一次性进口药品的,收取药品注册费0.20万元。

4.进口药品注册收费标准在国内相应注册收费标准基础上加收国内外检查交通费、住宿费和伙食费等差额。

5.港、澳、台药品注册收费标准按进口药品注册收费标准执行。

6.药品注册加急费收费标准另行制定。

二、医疗器械产品注册费

国务院食品药品监督管理部门和省级食品药品监督管理部门依照法定职责,对第二类、第三类医疗器械产品首次注册、变更注册、延续注册申请以及第三类高风险医疗器械临床试验申请开展行政受理、质量管理体系核查、技术审评等注册工作,并按标准收取有关费用。具体收费标准如下:

医疗器械产品注册费标准

单位:万元

项目分类		境　内	进　口
第二类	首次注册费	由省级价格、财政部门制定	21.09
	变更注册费	由省级价格、财政部门制定	4.20
	延续注册费(五年一次)	由省级价格、财政部门制定	4.08
第三类	首次注册费	15.36	30.88
	变更注册费	5.04	5.04
	延续注册费(五年一次)	4.08	4.08
	临床试验申请费(高风险医疗器械)	4.32	4.32

注:1.医疗器械产品注册收费按《医疗器械注册管理办法》《体外诊断试剂注册管理办法》确定的注册单元计收。

2.《医疗器械注册管理办法》《体外诊断试剂注册管理办法》中属于备案的登记事项变更申请,不收取变更注册申请费。

3.进口医疗器械产品首次注册收费标准在境内相应注册收费标准基础上加收境内外检查交通费、住宿费和伙食费等差额。

4.港、澳、台医疗器械产品注册收费标准按进口医疗器械产品注册收费标准执行。

5.医疗器械产品注册加急费收费标准另行制定。

(资料来源:作者依据国家食品药品监督管理局关于药品、医疗器械相关收费文件整理。)

九、监管收费与受益

在现代经济条件下，税收是财政收入的主体，税收的特性在于普遍性、无偿性和强制性。税收并非以受益为基础，而是反映了以民主为基础的，代议制机构对纳税人支付能力的判断。无偿性的税收更适宜于生产和提供那些具有普遍受益的物品，而不论具体每个人的具体受益程度如何。对于监管服务这样的准公共物品，采取收取监管费的方法，既有利于实现公平，也有助于增进效率。因为监管收费体现了受益的直接性，以及受益和负担的对称性。这对受益人是一种有效的激励，而其他人也无需为此付出额外的负担。

（一）对"可确证的受益"及"可确证的受益人"的讨论

从学理上考察，监管收费要以存在"可确证的受益"及"可确证的受益人"为前提。例如在美国，1952 年颁布的《独立办公室拨款法》（Independent Office Appropriation Act）指出，当任何联邦行政监管机构包括团体、协会、组织、公司或者企业在内的任何人，提供工作、服务、报告、文件、利益、特权或同等价值之物时，行政监管机构应最大限度地实现经费的自给自足。对该法的解释也认为，只有监管机构的活动使特定对象直接受益时，才能向特定对象征收费用。在美国的 1974 年国家有线电视协会诉美国案中，法院判决认为，联邦通讯委员会（FCC）的收费考虑的是该委员会的总体预算，而非被监管者获得的私人利益，因此，判决联邦通讯委员会的监管收费违法。在 1974 年的联邦动力委员会诉新英格兰案中，法院判决认为相关收费是以被监管者从监管中获得的私人利益为前提，但监管收费应是"针对特定个人或公司，针对特定服务的特定收费"，在该案中收费以联邦动力委员会监管整体产业的成本为基础，是不恰当的。然而，有时很难确定监管机构的活动究竟是让社会全体公众受益，还是给予了特定受益人以利益。在美国 1995 年的卡维尔诉西雅图市案中，确立了判断行政监管收费正当性的三个标准：第一，其主要目的是否为了聚集金钱，实现可欲的公共福祉，抑或主要目的是为了监管；第二，集聚的金钱是否只是用于认可的目的；第三，所收取的费用同缴纳者所获得的服务是否有直接的关联性。

（二）监管收费与受益范围讨论

公共经济学观点认为药品器械监管是为了维护公众健康福祉，而并非是让特定人受益，因而应以财政预算的形式保证药品监管的经费。但是，并不能因某一监管事项给社会公众带来利益，就说明其未给特定群体带来特定的利益。就我国的药品器械监管而言，药品器械审评的确是确保药品器械安全性和有效性的事前保障，有助于捍卫公众健康权益和公共安全,促进公众获得创新的产品。但对特定申请人而言,医疗产品许可的尽早获得,将使得其在市场上占据先机,获得比较优势,获得特定利益。新产品的许可与监管,构成了特定药品器械企业的生命线,设计精良、制度完备、运转高效的药品或器械上市许可制度构成了医药产业发展的助推器。与之类似,药品医疗器械生产许可、经营许可制度构成了从事药品医疗器械生产、经营活动的准入壁垒,获得药品器械生产许可、经营许可的特定被监管者将有机会从事相应的生产经营活动,在药品器械市场上展开公平有序的竞争,从而获得特定的经济利益。对于法定的药品器械检测检验活动而言,检测检验结果有辨明药品器械真伪之效,还构成了药品器械监督管理执法的重要依据,据此进行的打击假冒伪劣行为,有助于规范药品器械市场的活动,使得守法的被监管者获得更好的市场环境,避免其产品的生产销售受到假冒伪劣产品的侵害,使其获得特定的利益。

十、收费标准与产品进口

由于社会分工和各国资源禀赋优势,各个国家在医疗产品上的优势也有所不同。我国目前在药品、医疗器械等医疗产品方面与发达国家相比还有较大差距,一些高端产品仍被发达国家垄断。比如,美国医疗器械行业拥有强大的研发实力,很多医疗器械如植入性电子医疗器械(心脏起搏器、心房除颤器、人工耳蜗等)、植入性血管支架、大型电子成像诊断设备(CT、PET、MRI 等)、远程诊断设备和手术机器人等的技术水平居世界领先。德国在注射器材、整形耗材、尖端的电子测量仪器方面具有优势,日本在血管内超声造影器械产品、牙科器械产品、人造心脏瓣膜方面具有优势。

我国每年进口大量具优势明显的医疗产品来满足国内市场需求。虽然大部分产品已在出口国注册,但医疗产品属性的复杂性决定了产品在进入我国时,必须依照中国法律在中国注册。凭借我国政府授权经销的医疗产品会在我国境内形成垄断,获得相对持久的较高的收益。在进口医疗产品注册审评中,产品本身的技术复杂性决定了技术审评难度加大,成本升高。因此,通常情况下,进口产品注册的收费标准比国内产品注册略高一些。

十一、收费标准与调整期限

随着科学发展和技术进步,医疗产品的研发技术不断更新,医疗产品的审评工作向纵深方向发展,日益精细化、复杂化,对医疗产品安全有效的审评方法和人员素质提出了更高的要求,这就决定了监管注册的成本在增加,因此,监管收费标准也应作相应调整。随着生活水平的提高,物价上涨、工资上调和住房因素等的影响,医疗产品审评活动的人力成本在逐步提高,而审评人员的人力支出恰恰是医疗产品审评活动中的重要组成部分,进而决定审评成本不断提高。这也要求收费标准应随着物价上涨等因素影响作相应调整。

美国食品药品监督管理局公布 2019 财年收费标准

2018 年 7 月 30 日,美国食品药品监督管理局发布了其 2019 财年收费标准。其中,与医疗器械有关的收费如下:对于提交申请的小型企业,美国食品药品监督管理局采取减免政策(对小型企业的定义标准与 2018 年一致)。

医疗器械申请类型	2019 年	
	标准收费	小型企业收费
企业年费(Annual establishment registration fee)	$ 4 884	$ 4 884
PMA (Premarket application) PDP,BLA	$ 322 147	$ 80 537
510(K)申请(510(K) premarket notification submission)	$ 10 953	$ 2 738
De novo 申请(De novo classification request)	$ 96 644	$ 24 161
513(G)分类申请(513(G) request for classification information)	$ 4 349	$ 2 175
上市前报告(Premarket report)	$ 322 147	$ 80 537
有效性补充(Efficacy supplement)	$ 322 147	$ 80 537
座谈会补充(Panel-track supplement)	$ 241 610	$ 60 403
180 天补充(180-day supplement)	$ 48 322	$ 12 081
实时补充(Real-time supplement)	$ 22 550	$ 5 638
30 天公告(30-day notice)	$ 5 154	$ 2 577
Ⅲ类器械定期报告年度收费(Annual fee for periodic reporting on a class Ⅲ device)	$ 11 275	$ 2 819

美国 510(k)和 513(g)收费标准一览表

项目	收费标准	2009 年	2010 年	2011 年	2012 年	2013 年	2014 年	2015 年	2016 年	2017 年	2018 年	2019 年
510(k)	标准收费	3 693	4 007	4 348	4 717	5 170	4 817	5 018	5 228	4 690	10 566	10 953
	小企业收费	1 847	2 004	2 174	2 359	2 585	2 409	2 510	2 614	2 345	2 642	2 738
513(g)	标准收费	2 710	2 941	3 191	3 462	3 108	3 245	3 387	3 529	3 166	4 195	4 349
	小企业收费	1 355	1 470	1 595	1 731	1 598	1 628	1 694	1 765	1 084	2 098	2 175

(资料来源:作者根据相关资料整理。)

实践中,美国医疗产品注册收费标准每五年核准一次,并且第二年将在前一年基础上递增。在 2009—2013 年期间,递增 5%～8%;2017—2020 年期间,将递增 3%～4%。中国医疗产品注册收费标准在国家发展和改革委员会、财政部关于印发《药品、医疗器械产品注册收费标准管理办法》的通知(发改价格〔2015〕1006 号)中有明确规定:"原则上每五年评估一次,根据评估情况进行适当调整。"为保证收费标准的透明,注册收费标准一经核准立刻面向社会进行公开,接受社会各界的监督。

另外,各国政府为照顾中小企业的发展,通常会采取产业扶植政策,对中小企业给予注册优惠。

第三节　风险管理理论与医疗产品监管

一种医疗产品从生产厂家到医院或家庭,通常需要经过医疗产品制造商、经销商、医疗机构或家庭,最终作用于患者身上。随着社会分工的逐步细化和专业化生产趋势的增强,医疗产品的供应链条将会越来越长、环节越来越多、范围越来越广,从而加大医疗产品风险发生的概率。公共管理理论指出,福利是国家和社会为满足全体社会成员物质及精神生活基本需要而兴办的公益性设施和提供的相关服务,涉及教育福利、卫生福利、文化康乐福利、住房福利等方面。公共卫生与公共健康是关系到一国或地区人民大众健康的公共事业。公共卫生与健康包括对重大疾病尤其是传染病(如结核、艾滋病、SARS 等)的预防、监控和医治,对食品、药品、医疗器械、公共环境卫生的规制,以及相关的卫生宣传、健康教育、免疫接种等。以医疗器械为例,我国《医疗器械监督管理条例》明确指出,制定条例是为了保证医疗器械的安全、有效,保障人体健康和生命安全,对在我国境内从事医疗器械的研制、生产、经营、使用活动进行监督管理,保障人民群众适用医疗器械的安全性与有效性。

全氟丙烷气体致盲事件 涉事企业表示愿负责任

......

北医三院:2015 年 6 月 1 日至 29 日期间使用全氟丙烷气体该批次产品共 59 例,其中有 4 例患者出现了严重症状,随后对全部 59 例患者进行了随访,发现有 45 例患者在术后出现严重眼部急性炎症反应。南通大学附属医院:2015 年 6 月使用该批次产品共 26 例,22 例发生严重急性炎症反应,4 例症状较轻。

2015 年 7 月 3 日,接到报告后,天津市场和质量监督管理委员会立即责令企业停止生产,召回同批次及相邻批次产品。经对企业召回的产品进行抽样送检,批号为 15040001 的产品"气体含量"和"皮内反应"两个项目不符合标准规定。

天津市滨海新区市场和质量监管局对该企业作出没收已生产的"眼用全氟丙烷气体"7 557 盒、罚款 518.811 3 万元的行政处罚,同时责令公司尽快查明产品不合格原因,在查明事件原因前,不得恢复眼用全氟丙烷气体生产。

此次导致部分患者术后出现单眼致盲的全氟丙烷气体中，北医三院购入了 110 盒，江苏省南通大学附属医院购入了 40 盒，合计 150 盒，除了这两家医院的两批次产品外，截至目前尚未收到其他的不良反应情况报告。

从 2016 年 2 月开始，部分患者已经陆续得到了医院的先行赔付。目前，医院正在进行诉讼，追究不合格产品生产厂家的主体责任。北医三院将积极配合相关部门进行调查处理，最大程度地维护患者和医院的合法权益。院方表示，医院诊疗行为符合规范，气体购置使用环节均符合相关规定，手续齐备。

（资料来源：《人民日报》2016 年 4 月 15 日，第 11 版。）

一、产品寿命周期与风险管理

（一）产品寿命周期

医疗产品的寿命周期是指医疗产品的创意孕育、规划设计、试验检测、安全评议、生产销售、安装调试、维护保养、校准维修、失效报废等环节的全过程。原本认为是安全有效的医疗产品，随着人们对自然界的认识逐渐加深，可能被发现存在一定的风险，这种风险在医疗产品寿命周期中的各个阶段都可能发生。医疗产品寿命周期的风险管理涉及医疗产品研发环节、临床试验环节、生产加工环节、流通环节、使用环节等方面。

（二）风险管理

风险管理过程主要包括以下几个步骤：风险评定、风险控制、综合剩余风险的可接受性评价、风险管理报告、生产和生产后信息；风险评定又包括风险分析和风险评价；风险分析则包括确定危险（源）、风险估计；风险估计通过伤害发生概率×伤害严重程度测算。

二、医疗产品研究开发与风险管理

（一）医疗产品研究开发风险

医疗产品的研发是医疗产品上市的重要环节。在该环节中，不仅原材料本身的选择对最终医疗产品的安全有效具有风险，而且所选取原材料的化学属性、物理属性及化学反应原理、物理工作机理也会对医疗产品产生风险。以医疗器械为例，产品零部件组合、软件工作环境及温度、湿度、气压、电流、电压、液体浓度等都蕴含着一定风险，因为产品的设计阶段不可能穷尽所有类型及组合，设计人员通常根据正常环境的要求设定一个变化范围,或根据人类的总体特征设定变化范围,以此作为设计依据。然而,在产品的使用过程中,一旦环境条件的变化范围超出了当初的设计变化幅度,医疗器械的安全问题就会凸显。

在实践中,如果对医疗产品研发环节的风险认识不足,没有做好研发环节的风险管理工作,就会导致获准上市的医疗产品蕴含一定风险,当风险发生时,就会给企业和社会造成一定的影响。因此,加大对研发阶段风险管理的认识非常重要。尽管很多国产医疗产品的性能已接近或达到世界先进水平,但总是出现性能上的波动,其表现为设计开发转生产后连续出现产品不合格或异常,在国外更高级别考核时性能不合格,进一步导致产品不能上市或上市后因出现问题而被投诉或退货,究其原因在于设计开发阶段管理不足、风险意识淡薄。有学者对近期体外诊断试剂的研发风险管理进行了分析,得出的结论是产品在研发阶段明显存在着风险管理不足的问题,在很大程度上制约了国产体外诊断试剂质量的提高,削弱了国产医疗产品在国际市场上的竞争力,限制了企业的发展。存在问题的具体表现为:第一,目前的诊断试剂设计开发更多的是靠项目负责人的经验指导工作完成,而未形成一套行之有效的风险管理模型或者检查表,这会使研发风险分析常常出现漏洞,频繁出现验证不通过、转生产后合格率低、客户投诉等现象;第二,产品的设计开发效率低,大多数项目由于前期研发不充分,存在隐藏的缺陷或风险,后期验证或考核发现问题之后,采用救火式被动方式应对,研发的计划性被大大削弱;第三,在设计开发过程中虽然做了工艺、原料等各方面的研究和大量的前期工作,但由于未能抓住主要风险,关键环节和关键参数常常出现疏漏;第四,在产品设计开发过程中,对于已知风险大多靠感性方式设计实验、进行判断,缺少一套规范的识别、分析和降低风险的办法。

(二)医疗产品研究开发与风险管理

按照 ISO13485 的规定,设计开发过程至少应包括设计开发策划、设计开发输入、设计开发输出、设计开发评审、设计开发验证和确认、设计转换以及设计变更的控制这几个阶段。自 ISO13485《医疗器械质量管理体系用于法规的要求》推广以来,有很多医疗器械制造商按照 ISO13485 的规定,对设计开发过程作了流程上的规范。然而,ISO13485 只是一个质量管理体系的规范,它是从法规角度对医疗器械的设计开发过程提供了一套可参考实施的管理体系,从流程上保证了设计开发过程的完整性,但最终产品的安全性、有效性还需要在体系建设过程中进行细化。在我国,ISO14971:2007 国际标准被等同采用为 YY/T0316《风险管理对医疗器械的应用》,从 2000 年引入至今已发布过四个版本,最新的 2016 版也已于 2017 年 1 月 1 日开始实施。不管是国际标准还是国内标准,对企业来说,它只是提供了一个通用的风险管理流程,如何将这个流程融入医疗器械产品生命周期的各个环节中才是真正有意义的事情。

在传统的设计开发过程中,有相当一部分医疗器械企业错误地认为风险管理只是为了产品上市需要注册而做的一份文档。一个产品的生命周期包括产品概念产生、设计开发、生产制造、销售、使用维护,到最后产品报废继而被新一代的产品所取代。其中,设计开发阶段被认为是风险控制的源头。为了将产品风险做到最早期的控制,只有将风险管理和质量管理相结合,将风险管理活动合理有效地运用到设计开发过程中去,才是对此最好的实现方法。

如图3—1所示,风险管理的基本过程与设计开发过程相结合,将风险控制措施作为设计需求加入系统设计中,在系统设计过程中实施并进行验证和确认,在综合剩余风险可被接受的情况下以风险管理报告的形式作为设计开发输出的一部分。随着设计转化为产品后,制造商根据法律规定和设计开发阶段风险管理输出的内容,收集并评审产品在生产及生产后阶段中的信息,在适当时对产品的风险进行再评定。只有将风险管理和产品的设计开发过程融合在一起,才可能做到在产品生命周期的最早期将风险控制住,并尽可能地降低,从而起到提高产品可靠性的作用,同时也可以使整个设计开发过程更为完整和有效。

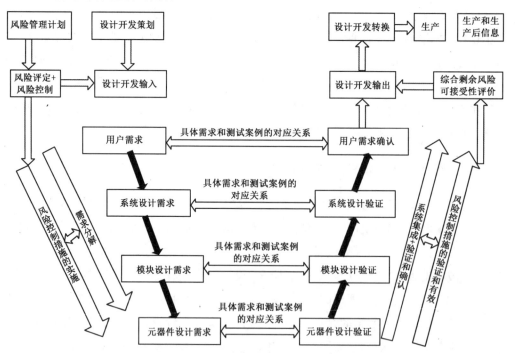

资料来源:成颖、张素,《风险管理在医疗器械设计开发中的应用》,《中国医疗器械信息》2018年第1期。

图3—1 风险管理过程与设计开发过程的结合

以免疫体外诊断试剂研究开发为例,其风险管理过程包括:明确免疫体外诊断试剂设计开发流程各阶段划分及各阶段需要完成的风险管理工作内容,使用多种研究工具进行风险识别,优化风险识别流程,建立危害清单、风险检查表和风险分级分类标准等系列工具;采用失效模式和效果分析法、历史数据法等进行风险评估,建立风险可能性标准和严重度标准,定义风险接收矩阵;给出常见风险控制措施和具体方法,并按照施行的优先顺序将其分级;对研究结果应用情况做回顾性评价,建立回顾性评价方法和系列指标。

三、医疗产品临床实验环节风险

(一)医疗产品临床试验

按照国家食品药品监督管理局颁布的《药物临床试验质量管理规范》,临床试验是指所有在人体(病人或健康志愿者)上进行的药物系统性研究,以证实或揭示试验药物的作用、不良反应及/或试验药物的吸收、分布、代谢和排泄,目的是确定试验药物的疗效与安全性。《医疗器械临床试验质量管理规范》指出,医疗器械临床试验是相关机构对拟申请注册的医疗器械在正常使用条件下的安全性和有效性进行确认或者验证的过程。因此,我们可以认为,医疗产品的临床试验是指在医疗产品正常使用的条件下,对人体(病人或健康志愿者)进行药物、医疗器械等医疗产品的系统性研究,以证实或揭示医疗产品的作用、不良反应,目的是确定试验医疗产品的安全性和有效性。

国际上,通常把参加临床试验的人员称作志愿者,国内一般称为受试者。志愿者既包括健康的人,也包括病人,这主要看参加临床试验的类别。我们平时接触最多的试验,还是由病人参加的,目的在于考察新医疗产品疗效如何,有没有副作用。换一种说法,临床试验就是在一种新医疗产品正式上市前,医生让病人服用或使用这个新医疗产品,当然这必须得到病人的同意,经过一定的疗程后,对这个新药或器械的疗效和副作用情况进行评价。临床试验实施的前提是必须符合伦理要求,必须尊重受试者的人格,必须符合参加试验者的利益。在这种前提下,临床试验才能做。同时,在临床试验期间,参加者可以不需要任何理由地中断或退出试验,包括医生在内的所有人都无权干涉。在加强受试者权益保护的同时,临床试验还强调全过程的风险控制,以保证临床试验结果的真实、可靠、准确、科学和完整。风险控制要求提高临床试验前准备工作的质量,提升知情同意质量,完善临床试验保险制度,加强医疗器械临床试验不良事件风险管理的建设,建立三级质量控制体系。系统设计和实施医疗产品的临床试验,是提高人类健康、寻找新的安全的药物或器械的可靠方法与途径。

需要指出的是,医疗产品企业通常是先试制出一定的医疗产品,依据一定的临床试验方案开展实验。但再完善的试验方案、再庞大的试验样本、再完美的临床数据和统计结果，都不能保证医疗产品的绝对安全，因为实际中，患者个体差异是客观存在的，一旦患者个体特征超出了当初的试验样本特征，就会面临安全风险问题。

(二)医疗产品临床试验与风险

1. 医疗器械临床试验风险的构成

医疗产品临床试验风险由医疗产品自身风险、系统风险及体系风险构成。医疗产品自身风险是指产品设计、原料或材料、工艺和各种电磁辐射等因素对人、环境及财产产生的损害；系统风险是指试验用医疗产品在用于临床时通常与其他产品联合使用，如冠状动脉药物洗脱支架，在送入病变部位前需导引导管、导引导丝及球囊等辅助完成，从而产生的一系列损害；体系风险是指由人(设计者、生产者、研究者、受试者)、机(系统)、环境三方面形成的体系而产生的损害体系风险。在开展临床试验工作时，应综合考虑医疗产品在临床使用过程中的可靠性和可用性。

2. 医疗器械临床试验风险的表现

(1)临床试验前的准备工作不充分。临床试验前准备工作的风险点主要集中于申办方的文件资料形成过程，包括：未完成医疗产品临床前研究，主要包括产品设计、质量检验、动物试验及风险分析等；申办方提供的风险分析报告内容不全面、无针对性；临床试验方案中的作用机理、预期用途、适应证、禁忌证、入选/排除标准等过于严格或宽泛，与临床实际存在偏差，导致入组困难；安全性和有效性评价指标、主要终点及次要终点、主要评价指标及次要评价指标的选择不明确；原始病例或(及)病例报告表中的入选/排除标准与试验方案中的不一致，导致研究者对受试者的纳入标准不一致。

(2)知情同意书的设计与签署不规范。知情同意书的设计不规范表现为：对试验期间可能获得的免费诊疗项目和补助未作说明，或仅注明"相关检查免费，提供适当的交通费及营养补助"等字样；签字页设计不合理，仅有受试者签名处或仅有监护人/法定代理人签名处，或签署日期不全；未说明试验的随机性；免费诊疗项目及补助等与临床试验协议中的相关内容不一致。

(3)知情同意书的签署不规范。知情同意书的签署不规范表现为：未遵守试验流程，先入组后签署知情同意书；未在适宜场所交代临床试验事宜，未做到完全告知、充分理解；知情同意书签署页填写不完整，知情日期不一致，复联未交予受试者；知情同意书在试验过程中有修订，正在开展的临床试验项目未重新签署新版知情同意书。

(4)监查与质控工作不全面。医疗产品临床试验的监查与质控工作应贯穿于试验的全过程，它包括申办方的监查、科室质控及机构质控。其工作的不全面主要表现在以下几点：对原始数据未做及时、全面溯源；未根据协议、标准操作规程等要求的频次执行;每次监查、质控未做详细记录,未及时反馈给研究者并要求其整改。

(5)对不良事件的认识程度不足。不良事件是指在临床试验过程中出现的不利的医学事件(无论是否与试验用医疗产品相关),包括需记录的不良事件、需上报的严重不良事件和产品缺陷。认识程度不足主要表现为:研究者对不良事件的记录及报告不及时甚至漏报,有些问题是在机构质控过程中发现的;研究者将不良事件的记录或上报视为医疗事故,认为会影响该试验用医疗器械的上市;研究者虽对不良事件有记录,但对严重不良事件及器械缺陷的上报流程不了解;临床试验协议中缺少对不良事件的归责;试验方案对预期不良事件未作详细说明,导致记录及报告率较低。

四、医疗产品生产加工环节风险

作为理性经济人的厂商以追求利润最大化为目标,尽量降低原材料、零配件、设备设施及生产管理成本,以求利润最大化。由此,原(材)料和零部件缩水导致出医疗产品性能难以保证,设备陈旧及管理不当致使生产加工中的医疗产品容易成分不足、精度不够、灵敏度不准,易遭受外来物质的污染。

在此,以医疗器械为例展开介绍生产加工环节的风险要点。根据《医疗器械生产质量管理规范》的要求,医疗器械生产企业需要在人(Man/Manpower)、机(Machinery)、料(Materials)、法(Method)、环(Environment)、测(Measure)(简称 5M1E)六个方面满足医疗器械生产环节的主要风险防控要点要求。

(一)人员

生产环节中人员风险的因素在于生产人员是否具有资质以及质量、责任、安全意识;关键工序生产人员以及产品检验人员的能力是否与工序要求相适应。比如在计算机断层扫描系统(Computed Tomography,CT)产品中,如果安装调试达不到要求,将会引起机架偏离、机械稳定性下降、球管焦点漂移以及球管转子抖动等问题,并最终导致 CT 图像中产生伪影。主要风险点还包括人员的辐射安全防护是否符合要求。如果辐射安全不符合要求,会使生产人员受到不必要的电离辐射。采取的风险防控措施有:第一,制定与 CT 系统生产相适宜的各项人力资源管理制度,并通过制度不断加强员工的质量意识和岗位责任意识。第二,实施的培训内容应涵盖关键工序以及主要设备的操作使用、进货/过程/出厂检验、性能检测方法以及辐射安全等方面。涉及关键工序、特殊工序的人员及专职检验人员必须通过资格认定后方可上岗,并对他们进行定期考核,以确保持续满足岗位要求。第三,加强产品检验以及生产过程的监督检查。

(二)机器

生产环节中机器风险的因素在于企业是否配备了与所生产产品相适应的生产及

检验设备、环境监控设备，是否对主要设备进行了维护保养，是否对需要保证测量精度的设备、器具进行了定期校准或检定。以CT产品为例，应采取的风险防控措施有：第一，企业配备的设备/计量器具应与产品的性能指标要求相适应；第二，制定完整的使用、校准、维修及保养制度并建立相关档案，做好运行、校准、故障处理、维修保养以及报废等记录，确保关键设备、设施以及计量器具保持正常状态。

飞行检查通报

企业名称：×××医疗科学技术有限公司

企业负责人：×××

法定代表人：×××

管理者代表：×××

注册地址：×××

生产地址：×××

检查日期：2018年7月10日—2018年7月11日

产品名称：生物降解药物涂层冠脉支架系统

检查依据：《医疗器械生产质量管理规范》《医疗器械生产质量管理规范附录植入性医疗器械》主要缺陷和问题及其判定依据：本表中所列出的缺陷和问题，只是本次飞行检查的发现，不代表企业缺陷和问题的全部。建立与本企业生产产品特点相适应的质量管理体系并保持其有效运行，是医疗器械生产企业的法定责任。

缺陷和问题描述：

依据条款	缺陷和问题描述
规范第二十条	未按要求建立主要生产设备如药物喷涂机等设备使用记录。
规范第二十三条	现场见氮气、氧气输送监测用的多个压力表未计量，未纳入计量器具管理。
规范第二十五条	喷涂溶液配制后直接用于生产，后续再进行溶液的检测，与企业《喷涂溶液配制标准操作规程》规定的溶液配制后先送检，再分装、喷涂不一致，企业称对产品的总体质量进行控制，如果溶液检测不合格则报废相关批次的所有产品。企业未对喷涂溶液配制标准操作规程进行修改。
规范第五十九条	1.抽查金黄色葡萄球菌的台账及使用记录，仅见该菌种的名称和传代次数等基本信息，未按实际使用情况填写每次使用菌液的具体数量等；2.某批号的球囊半成品过程检验记录中未见尺寸项目的原始检验数据。
植入附录2.7.2	现场未见制水系统总送水口、总回水口的电导率、pH的每日监测记录。
植入附录2.7.5	《抽样标准操作程序》规定："除无菌和细菌内毒素项目，其他检测项目从灭菌批中随机抽取。"企业现场无法提供充分证据以证明此种抽样规则的合理性。

　　处理措施：针对该公司检查中发现的问题，天津市市场和质量监督管理委员会应责成企业限期整改，必要时跟踪复查，并要求企业评估产品安全风险，对有可能导致安全隐患的，应按照《医疗器械召回管理办法》的规定召回相关产品。企业完成整改后，天津市市场和质量监督管理委员会应将相关情况及时上报国家药品监督管理局医疗器械监管部门。

　　（资料来源：国家药品监督管理局网站飞行检查公告，作者对公告格式进行了修改。见 http://www.nmpa.gov.cn/WS04/CL2064/329899.html。）

　　飞行检查：为加强药品和医疗器械监督检查，强化安全风险防控，国家食品药品监督管理总局于 2015 年 6 月 29 日发布《药品医疗器械飞行检查办法》。规定指出，食品药品监督管理部门针对药品和医疗器械研制、生产、经营、使用等环节开展不预先告知的监督检查。《药品医疗器械飞行检查办法》将药品和医疗器械研制、生产、经营和使用全过程纳入飞行检查的范围，突出飞行检查的依法、独立、客观、公正，以问题为导向，以风险管控为核心，按照"启得快、办得顺、查得严、处得快、罚得准"的要求，详细规定了启动、检查、处理等相关工作程序，严格各方责任和义务，提升飞行检查的科学性、有效性和权威性。《药品医疗器械飞行检查办法》规定了通过投诉举报、检验、不良反应监测发现产品可能存在质量安全风险等可以启动飞行检查的七种情形。建立风险研判和分层处理措施，解决风险有效管控的问题。按照风险不同分层设计了风险管控措施。例如，在检查过程中，对需要立即采取暂停产品生产、销售、使用或者召回等风险控制措施的，检查组应当立即报请组织实施部门及时作出处理决定。

　　（资料来源：《药品医疗器械飞行检查办法》，国家食品药品监督管理总局令第 14 号，2015 年 9 月 1 日施行。）

（三）原材料

　　生产环节中原材料风险的因素在于关键原料、材料、零部件供应商或者外协方的资质和能力能否满足生产医疗产品的质量要求，与主要供应商之间是否明确了采购要求，是否对关键原料、材料、部件以及主要半成品部件实行了严格的质量控制。以 CT 产品为例，采取的风险防控措施有：第一，制定原材料和半成品的进货检验规范以及 CT 成品的出厂检验规范，保存完整的可追溯的检验记录；第二，对于主要采购物料的仓库进出、交付、领用等行为，须严格按照企业规章制度进行管理；第三，对主要供应商定期进行严格的能力评价和管理；第四，与主要供应商签订质量技术协议，明确采购技术要求、验收标准、双方的质量责任等内容。

（四）工艺方法

生产环节中工艺方法风险的因素在于是否有明确的经过充分评估的生产工艺规范，安装、调试过程检验等生产过程的规范是否与所生产的医疗器械产品的生产要求相适宜，工装的设计、选择以及维护保养等方面能否满足生产需要。以 CT 产品为例，采取的风险防控措施有：第一，制定能够指导生产的、完整的并经过充分验证的工艺规范以及作业指导书；第二，根据 CT 产品的系统功能及性能要求，明确符合生产工艺的工装及其适用标准，并进行充分评估；第三，定期进行工艺过程的确认、补充完善及再评价。

（五）检测

生产环节中检测风险的因素在于进货检验、过程检验以及出厂检验等方法是否正确合理，是否符合国家相关标准的要求，检测是否由专职检验人员来实施，检测仪器或器具的量程以及精度是否符合要求。以 CT 产品为例，采取的风险防控措施有：第一，所有检测仪器或器具的测量范围及精度应符合 CT 产品生产的质量要求，并得到充分验证；第二，制定完整的检验规范，并与国家标准中检验方法相符合；第三，完善检验相关的管理制度。

（六）生产环境

生产环节中环境风险的因素在于生产、检验、仓储等环境的温湿度条件是否与 CT 产品的生产要求相适宜，生产车间的洁净度、静电防护、辐射安全等条件是否符合要求。以 CT 产品为例，采取的风险防控措施有：第一，配置温湿度监控设备；第二，配置静电防护设备、防辐射设施（例如铅房等）；第三，对于有洁净度要求的部件（如探测器部件、数据采集部件等），须配置有相应的空气净化设备和环境监控设备。

五、医疗产品流通环节风险

大范围批发销售、长距离运输以及多渠道多环节流通使医疗产品所处的外部环境如温度、湿度、卫生状况等诸多条件的变化日益复杂，从而使医疗产品损害以及受到有害物质污染的可能性增大。医疗产品流通环节中的风险可以从人员、采购、体系文件、储存养护、仓库设施设备、计算机系统、出库与运输等方面分析每个环节的风险点，依照风险发生的严重性、可能性、可发现性进行具体评定。

以医疗产品运输风险为例，风险时常发生。在实践中，医疗产品相关企业对运输过程管理认知薄弱，对产品运输要求不了解，个别医疗产品企业甚至采用销售人员、快递公司代劳的现象，使产品在运输途中的质量不能保证。一些特殊产品如体外诊断试剂(IVD)产品以及对温度有特殊要求的医疗产品对冷链运输提出了更高要求。国家药品监督管理部门制定了相关质量管理规范,要求医疗产品经营企业按照质量管理规范建立健全质量管理体系,在医疗产品采购、验收、贮存、销售、运输、售后服务等环节采取有效的质量控制措施,保障经营过程中的质量安全。

下面以《医疗器械经营质量管理规范》为例,介绍医疗产品流通环节中的风险控制措施。

山东疫苗案件

2016年3月,山东警方破获案值5.7亿元非法疫苗案,疫苗未经严格的冷链存储运输销往24个省市。疫苗含25种儿童、成人用二类疫苗。此次涉及疫苗买卖线索的共有安徽、北京、福建、甘肃、广东、广西、贵州、河北、河南、黑龙江、湖北、吉林、江苏、江西、重庆、浙江、四川、陕西、山西、山东、湖南、辽宁、内蒙古、新疆24个省份近80个县市。

2017年5月19日,"山东疫苗案"主犯庞某卫及其女儿孙某二审维持原判,以非法经营罪分别获有期徒刑19年、6年,没收全部财产近800万元。

(资料来源:https://baike.so.com/doc/23639405-24194355.html。)

飞行检查通报

企业名称:×××医疗器械有限公司
企业负责人:×××
法定代表人:×××
管理者代表:×××
注册地址:×××
生产地址:×××
检查日期:2017年11月21日—2017年11月23日
检查依据:《医疗器械经营质量管理规范》

主要缺陷和问题及其判定依据:本表中所列出的缺陷和问题,只是本次飞行检查的发现,不代表企业缺陷和问题的全部。建立与本企业经营产品相适应的质量管理体系并保持其持续有效运行是医疗器械经营企业的法定责任。

依据条款	缺陷和问题描述
《规范》第八条	该公司具备第三类医疗器械经营资质,查《内部审核控制程序》(文件编号:Q/WFJB-CXWJ8.2.2-2016)等质量管理文件,没有规定建立质量管理自查制度,于每年年底前向所在地设区的市级食品药品监督管理部门提交年度自查报告。
《规范》第十条	现场询问公司质量管理人刘某,其不知道企业在采购前对供货者审核的有关要求。
《规范》第十四条	公司没有按照《培训计划》的实施时间要求开展培训,如规定所有部门新员工进入公司前5天进行新员工培训和质量培训,但不能提供相关的培训记录。

处理措施：针对潍坊健步×××医疗器械有限公司检查中发现的问题，山东省食品药品监督管理局应依据《医疗器械监督管理条例》（国务院令第680号）的有关规定依法责令该企业限期整改，并跟踪复查。企业完成整改后，山东省食品药品监督管理局应将相关情况及时上报总局医疗器械监管司。

（资料来源：国家药品监督管理局网站飞行检查公告，作者对公告格式进行了修改。见 http://samr.cfda.gov.cn/WS01/CL1953/222245.html。）

《医疗器械经营质量管理规范》第二十二条规定："库房温度、湿度应当符合所经营医疗器械说明书或者标签标示的要求。对有特殊温湿度贮存要求的医疗器械，应当配备有效调控及监测温湿度的设备或者仪器。"

第二十三条规定："批发需要冷藏、冷冻贮存运输的医疗器械，应当配备以下设施设备：

（一）与其经营规模和经营品种相适应的冷库；

（二）用于冷库温度监测、显示、记录、调控、报警的设备；

（三）能确保制冷设备正常运转的设施（如备用发电机组或者双回路供电系统）；

（四）企业应当根据相应的运输规模和运输环境要求配备冷藏车、保温车，或者冷藏箱、保温箱等设备；

（五）对有特殊温度要求的医疗器械，应当配备符合其贮存要求的设施设备。"

第三十九条规定："对需要冷藏、冷冻的医疗器械进行验收时，应当对其运输方式及运输过程的温度记录、运输时间、到货温度等质量控制状况进行重点检查并记录，不符合温度要求的应当拒收。"

国家药品监督管理部门于2016年9月19日发布医疗器械冷链（运输、贮存）管理指南的公告。第二条规定，冷链管理医疗器械是指在运输与贮存过程中需要按照说明书和标签标示要求进行冷藏、冷冻管理的医疗器械。第三条规定，从事冷链管理医疗器械的收货、验收、贮存、检查、出库、运输等工作的人员，应接受冷藏、冷冻相关法律法规、专业知识、工作制度和标准操作规程的培训，经考核合格后，方可上岗。第四条规定，医疗器械生产企业和批发企业应根据生产、经营的品种和规模，配备相适应的冷库（冷藏库或冷冻库）及冷藏车或冷藏箱（保温箱）等设施设备。医疗器械零售企业和使用单位应根据经营、使用的品种和规模，配备相适应的冷库或冷藏设备（冷藏柜或冷藏箱等）。

六、医疗产品使用环节风险

（一）医疗产品使用环节风险来源

绝大多数医疗产品的使用地点在医疗机构，这些机构包括医院、诊所、卫生室、疾控中心、计划生育部门及康复机构。医疗产品在使用过程中仍伴有风险发生。虽然获准上市的医疗产品都已经过国家相关机构严格审批,产品的安全有效性获得了验证,但是医疗产品安全有效性信息作为内在品质不易被使用者发觉,个别厂商甚至有意隐瞒或难以完整描述揭示医疗产品的安全信息,再加上医疗产品的使用者自身获取信息能力有限,使得医疗设备在使用过程中可能产生不曾预料到的风险和后果,从而影响患者和操作人员的安全。

医疗产品在医疗机构常见的使用安全风险来源主要包括:

(1)医疗产品在临床使用前未自检,致产品出现问题或故障。

(2)医疗产品使用前对相关人员培训不到位。

(3)医疗产品的使用者在使用过程中未按照使用流程操作。

(4)带有放射源或电离辐射、电磁辐射的医疗设备造成的使用安全风险。

(5)不同类型医疗产品的组合相互之间产生影响造成的患者或操作人员的使用安全风险。

(6)不重视医疗产品的预防性维护保养和正常维护。

(7)医疗产品尤其是医疗器械的环境要求、清洁及保管不善。

(8)未经用电部门批准私自领取、使用电源插座而引起的医疗器械超负荷用电事故。

(9)医疗器械使用前未检查电源线有破损、接头处有电线外露。

(10)将液体放置在有源医疗器械的上方,致漏液损坏设备。

(11)大型仪器设备操作人员没有相应的上岗证或上岗证已过期。

(12)操作人员把110伏或24伏的低电压用医疗器械接到220伏的电压线路上。

(13)重复使用的医疗器械,未严格按要求清洗、消毒或者灭菌。

(14)重复使用一次性使用的医疗器械。

(15)设备出现故障时停机检查修理,但未挂上"正在检修,请勿使用"的标牌,而造成再次使用。

(16)碰到设备起火时无法判明原因,未切断电源再灭火。

(17)使用医疗器械时,未先插电源插头,后开电器开关。用完后,未先关掉电器开关,后拔电源插头。在插、拔插头时,手未握住插头绝缘体,并使劲拔电源线。

这个核磁共振做得太惊险:轮椅和人都飞起来了

2016 年 10 月,萧山一位七旬老人王阿姨在萧山中医院做核磁共振检查,当时医生推着轮椅带着王阿姨来到诊室边,当检查开始时,轮椅被直接吸到了仪器上,压在了王阿姨身上,王阿姨和医生都受伤了……

王阿姨在萧山中医院复查之前受伤的髋关节。当晚 7 点左右,医院决定给她做核磁共振。医生用轮椅将王阿姨推到了核磁共振检查室门口,把轮椅放在一边,然后扶着老人躺在了仪器上。谁知道,医生刚刚打开仪器,意外发生了。

根据规定,金属制品绝对不能进入核磁共振检查室,就是防止磁性造成危害。由于疏忽,医生忘记了相关的规定,将金属轮椅带进了核磁共振检查室,导致意外发生。

(资料来源:ttp://www.kankanews.com/a/2017-01-17/0037849430.shtml。)

(二)医疗产品使用环节风险防范

医疗机构在医疗产品使用过程中进行安全风险控制与风险管理,能有效地避免由于医疗产品尤其是医疗器械使用安全风险来源而引起的医疗事故,确保患者与操作人员的安全。以医疗器械为例,使用环节安全风险的防范措施主要有:

(1)加强医疗器械在使用前的技术验收。对所购设备的品牌、型号、数量、质量和其他相关内容进行验收,并出具验收记录。

(2)加强医疗器械使用前、中、后期的相关培训。对所购设备验收完成后通知厂家资深工程师到现场培训,培训的对象包括设备操作人员、设备管理部门工程师、护理部相关人员、临床日常清洁保养保管人员,培训内容包括参数设置、使用操作流程及注意事项、常规保养和简单故障排除、计量要求、消毒清洁等,培训结束后做好相关培训记录。每年按照临床实际需求,邀请厂家对一些重要的设备(如急救设备、生命支持设备、大型医疗设备)开展全院培训课程,并实施考核。

(3)制定相关操作规程及注意事项。

(4)制定医疗器械预防性维修(PM)计划,进行 PM 保养。

(5)制定安全监测报告制度,加强医疗器械在使用过程中的专人监测。对在用的医疗设备进行分类,把急救设备、生命支持设备和大型医疗设备列为重点监测对象,设计安全监测记录表,每月记录诊疗器械使用安全风险来源次数,供医疗器械风险管理体系小组进行分析。

(三)我国对医疗器械使用环节的质量管理要求

为加强医疗器械使用质量监督管理,保证医疗器械使用安全、有效,2015年9月29日,国家食品药品监督管理总局颁布《医疗器械使用质量监督管理办法》。

第四条规定,医疗器械使用单位应当配备与其规模相适应的医疗器械质量管理机构或者质量管理人员,建立覆盖质量管理全过程的使用质量管理制度,承担本单位使用医疗器械的质量管理责任。

第十三条规定,医疗器械使用单位应当建立医疗器械使用前质量检查制度。在使用医疗器械前,应当按照产品说明书的有关要求进行检查。使用无菌医疗器械前,应当检查直接接触医疗器械的包装及其有效期限。包装破损、标示不清、超过有效期限或者可能影响使用安全、有效的,不得使用。

第十四条规定,医疗器械使用单位对植入和介入类医疗器械应当建立使用记录,植入性医疗器械使用记录永久保存,相关资料应当纳入信息化管理系统,确保信息可追溯。

第十五条规定,医疗器械使用单位应当建立医疗器械维护维修管理制度。对需要定期检查、检验、校准、保养、维护的医疗器械,应当按照产品说明书的要求进行检查、检验、校准、保养、维护并记录,及时进行分析、评估,确保医疗器械处于良好状态。对使用期限长的大型医疗器械,应当逐台建立使用档案,记录其使用、维护等情况。记录保存期限不得少于医疗器械规定使用期限届满后5年或者使用终止后5年。

综上所述,医疗产品质量特性和医疗产品供应体系的复杂化是引发医疗产品质量安全问题的缘由。医疗产品安全问题涉及医疗产品的寿命周期,并在整个医疗产品产业链的各个环节中都可能发生并造成严重后果,影响消费者健康及整个医疗产品产业的发展。医疗产品追溯体系的建立,能够把医疗产品产业链中与安全相关的有价值的信息保存下来,被使用者和医疗产品监管部门查询,快速有效地处理医疗产品不良事件,追溯问题发生的源头。

第四章　质量管理原理

随着人类社会不断进步,生产和贸易不断发展,特别是在大规模生产的环境下,产品质量的优劣就成为竞争的主要手段之一。在这种历史条件下,质量管理逐步发展成为一门科学,为人们获得高质量的产品提供保障。现今各国都在如何提高产品质量上下工夫,质量意识和质量水平直接反映了国家、民族的素质。改革开放以来,我国对提高产品质量的工作非常重视,提出了"质量第一"的方针和"质量兴国"的战略。

第一节　产品质量属性

产品质量一直是人类文明社会关注的焦点,产品质量的追求推动着质量管理理论的发展。从20世纪初开始,质量管理理论逐渐成熟,先后经历了产品检验阶段、统计质量控制阶段、全面质量控制阶段、质量保证阶段的演变和进步的历史。医疗器械质量管理也毫不例外地经历了这些发展阶段。随着医疗器械的发展和人们对医疗器械风险认识的深化,面对屡见不鲜的医疗器械不良事件的严酷事实,社会对医疗器械质量管理的理论和实践予以强烈的关注并提出更高的要求。

一、产品质量的概念

(一)产品

产品是用来满足人们需求和欲望的物体或无形的载体。从营销角度看,产品包含五个层次:核心利益(产品),基础(形式)产品,期望产品,附加产品,潜在产品。从质量管理的角度看,产品是质量管理过程产生的结果;没有质量管理过程就不会有产品。

这种结果可以是人们所期望的结果，即满足顾客某种特定需要的东西，也可以是人们所不期望的结果，如资源浪费和污染排放等。

产品包括硬件、软件、流程性材料和服务。产品可以是有形的，如监护仪、病床等，也可以是无形的，如服务、知识等。

硬件是具有特定形状的可分离的有形产品，通常由制造的、建造的或装配的零件、部件和（或）组件组成，如医疗设备的机械零件。

软件是指通过承载媒体表达的信息所组成的知识产品，软件可以表现为概念、记录、程序等形式，如计算机程序、超声诊断软件。

流程性材料是指通过将原材料转化成某一预定状态所形成的有形产品，如固体、液体、气体或其他组合体构成的最终或中间产品，如燃料、天然胶原缝合线。

服务是指为了满足顾客的需要，在供方和顾客之间的界面上的活动以及供方内部活动所产生的结果。服务的提供可涉及：在顾客提供的有形产品上所完成的活动；在顾客提供的无形产品上所完成的活动；无形产品的交付；为顾客创造氛围。

ISO 9000 标准关于产品的定义

产品（product）：在组织和顾客之间未发生任何交易的情况下，组织产生的输出。

注 1：在供方和顾客之间未发生任何必要交易的情况下，可以实现产品的生产。但是，当产品交付给顾客时，通常包含服务因素。

注 2：产品最主要的部分通常是有形的。

注 3：硬件是有形的，其量具有计数的特性（如：轮胎）。流程性材料是有形的，其量具有连续的特性（如：燃料和软饮料）。硬件和流程性材料经常被称为货物。软件由信息组成，无论采用何种介质传递（如：计算机程序、移动电话应用程序、操作手册、字典内容、音乐作品版权、驾驶执照）。

（二）产品质量

随着时代的变迁，不同的人（或机构）针对质量有其特别的定义。菲利浦·克劳士比提出，质量就是"符合需求"（conformance to requirements），此处的需求并不一定完全反映了客户的期待。约瑟夫·朱兰认为，质量就是"适合使用"（fitness for use），而是否适合，则交由客户来定义。在 ISO 9000 中，质量是一组固有特性符合需求的程度，这个特性是在产品或服务中本身具有的。

通常情况下，质量被用来描述产品或服务的优劣程度。质量是一个内涵十分丰富的概念，可以从不同的视角进行审视并达到深层的理解。人们的日常安全和健康依赖于所制造出来的产品质量,包括衣、食、住、行、生命健康等。产品质量是指产品适合一定的用途,满足顾客需要所具备的特性和特性的总和。它包括产品的内在特性,如产品的结构、物理性能、化学成分、可靠性、精度、纯度等;也包括产品的外在特性,如形状、外观、色泽、音响、气味、包装等;还有经济特性,如成本、价格、使用维修费等;以及其他方面的特性,如交货期、污染、公害等。各种产品的不同特性、不同用途可以满足顾客的不同需要。

在 ISO 9000 族标准中,质量是指产品或服务满足规定或潜在需要的特征和特性的总和。质量包括产品的适用性和符合性的全部内涵。

从质量的形成过程看,产品质量有一个产生、形成和实现的过程。朱兰在很早以前就曾说过:"人们在质量大堤的保护下生活。"朱兰的这句名言说明了质量就像海防大堤一样,可以给人们带来利益和幸福,而一旦质量的大堤出现问题,它同样也会给社会带来危害甚至灾难。

如果考虑质量概念内涵的贡献,朱兰是必须要提及的,因为他提出了质量的"适用性"理念,将人性尺度纳入质量范畴,以"大质量"促使质量管理从最初的统计方法向经营管理方向得以拓展,建立了质量管理的螺旋型提高模式。朱兰还第一个把帕累托分布引入质量管理,提出了"二八法则"并予以广泛应用。朱兰理论的核心:管理就是不断改进工作。他的"质量计划、质量控制和质量改进"三部曲,为企业的质量管理提出了一套完整的方法论。20 世纪 60 年代,朱兰提出为了获得产品的最佳使用效果,需要进行一系列相关的质量管理活动。这些活动主要包括市场调查、开发、设计、计划、采购、生产、控制、检验、销售、反馈等各个环节。同时,这些环节又在整个过程的周而复始的循环中螺旋式上升,被称为"质量进展螺旋",也称为朱兰质量螺旋曲线(见图 4—1)。

朱兰质量螺旋曲线阐述了五个重要的理念:第一,产品质量的形成由市场研究、产品开发、设计、生产技术准备、制定制造计划、采购、测试仪表配置、生产制造、工序控制、检验、测试、销售、服务等环节组成;第二,产品质量形成的各个环节环环相扣,不断上升,不断提高;第三,产品质量形成是全过程的,对质量要进行全过程的管理;第四,产品质量形成的全过程中受供应商、销售商和顾客的影响,即涉及组织之外的因素,所以质量管理是一个社会系统工程;第五,所有的活动都由人来完成,质量管理应该以人为主体。

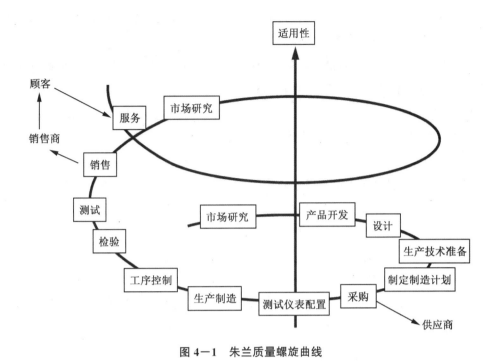

图 4—1 朱兰质量螺旋曲线

约瑟夫·朱兰(J. M. Juran)

世界著名的质量管理专家,与戴明齐名,是举世公认的现代质量管理领军人物之一。朱兰的主要贡献是提出了质量的"适用性"理念,将人性尺度纳入质量范畴,以"大质量"促使质量管理从最初的统计方法向经营管理方向拓展,建立了质量管理的螺旋型提高模式。朱兰第一个把帕累托分布引入质量管理,提出了"二八法则"并予以广泛应用。《管理突破》及《质量计划》两本书是他的经典之作。由朱兰主编的《质量控制手册》被称为当今世界质量控制科学的名著,为奠定全面质量(TQM)的理论基础和基本方法作出了卓越的贡献。朱兰理论的核心:管理就是不断改进工作。他的"质量计划、质量控制和质量改进"三部曲,为企业的质量管理提出了一套完整的方法论。

(资料来源:http://www. chinatt315. org. cn/jbzt/qiyecontent. asp? id＝2927,作者有所删节。)

二、产品质量特性

质量特性是指"产品、过程或体系与要求有关的固有特性"。质量概念的关键是"满足要求"。这些"要求"必须转化为有指标的特性,作为评价、检验和考核的依据。

由于顾客的需求是多种多样的，所以反映质量的特性也应该是多种多样的。另外，不同类别的产品，质量特性的具体表现形式也不尽相同。

质量特性可分为真正质量特性和代用质量特性。所谓真正质量特性，是指直接反映用户需求的质量特性。一般地，真正质量特性表现为产品的整体质量特性，但不能完全体现在产品制造规范上，而且在大多数情况下，很难直接定量表示。因此，就需要根据真正质量特性（用户需求）相应确定一些数据和参数来间接反映它，这些数据和参数就称为代用质量特性。

对于产品质量特性，无论是真正还是代用，都应当尽量定量化，并尽量体现产品使用时的客观要求。把反映产品质量主要特性的技术经济参数明确规定下来，作为衡量产品质量的尺度，就形成了产品的技术标准。

产品技术标准，标志着产品质量特性应达到的要求，符合技术标准的产品就是合格品，不符合技术标准的产品就是不合格品。

另外，根据对顾客满意的影响程度不同，还可将质量特性分为关键质量特性、重要质量特性和次要质量特性三类。关键质量特性是指若超过规定的特性值要求，会直接影响产品安全性或产品整机功能丧失的质量特性。重要质量特性是指若超过规定的特性值要求，将造成产品部分功能丧失的质量特性。次要质量特性是指若超过规定的特性值要求，暂不影响产品功能，但可能会引起产品功能逐渐丧失的质量特性。

(一)硬件的质量特性

硬件的质量特性一般包括性能、寿命、可信性、安全性、经济性。

1. 性能

性能通常指产品在功能上满足顾客要求的能力，包括使用性能和外观性能。不同的产品性能所包含的内容是不同的，例如最高时速、硬度、杀菌效率等。用户购买某个产品，首先是购买它的功能——实现其所需要的某种行为的能力。

2. 寿命

寿命是指产品能够正常使用的时间期限，包括使用寿命和储存寿命两种。使用寿命指产品在规定的使用条件下完成规定功能的工作总时间。一般地，不同的产品对使用寿命有不同的要求。储存寿命指在规定储存条件下，产品从开始储存到规定的失效的时间。

3. 可信性

可信性是用于表述可用性及其影响因素（可靠性、维修性和保障性）的集合术语。产品在规定的条件下，在规定的时间内，完成规定的功能的能力称为可靠性。对机电产品、压力容器、飞机、医疗产品和那些发生质量事故会造成巨大损失或危及人身、社会安全的产品,可靠性是使用过程中主要的质量指标。维修性是指产品按规定的条件、时间、程序和方法进行维修,保持或恢复到规定状态的能力。维修保障性是指按规定的要求和时间,提供维修所必须的资源的能力。显然,具备上述"三性"时,必然是一个可用、好用的产品。

4. 安全性

安全是表示"免于危险"或"没有危险"的状态,没有危险是安全的特有属性,也是本质属性。安全性是指产品在制造、流通和使用过程中保证人身安全与环境免遭危害的程度。目前,世界各国对产品安全性都给予了最大的关注。

5. 经济性

经济性是指产品寿命周期的总费用,包括研究开发、生产、销售过程的费用和使用过程的费用。经济性是保证组织在竞争中得以生存的关键特性之一,是用户日益关心的一个质量指标。

(二)软件的质量特性

软件的质量特性一般包括功能性、可靠性、易用性、可维护性、可移植性。

1. 功能性

软件所实现的功能,即满足用户要求的程度,包括用户陈述的或隐含的需求程度,是软件产品的首选质量特性。麦尔斯在创立价值工程时提出:顾客购买物品时需要的是它的功能,而不是物品本身,物品只是功能的载体;只要功能相同,载体可以替代。这就是功能与其载体在概念上应有区分。但是,一种功能的实现不可能没有载体,所以功能与其载体又必须结合。

2. 可靠性

可靠性是软件产品最重要的质量特性,反映软件在稳定状态下,无故障地维持正常工作的能力。可靠性定义的要素是三个"规定":规定条件、规定时间和规定功能。规定条件包括使用时的环境条件和工作条件;规定时间是指系统规定了的任务时间,随着产品任务时间的增加,系统出现故障的概率将增加,而系统的可靠性将是下降的;规定功能是指系统规定了的必须具备的功能及其技术指标、所要求产品功能的多少和其技术指标的高低,直接影响到产品可靠性指标的高低。可靠性的评价可以使用概率指标或时间指标,如可靠度、失效率、平均无故障工作时间、平均失效前时间、有效度等。

3. 易用性

易用性反映软件与用户之间的友善性,即用户在使用软件时的方便程度。易用性好的软件对用户来说意味着易于学习和使用、能减轻记忆负担、使用满意程度高等。软件之所以易用性好,很可能是因为产品功能数量恰当,界面简单,也可能是因为用户认知成本低等因素。必须指出的是，同样的产品、功能，界面和环境都相同，对于不同的用户而言，易用性也是不同的，因为用户的认知能力、知识背景、使用经验等都不同。

4. 可维护性

软件在环境改变或发生错误时，进行修改并返回到原来正常运行状态的难易程度，是衡量一个系统的可修复(或恢复)性和可改进性的指标。易于维护的软件也是一个易理解、易测试和易修改的产品，是软件又一个重要的特性。可维护性包括两个方面：首先是评价一个系统在实施预防型和纠正型维护功能时的难易程度，包括对故障的检测、诊断、修复以及能否将该系统重新进行初始化等功能；其次是衡量一个系统能接受改进，甚至为了进一步适应外界(或新的)环境而进行功能修改的难易程度。事实上，可维护性是可信性属性中一项相当重要的评价标准，可维护性的优劣可能直接影响到系统的可靠性和可信性。

5. 可移植性

可移植性是指软件能够方便地移植到不同运行环境的程度。良好的可移植性可以提高软件的生命周期。代码的可移植性主题是软件。可移植性是软件产品的一种能力属性，其表现为与环境密切相关的一种程度，是软件从某一环境转移到另一环境下的难易程度。为获得较高的可移植性，在设计过程中常采用通用的程序设计语言和运行支撑环境，尽量不用与系统的底层相关性强的语言。

(三)流程材料的质量特性

流程材料的质量特性一般包括物理性能、化学性能、力学性能、生物学特性等。

1. 物理性能

物理性能即密度、粘度、粒度、熔点、沸点、凝固点、燃点、闪点、热传导性能、电传导性能、磁性能。流程材料的物理性能对医疗产品尤其是医疗器械的安全有效性有直接影响，还可能影响到周围环境产品的安全使用情况，比如电子仪器的电磁兼容的性能。

2. 化学性能

化学性能反映材料与各种化学试剂发生化学反应的可能性和反应速度大小的相关参数。耐有机溶剂性、耐腐蚀性、耐老化性、抗氧化性、稳定性等是标示材料化学性能的重要指标。比如，材料在常温下抵抗氧、水及其他化学物质腐蚀破坏的能力称为耐腐蚀性。再如，在高温下金属材料易与氧结合，形成氧化皮，造成金属的损耗和浪费，而抵抗这种变化的特性就称为耐氧化性。

3. 力学性能

材料的力学性能是指材料在不同环境(温度、介质、湿度)下，承受各种拉伸、压缩、弯曲、扭转、冲击、交变应力等外加载荷时所表现出的力学特征。以金属材料为例，力学性能分为十种:脆性、强度、塑性、硬度、韧性、疲劳强度、弹性、延展性、刚性、屈服点或屈服应力。脆性是指材料在损坏之前没有发生塑性变形的一种特性;强度是金属材料在静载荷作用下抵抗永久变形或断裂的能力;塑性是材料在载荷作用下产生永久变形而不破坏的能力;硬度是材料表面抵抗比它更硬的物体压入的能力;韧性是材料抵抗冲击载荷而不被破坏的能力;疲劳强度是材料零件和结构零件对疲劳破坏的抗力;弹性是指材料在外力消失时,能使材料恢复原先尺寸的一种特性;延展性是指材料在拉应力或压应力的作用下,材料断裂前承受一定塑性变形的特性;刚性是材料承受较高应力而没有发生很大应变的特性;屈服点是当外来载荷撤除后,材料的变形仍然存在的应力水平。

4. 生物学特性

生物学特性是指材料在机体的特定部位引起的反应特性,是生命体组织对非活性材料产生反应的一种性能,一般是指材料与宿主之间的相容性。生物材料植入人体后,对特定的生物组织环境产生影响和作用,生物组织对生物材料也会产生影响和作用,两者的循环作用一直持续,直到达到平衡或者植入物被去除。目前生物学评价已经能够达到器官、组织、细胞,甚至分子水平,但仍然有残留物或降解产物的释放无法确定和控制的现象存在,这是因为在生物学评价过程中存在大量不可控制因素。

(四)服务的质量特性

服务的质量特性一般包括无形性、不可储存性、同步性、异质性。

1. 无形性

无形性是指服务的抽象性和不可触知性。服务作为无形的活动,不像实体产品那样展示在顾客的面前,服务看不见、摸不着、不易在头脑中成形,从而顾客对服务质量的评价往往凭自己消费后所获得的满意程度作出,主观随意性较大。

2. 不可储存性

不可储存性指的是"一个行动、一次表演、一项努力"的特性。服务只存在于被产出的那个时点,"生产"一结束服务作为产品也就不存在了。一旦在限定的时间内丧失服务的机会,便一去不复返,服务不可预先生产制造好储存起来备用。

3. 同步性

服务的生产和消费过程在时间和空间上同时并存,具有不可分割性,"服务"产品在生产的同时就被消费,具有同步性。顾客是参与其中的,必须在服务的过程中消费服务。因此,服务质量是顾客对服务过程和服务结果的总评价。

4. 异质性

异质性指的是服务的可变性或波动性。即使是同一种类型服务也会因服务人员、顾客及环境不同而不同，难以始终如一地提供稳定、标准化的服务。由于不稳定的服务会给顾客带来不公平的感觉，因此，提高服务的稳定性是服务组织提高质量的重点，亦是难点。

第二节　医疗器械质量特性

一、医疗器械产品的特殊性

医疗产品尤其是医疗器械是一种特殊商品，在现代医学的诊断和治疗中发挥着不可替代的重要作用。制造医疗器械的最终目的是患者通过使用能够从中受益。

医疗器械质量特性范围很广，既包括医疗器械的物理特性、化学特性和生物相容性等安全特性，又包括医疗器械的材料因素、环境影响、生产条件等过程特性。我们还可以根据医疗器械自身与外界环境的关系，划分医疗器械的内在特性和外在特性。前者包括颜色、大小、形状、使用寿命、操作方法、工作原理、专利技术、可靠性、稳定性、工艺过程、损耗程度等；后者包括产品产地、品牌、包装、标签、标识、说明书、销售途径、价格等。

顾客在购买之前，就可以了解医疗器械的内在和外在特征；在购买之后，了解医疗器械的内在特征，如操作方法、可靠性和稳定性等；在使用之后，没有能力洞悉有关医疗器械安全和工作性能等方面的特征，如工作原理、工艺过程、材料属性等；在购买使用后如发现问题，受政府强制许可等管制手段的影响，生产企业往往不能按顾客提出的要求进行即时改进。因此，顾客在购买使用医疗器械过程中必然经历识别—借鉴—信任—抱怨的过程，而这个过程无法控制医疗器械产品已经造成的损害和预期的使用效果。

由于医疗器械是用于救死扶伤、防病治病的特殊产品，其质量的基本要求是安全有效。各国政府通过立法进一步加强对医疗器械生产企业的监督管理，确保上市医疗器械的安全有效。如美国通过实施医疗器械良好制造规范（GMP）、欧盟也采用欧共体医疗器械指令等对医疗器械生产企业提出法律要求。我国政府根据我国医疗器械生产企业实际情况，提出法律要求和质量体系要求，制定医疗器械 GMP 也正是基于以上出发点，以确保医疗器械安全有效。

医疗器械的设计和生产应确保其在预期条件和用途下，由具有相应技术知识、经验、教育背景、培训经历、医疗和硬件条件的预期使用者（若适用）按照预期使用方式使用，不会损害医疗环境、患者安全、使用者及他人的安全和健康，使用时潜在风险与患者受益相比较可以接受,并具有高水平的健康和安全保护方法。

二、医疗器械质量特性

医疗器械产品的特殊性决定了医疗器械的特性:安全性和有效性。

(一)安全性

医疗器械的安全性不是一个绝对的概念。安全通常被理解为不会引起死亡、人身伤害或者财产损失、环境危害等。尽管理想状态是对人体无任何损害,但医疗器械的安全性以及有效性是基于对风险效益的评估,患者的受益与风险相比,患者的受益应该大于风险。如果风险是在可控和可接受的范围内,就是安全有效的。例如,需要侵入人体发挥作用的医疗器械如注射器:使用注射器的目的是将液体输送到体内,这个目的就是预期的收益。而使用过程需要用针头穿刺皮肤和肌肉,对人体的组织造成破坏,这种破坏就是必然的损害。要达到输送液体的目的,损害就不可避免,只能运用质量管理手段尽量将必然的损害控制在最低。对于注射针头,在考虑药液的粘稠度所需孔径的前提下,尽量减少外径尺寸,提高光滑度、针尖穿刺力等以减少对患者的损害。由此可见,基于收益控制损害的程度就是医疗产品安全性。

医疗器械质量安全受人的认知水平的限制。因为对任何医疗器械而言,其上市前评价研究的结果,只是在目前认知水平上的一个"风险可接受"的产品。相对于整个产品的生命周期和使用范围来说,仅是用于判断是否能够用于人体的阶段性结论。一些发生概率较低的长期效应只有在产品投入市场、大量人群长期使用后才可能被发现。医疗器械的质量安全问题还受生产环节和使用环节影响。生产环节包括产品设计、临床试验、生产加工、销售运输等,即在顾客获得产品之前的各个环节;使用环节包括正常使用及维修保养的全过程。医疗器械质量安全问题有可能是因生产过程中设计缺陷、临床试验、环境污染或损坏等引发的危害,也可能是使用者使用方法不当引发的器械性能或功能故障,或可能因维修保养不及时而导致。

医疗器械的安全性包括风险、材料、感染、环境、诊断和测量、辐射、能源、机械性能、能量、识别等因素。

1. 风险

医疗器械所有风险以及非预期影响应最小化并可接受,保证在正常使用中受益大于风险。医疗器械的设计和生产应遵循安全原则并兼顾现有技术能力,应当采用以下原则,确保每一危害的剩余风险是可接受的:第一,识别已知或可预期的危害并且评估预期使用和可预期的不当使用下的风险;第二,设计和生产中尽可能地消除风险;第三,采用充分防护如报警等措施尽可能地减少剩余风险;第四,告知剩余风险。

2. 材料

医疗器械的设计及制造应注意使用材料的选择，尤其要考虑毒性和可燃性，与生物组织、细胞、体液及样本之间的相容性，反映诸如硬度、磨损及疲劳强度等事项。医疗器械的设计和制造应使其在正常使用中或常规程序期间能与进入接触的材料、物质及气体一起安全地使用；如果医疗器械预期结合药品，则其设计及制造应符合相应法律要求，并且其性能应按照预期用途得到保持。医疗器械应当尽可能地减少因滤出或泄漏物质所造成的风险。

3. 感染

医疗器械的设计和生产应当尽可能减少滤出物或泄漏物造成的风险，特别注意其致癌、致畸和生殖毒性。应当考虑在预期使用条件下产品及其使用环境的特性，尽可能减少物质意外从该产品进出所造成的风险。应当减少患者、使用者及他人感染的风险。标有微生物要求的医疗器械，应当确保在使用前符合微生物要求。无菌医疗器械应当采用已验证的方法对其进行加工、制造或灭菌，应当确保在使用前符合无菌要求。非无菌医疗器械的包装应当保持产品的完整性和洁净度。使用前需要灭菌的产品，其包装应当尽可能减少产品受到微生物污染的风险，且应当适合相应的灭菌方法。医疗器械含有生物来源的物质时，必须通过选择合适的供源、供体及物质，以及通过使用验证失活、保存、测试及控制程序，尽可能合理可行和恰当地减少感染风险。

4. 环境

医疗器械的设计及制造必须有利于任何废弃物质的安全处置。应能在正常使用过程中和单一故障情况下降低火灾或爆炸的风险。特别应注意预期用途包括暴露可燃物质或致燃物的医疗器械。如果医疗器械和其他器械或设备结合使用，那么整个组合应安全，并且不损害器械的规定性能。任何使用限制应在标签或使用说明书中指出。从环境安全的角度出发，医疗器械的设计及制造应尽可能减少下列风险：一是与医疗器械的物理特性相关的损害风险，包括容积/压力比、外型尺寸及适当的人机工程学特性；二是与合理可预见的环境条件相关的风险，如磁场、外部电效应、静电放电、压力、湿度、温度或压力及加速度的变化；三是在正常使用条件下可能接触的材料、物质及气体一起使用相关的风险；四是与通常用于研究或治疗使用的其他器械相互干扰的风险；五是在不可能进行维护或校准的情况下，因使用材料的老化、测量不准确、控制机制失效引起的风险。

5. 诊断和测量

医疗器械的设计及制造应能为器械的预期目的提供足够的准确性、精密度及稳定性，并向顾客充分说明。诊断器械的设计及制造应根据合适的科学和技术方法，为器械的预期用途提供足够的准确性、精密度及稳定性。尤其是其设计应着眼于灵敏性、特异性、准确性、可重复性、复制性及适当情况下已知的相关干扰的控制及检测的限制。在考虑医疗器械的预期目的时,任何测定、监视或显示刻度的设计应与该器械的人机工程学原理一致。测量的结果应以法定单位表示,并且能为器械用户所理解。

6. 辐射

在不限制用于治疗和诊断的辐射水平时,医疗器械的设计、制造及包装应尽可能地实现和适当减少患者、操作者及其他人暴露于辐射中,并且与预期目的相符合。如果为了特定医疗目的,医疗器械设计所必需的辐射强度达到有害水平时,使用者应尽可能控制该辐射。此类器械的设计及制造应确保相关变化参数的可重复性和公差。当医疗器械预期释放潜在有害的可见或不可见辐射时,应当安装针对这些辐射的可见或可听的报警。发出辐射的医疗器械的操作说明书应提供详细的信息,如辐射的性质、保护患者及使用者的方法,避免错误使用与消除安装中固有风险的方式。

预期发出电离辐射的医疗器械应确保考虑所发射的辐射的数量、几何学及能量分布(或质量)能够变化且可控。用于放射诊断的发出电离辐射的医疗器械,应能为预期的医疗目的获得适宜的影像质量,并将患者及使用者的辐射暴露降至最低。用于放射治疗的发出电离辐射的医疗器械,应能保证可靠地监视控制释放的剂量、光束的类型和能量以及适当的辐射束的能量分布。

7. 能源

包括软件在内带有电子可编程系统的医疗器械,应确保这些系统的重复性、可靠性等性能。在系统出现单一故障情况时,应采用合适的方式尽可能实际适当地消除或减少可能发生的风险。内部供电的医疗器械应当配置确定电源状态的方法。外部供电的器械应包括可发出断电信号的报警系统。用于监视患者的一项或多项临床参数的器械应当装备适宜的报警系统,警告用户可能导致死亡或对患者的健康状况造成严重损害的情形。应尽可能减少电磁干扰可能会损害医疗器械本身运行或影响其他器械设备。应避免在正常使用期间及单一故障情况下发生意外电击的风险。

8. 机械性能

医疗器械的设计及制造,应当保护患者和使用者免于承受因移动时遇到阻力,不稳定部件和运动部件等产生的机械风险。在非指定性能的情况下,应将因医疗器械生成的振动和噪音所引起的风险降至最低。对使用者必须操作的电、气体或液压和气动能源终端及联接器,应将所有可能的风险降至最低。医疗器械操作中的可接触部件及其周围部分不应达到具有潜在危险的温度。

9. 能量

向患者提供能量和物质的医疗器械,在设计和制造上应该能够对释放的量进行设定,并保持足够的准确性,以保证患者和使用者的安全。医疗器械应配备防止或指示任何由于释放量的不足而造成危险的措施，应尽可能防止能量或物质意外释放而造成的危险。控制装置及指示器应明示，相关调节参数的信息应被使用者或患者理解。

10. 识别

医疗器械应该为用户提供需要的信息来识别制造厂商，以安全使用器械以及确保预期的性能。这些信息应易于理解。应考虑对用户进行必要的培训，以保证医疗器械正确的操作使用。

（二）有效性

任何商品都有其相应的使用性能。医疗器械作为使用于人体的特殊商品，是否真如使用说明书所示能达到有效诊断、预防疾病的目的，直接影响人的生命健康。医疗器械的使用性能就是临床上使用的有效性，是指医疗器械在预期的使用环境和条件下能达到应当实现的目的。

在医疗器械的设计过程中，为确定医疗器械是否满足规定的使用要求或预期用途，应当对设计和开发进行确认。确认可采用临床评价和性能评价的方式。临床评价即通过寻求相应临床证据，确认病患满足使用要求的可预期用途。临床评价的方法包括在实际医疗环境下进行临床试验，或者引用相关科学文献、汇编内容、类似产品在临床上已有的安全有效性证据等。

国际上对此类文件有多种称呼，如临床研究、临床试验、临床评价、临床评估、临床调查、临床证据、临床数据等，其中有些词汇含义相同或者相近，有些词汇则包含了其他一些词汇的含义。我国的医疗器械监管法律也使用过临床试验、临床验证、临床试用等词汇。

在我国，对医疗器械有效性确认的主要途径是临床试验和临床评价。临床试验（临床研究）是指在一例或多例受试者中进行的系统调查或研究，用于评价医疗器械的安全或性能。临床数据是指临床使用中医疗器械对受试者产生影响生成的安全或性能信息，数据来源可以是上市前的试验数据、上市后的使用数据、其他相关医疗器械的临床数据。临床评价（临床评估）是指与医疗器械相关的临床数据评价及分析，以验证使用时的临床安全及性能。临床评价资料一般包括临床经验数据、文献资料、临床试验数据。

1. 临床经验数据

临床经验数据是指临床试验以外的临床使用产生的数据，可能直接与研发的医疗器械产品相关，或者与其同类产品相关。其来源可能包括研发产品或同类产品的临床经验数据、产品上市后质量监督报告、不良事件报告、召回信息等。

临床经验数据与临床试验数据相比，提供了从大批、不同的各类并且更为复杂的群和范围更广的最终用户获得的经验。这些数据对于识别较为少见但更为严重的医疗器械的相关不良事件尤为重要。它们提供了安全有效的长期信息，并了解最终用户的需求。同时，对于那些风险较低、不太可能成为科学文献报告或者临床研究对象的医疗器械，是一个主要的临床数据来源。

进行临床评价的临床经验数据应包含充足的信息，以对产品进行合理、客观地评价，并能得出产品安全有效的结论。

2. 文献资料

文献资料的数据可能直接与研发的医疗器械产品相关，或者与其同类产品相关。对于有些产品，通过文献资料产生的临床数据构成了临床评价数据的大部分。对于通过同品种医疗器械临床试验或临床使用获得的数据进行分析评价，则要求明确数据应是合法获得的相应数据。对于拟使用同品种医疗器械非公开数据等，则要求有相应授权，以保证数据来源的合法性。使用公开发表的数据，如公开发表的文献、数据、信息等，不需取得授权。

3. 临床试验数据

临床试验是对医疗器械临床使用安全和有效性进行确认的直接手段，是获得医疗器械产品临床数据的一种重要方式，是通过在受试者中对产品进行系统的调查研究，以评价医疗器械的安全性和有效性。开展医疗器械临床试验，应当按照医疗器械临床试验质量管理规范的要求，在取得资质的临床试验机构内进行。临床试验样品的生产应当符合医疗器械质量管理体系的相关要求。第三类医疗器械进行临床试验对人体具有较高风险的，应当经国家药品监督管理部门批准。需进行临床试验审批的第三类医疗器械目录由国家药品监督管理部门制定、调整并公布。临床试验审批是指国家药品监督管理部门根据申请人的申请，对拟开展临床试验的医疗器械的风险程度、临床试验方案、临床受益与风险对比分析报告等进行综合分析，以决定是否同意开展临床试验的过程。

第三节 质量管理原则

质量管理是指确定质量方针和质量目标，并通过质量体系中的质量策划、质量保证、质量控制和质量改进来实现质量目标的过程，是在质量方面指挥和控制组织的协调和活动。组织为实现自身的目标，必须实施管理。质量管理是在供求关系中自然形成的。顾客需求产品，组织通过提供产品获得收益，而顾客对产品的需求就是产品的质量，满足这种需求的活动就是质量管理。

质量管理是一门科学，是随着生产的发展和科学技术的进步而逐渐形成和发展起来的。现代质量管理走过了漫长的道路发展，至今大致经历了四个阶段，包括质量检验阶段、统计质量控制（SQS）阶段、全面质量管理（TQC）阶段、质量保证阶段。质量管理的共识也从"质量是检查出来的"逐步发展到"质量是制造出来的"。

一个组织的基本任务是提供满足顾客和其他相关方的需要和所期望的产品，并使他们满意，这是组织存在和发展的前提。随着世界范围内的产品竞争日趋激烈，竞争的焦点最终将归结为产品质量的竞争，所以对企业和有关组织而言，实施质量管理越来越显得重要。2000 版 ISO9000 族标准在引言中提出的质量管理原则是组织成功的实施质量管理，达到预期效果的指南。这些原则适用于所有类型的产品和组织，成为质量管理体系建立的基本原则。

国际标准化组织第 176 个技术委员会（ISO/TC176）在策划 2000 版 ISO9000 族标准时，准备为组织的管理者编制一套有关质量管理的文件，其中最重要的内容就是质量管理原则。为此，在 ISO/TC176/SC2 下专门成立了一个工作组（WG15），征集世界上最受尊敬的一批质量管理专家的意见，在此基础上编写了 ISO/CD19004-8《质量管理原则及其应用》。此文件在 1996 年 ISO/TC176 的特拉维夫年会上征求意见，得到普遍的赞同。WG15 提出的质量管理原则成为编写 2000 版 ISO9000 族标准的理论基础，也是 ISO13485 标准的理论基础，是组织领导者进行质量管理的基本原则。

ISO9000 族标准发展历程及核心变化

ISO9000：1987，来源于英国标准 BS5750。

ISO9000：1994，通过防范措施以达到质量的保证。它需要公司能提出符合质量保证的证明。但也因此使企业倾向制作大堆的过程文件，使相关人员陷入重担之中。

ISO9000：2000，通过过程表现指标，提高效率，以减少过于着重于文件证明的弊病。企业可通过清晰的证明以引证生产过程能运作顺利。此修订亦点明了要有持续的生产过程改进，以及了解顾客的满意度。

ISO9000：2008，自 2007 年 6 月第 32 届 SC2 会议后，新版 ISO9001 标准进入 DIS 阶段。2008 年 5 月进入 FDIS 阶段

ISO9000：2015，作为选用标准，同时也是名词术语标准，代替 ISO9000：2008 标准。

（资料来源：作者根据相关文件整理。）

一、以顾客为关注焦点

(一)以顾客为专注焦点的益处

组织只有赢得和保持顾客及其他相关方的信任才能获得持续成功。因此,质量管理的首要关注点是组织应理解顾客当前和未来的需求,满足顾客需求并争取超越顾客的期望。顾客是组织存在的基础,如果组织失去了顾客,就无法生存下去,所以组织应把满足顾客的需求和期望放在第一位,并将其转化成组织的质量要求,采取措施使其实现;同时还应测量顾客的满意度,处理好与顾客的关系,加强与顾客的沟通,通过采取改进措施,以使顾客和其他相关方满意。同时,由于顾客的需求和期望是不断变化的,也是因人因地而异的,因而需要进行市场调查,分析市场变化,以此来满足顾客当前和未来的需求并争取超越顾客的期望,以创造竞争优势。

以顾客为关注焦点原则的主要益处有:提升顾客价值、增强顾客满意、增进顾客忠诚、增加例行性业务、提高组织的声誉、扩展顾客群、增加收入和市场份额。

(二)以顾客为专注焦点的活动

以顾客为关注焦点可开展的活动包括:识别从组织获得价值的直接顾客和间接顾客;理解顾客当前和未来的需求和期望;将组织的目标与顾客的需求和期望联系起来;在整个组织内沟通顾客的需求和期望;为满足顾客的需求和期望,对产品和服务进行策划、设计、开发、生产、交付和支持;测量和监视顾客满意情况,并采取适当的措施;在有可能影响到顾客满意的有关相关方的需求和适宜的期望方面,确定并采取措施;主动管理与顾客的关系,以实现持续成功。

(三)以顾客为专注焦点的原则

以顾客为关注焦点是必须遵循的基本原则,组织应牢固树立这一理念,将满足顾客需求和期望贯穿于质量管理活动之中,这是质量体系的灵魂。组织应以高度责任感,积极主动地识别顾客需求和期望,服务顾客需求和期望,满足顾客需求和期望。

助听器:理解"设计验证"和"设计确认"的一个案例

这个例子发生在很多年以前,我刚刚开始在美国食品药品监督管理局工作。一个研发助听器的公司想去掉某个可能会伤害用户听力的高音或很响的频道。为此,公司设想了一个波段过滤装置,任何在该波段之内的声音都会被消除掉,从而免于伤害用户的听力。公司提出了他们的假设,完成了整个设计过程,也做了验证。

在设计确认时，公司把助听器发给了一群人。需要交代的事实是大部分听力缺失的人有不同程度的缺陷，有的患者完全听不到，有的能听到一点点，而有的人能听到更多一些。然而，这家公司做确认的时候使用的人群与真正的用户群并不完全相当。于是，公司做了确认，以为一切都可以了。

但是在该助听器投入市场后的头六个月里，他们就发现了问题。其中一个问题是，当有严重听力缺失的用户使用这个助听器时，它会发出很大的杂音。助听器的确能够做到把高音过滤出去，但患者反馈这个波段过滤器有个很长的滞后时间，使助听器又回到能被患者听到的状态。

终于有一天，紧急情况发生了。一个有严重听力缺失的人出了紧急情况，助听器试图把警报器的高音过滤掉，但由于过滤器的滞后，这个有听力缺失的人无法听到急救人员给他的指导，导致该患者出现了严重后果。

这个案例告诉我们，公司不可能想到各种各样的情况，但是公司工作做得越扎实，用户群就越接近真实情况，从而产品的安全有效性越能得到保障。器械要供临床诊所使用，也可能供家庭使用。公司要保证设计能把整个范围都包括进去，因为公司最好在产品投入市场之前、在产品召回之前、在承担责任之前就把问题发现并解决了。

（资料来源：金姆·特劳特曼（Kim Trautman），2007 年关于质量系统法规21CFR820 的简介，作者根据录音资料翻译整理。）

组织必须正确识别顾客的组成。既要识别外部顾客，如医疗器械使用者，包括医护人员和患者、医疗器械经销商、医疗器械采购运输方等，又要识别内部顾客，如下道工序操作者。任何组织都要强化顾客意识，真正做到关注顾客。

识别顾客需求是组织工作的起点。不但要定性地识别顾客需求，而且要定量地识别顾客需求。识别顾客需求是产品质量定位的前提。顾客的需求是动态的，因此，不但要识别顾客当前的需求，而且要识别顾客未来的需求和期望。不同的顾客群有不同的需求，要加以区分。不断地准确地识别顾客需求和期望是组织赢得顾客的第一步。

顾客要求的满足体现在质量管理体系的一系列过程中。为此，组织必须建立有效的质量管理体系，将顾客的需求和期望转化为产品的要求，将产品提供给顾客，实现满足顾客需求和期望的目标。

二、领导作用

（一）领导作用的含义和益处

领导是引领者和指导者，领导者建立组织相互统一的宗旨、方向和内部环境，用优秀的管理之道领先我们的对手。领导者所创造的环境能使员工充分参与实现组织目标的活动。

领导作用的主要益处有：提高实现组织质量目标的有效性和效率；组织的过程更加协调；改善组织各层级、各职能间的沟通；开发和提高组织及其人员的能力，以获得期望的结果。

(二)领导作用的活动

领导作用可开展的活动包括：在整个组织内，就其使命、愿景、战略、方针和过程进行沟通；在组织的所有层级创建并保持共同的价值观，以及公平和道德的行为模式；培育诚信和正直的文化；鼓励在整个组织范围内履行对质量的承诺；确保各级领导者成为组织中的榜样；为员工提供履行职责所需的资源、培训和权限；激发、鼓励和表彰员工的贡献。

任何组织都由领导层包括最高管理者实施对组织的指挥和控制。领导作用是非常重要的，是一个组织成功与否的关键。领导者只有具有指挥、协调的能力和素质，才可能带领组织走向成功的彼岸。领导者的作用体现在识别相关方的需求，分析组织本身优劣势，制定符合组织特点的质量方针，精心策划富有挑战性的质量目标，建立共同的价值理念，合理分工授权，配备必要的资源，为人尽其才、物尽其用创造物质和人文条件。

(三)领导作用的实施

领导者应建立体现组织总的质量宗旨和方向的质量方针和质量目标，应时刻关注组织经营的国内外环境，制定组织的发展战略，规划组织的蓝图。质量方针应随着环境的变化而变化，并与组织的宗旨相一致。领导者应将质量方针、目标落实到组织的各职能部门和相关层次，让全体员工理解和执行。领导者应身体力行，建立、实施和保持一个有效的质量管理体系，确保提供充分的资源，识别影响质量的所有过程，并管理这些过程，使顾客和相关方满意。为了使建立的质量管理体系保持其持续的适宜性、充分性和有效性，领导者应亲自主持对质量管理体系的评审，并确定持续改进和实现质量方针、目标的各项措施。

三、全员参与

(一)全员参与的内涵

全体员工是每个组织的根本，人是生产力中最活跃的因素。只有员工的充分参与,才能使他们的才干为组织带来收益。组织的成功不仅取决于正确的领导,还有赖于全体人员的积极参与。因此,应赋予各部门、各岗位人员应有的职责和权限,为全体员工创造一个良好的工作环境,激发他们的创造性和积极性;通过教育和培训,增长员工的才干和能力,发挥他们的革新和创新精神;通过共享知识和经验,积极寻求增长知识和经验的机遇,为员工的成长和发展创造良好的条件。只有这样,才会给组织带来最大的收益。

以人为本,要使员工参与质量管理体系过程,组织必须激励员工切实做好工作,提高工作效率,提高参与意识;以人为本,要充分调动员工的积极性和创造性,营造良好的工作环境,实现组织目标,为组织带来效益。在组织发展过程中,也同时要促进员工素质和能力的发展。为了有效和高效地管理组织,各级人员得到尊重并参与其中是极其重要的。通过表彰、授权和提高能力,促进在实现组织质量目标过程中的全员积极参与。

(二)全员参与的益处

全员积极参与的主要益处有:组织内人员对质量目标有更深入的理解,以及更强的加以实现的动力;在改进活动中,提高人员的参与程度;促进个人发展、主动性和创造力;提高人员的满意程度;增强整个组织内的相互信任和协作;促进整个组织对共同价值观和文化的关注。

(三)全员参与的内容

全员参与可开展的活动包括:与员工沟通,以增强他们对个人贡献的重要性的认识;促进整个组织内部的协作;提倡公开讨论,分享知识和经验;让员工确定影响执行力的制约因素,并且毫无顾虑地主动参与;赞赏和表彰员工的贡献、学识和进步;针对个人目标进行绩效的自我评价;进行调查以评估人员的满意程度,沟通结果并采取适当的措施。

四、过程方法

(一)过程方法的内涵

将活动和相关的资源作为过程进行管理,可以更高效地得到期望的结果。任何使用资源将输入转化为输出的活动即被认为是过程。组织为了有效地运作,必须识别并管理许多相互关联的过程,系统地识别并管理组织所应用的过程,特别是这些过程之间的相互作用,称之为过程方法。

质量管理体系是由相互关联的过程所组成。理解体系是如何产生结果的,能够使组织尽可能地完善其体系并优化其绩效。

过程方法的主要益处有:提高关注关键过程的结果和改进的机会的能力;通过由协调一致的过程所构成的体系,得到一致的、可预知的结果;通过过程的有效管理、资源的高效利用及跨职能壁垒的减少,尽可能提升其绩效;使组织能够向相关方提供关于其一致性、有效性和效率方面的信任。

(二)过程方法的内容

过程方法可开展的活动包括:确定体系的目标和实现这些目标所需的过程;为管理过程确定职责、权限和义务;了解组织的能力,预先确定资源约束条件;确定过程相互依赖的关系,分析个别过程的变更对整个体系的影响;将过程及其相互关系作为一个体系进行管理,以有效和高效地实现组织的质量目标;确保获得必要的信息,以运行和改进过程并监视、分析和评价整个体系的绩效;管理可能影响过程输出和质量管理体系整体结果的风险。

(三)过程方法的实施

过程是一组将输入转化为输出的相互关联或相互作用的活动。就是说,过程包括输入、输出和活动三个要素。输入转化为输出的活动中需要资源和程序,资源是过程得以实施的主要条件,程序是实施过程采用的方法,对过程还要进行监视和测量。任何活动如设计开发、生产、安装、服务、策划都可以视为过程,一切工作都是通过过程完成的,质量管理就要对与产品质量有关的过程实施控制。

在建立质量管理体系或制定质量方针和目标时,应识别和确定所需要的过程,确定可预测的结果,识别并测量过程的输入和输出,识别过程与组织职能之间的接口和联系,明确规定管理过程的职责和权限,识别过程的内部和外部顾客,在设计过程时还应考虑过程的步骤、活动、流程、控制措施、投入资源、培训、方法、信息、材料和其他资源等。只有这样,才能充分利用资源,缩短周期,以较低的成本实现预期的结果。

五、持续改进

(一)持续改进的内涵

持续改进是组织的一个永恒目标。组织所处的环境是在不断变化的,科学技术在进步、生产力在发展。人们对物质和精神的需求在不断提高,市场竞争日趋激烈,顾客的要求越来越高。因此,组织应不断调整自己的经营战略和策略,制定适应形势变化的策略和目标,提高组织的管理水平,才能适应这样的竞争和生存环境。持续改进是组织自身生存和发展的需要。

持续改进是一种管理的理念,是组织的价值观和行为准则,是一种持续满足顾客要求、增加效益、追求持续提高过程有效性和效率的活动。持续改进应包括了解现状,建立目标,寻找、实施和评价解决办法,测量、验证和分析结果,将其纳入文件等活动,其实质也是一种计划—执行—检查—行动(PDCA)的循环,从策划、计划开始,执行和检查效果,直至采取纠正和预防措施,将其纳入改进成果加以巩固。

(二)持续改进的益处和活动

持续改进对于组织保持当前的绩效水平,对其内、外部条件的变化作出反应,并创造新的机会,都是非常必要的。

1. 持续改进的益处

持续改进的主要益处有:提高过程绩效、组织能力和顾客满意;增强对调查和确定根本原因及后续的预防和纠正措施的关注;提高对内外部风险和机遇的预测和反应能力;增加对渐进性和突破性改进的考虑;更好地利用学习来改进;增强创新的动力。

2. 持续改进的活动

持续改进可开展的活动包括:促进在组织的所有层级建立改进目标;对各层级人员进行教育和培训,使其懂得如何应用基本工具和方法实现改进目标;确保员工有能力成功地促进和完成改进项目;开发和展开过程,以在整个组织内实施改进项目;跟踪、评审和审核改进项目的策划、实施、完成和结果;将改进与新的或变更的产品、服务和过程的开发结合在一起予以考虑;赞赏和表彰改进。

六、循证决策

(一)循证决策的内涵

有效的决策建立在对数据和信息进行合乎逻辑和直观的分析基础上。成功的结果取决于活动实施之前的精心策划和正确决策。决策的依据应采用准确的数据和信息,分析或依据信息作出判断是一种良好的决策方法。在对数据和信息进行科学分析时,可借助于其他辅助手段如统计技术。

决策是管理者的职能,也是一个管理过程,是针对预期目标并实行最佳方案的活动。决策具有选择性,决策应建立在客观的基础上,建立在数据和信息分析的基础上,不能凭个人主观意志和愿望,要广泛吸取不同意见,集思广益,采用科学方法,实事求是,正确分析。只有领导者的主观意志符合客观实际,才能作出正确决策。因此,领导者的素质、知识、经验、能力对于正确的决策是至关重要的。

(二)循证决策的益处和活动

1. 循证决策的益处

决策的主要益处有:改进决策过程;改进对过程绩效和实现目标的能力的评估;改进运行的有效性和效率;提高评审、挑战和改变观点和决策的能力;提高证实以往决策有效性的能力。

2. 循证决策的活动

决策可开展的活动包括:确定、测量和监视关键指标,以证实组织的绩效;使相关人员能够获得所需的全部数据;确保数据和信息足够准确、可靠和安全;使用适宜的方法对数据和信息进行分析和评价;确保人员有能力分析和评价所需的数据;权衡经验和直觉,基于证据进行决策并采取措施。

(三)循证决策的实施

应用基于事实的决策方法,首先应对信息和数据的来源进行识别,确保获得充分的数据和信息的渠道,并能将得到的数据正确方便地传递给使用者,做到信息的共享,利用信息和数据进行决策并采取措施。其次用数据说话,以事实为依据,有助于决策的有效性,减少失误并有能力评估和改变判断和决策。

决策是一个复杂的过程,并且总是包含某些不确定性。它经常涉及多种类型和来源的输入及其理解,而这些理解可能是主观的。重要的是理解因果关系和潜在的非预期后果。对事实、证据和数据的分析可使决策更加客观、可信。

七、关系管理

(一)关系管理的含义

组织与供方是相互依存的,互利的关系可增强双方创造价值的能力。供方提供的产品对组织向顾客提供满意的产品可以产生重要的影响。因此,把供方、协作方、合作方都看作是组织经营战略同盟中的合作伙伴,形成共同的竞争优势,可以优化成本和资源,有利于组织和供方共同得到利益。

供方是向组织提供产品的组织和个人,任何组织在产品实现过程中都需要供方,供方提供产品的质量将直接影响组织向顾客提供产品的质量。因此,供方是组织利益的相关方,也是组织的重要资源。组织和供方是互利的关系,互利的关系可增强双方创造价值的能力。在市场经济条件下,组织和供方是从互利角度双向选择的。组织不仅要考虑当前利益,还要考虑长远的利益,真正实现组织和供方的双赢。

组织在形成经营和质量目标时,应及早让供方参与,帮助供方提高技术和管理水平,形成彼此休戚相关的利益共同体。因此,组织识别、评价和选择供方,处理好与供方或合作伙伴的关系,与供方共享技术和资源,加强与供方的联系和沟通,采取联合改进活动,并对其改进成果进行肯定和鼓励,都有助于增强供需双方创造价值的能力和对变化的市场作出灵活和迅速反应的能力,从而达到优化成本和资源。

当组织管理与所有相关方的关系,以尽可能有效地发挥其在组织绩效方面的作用时,持续成功更有可能实现。对供方及合作伙伴网络的关系管理是尤为重要的。

(二)关系管理的益处和活动

1. 关系管理的益处

关系管理的主要益处有:通过对每一个与相关方有关的机会和限制的响应,提高组织及其有关相关方的绩效;对目标和价值观,与相关方有共同的理解;通过共享资源和人员能力,以及管理与质量有关的风险,增强为相关方创造价值的能力;具有管理良好、可稳定提供产品和服务的供应链。

2. 关系管理的活动

关系管理可开展的活动包括:确定有关相关方(如供方、合作伙伴、顾客、投资者、雇员或整个社会)及其与组织的关系;确定和排序需要管理的相关方的关系;建立平衡短期利益与长期考虑的关系;与有关相关方共同收集和共享信息、专业知识和资源;适当时,测量绩效并向相关方报告,以增加改进的主动性;与供方、合作伙伴及其他相关合作方开展开发和改进活动;鼓励和表彰供方及合作伙伴的改进和成绩。

第四节　质量管理活动

对于一个组织而言,在质量方面指挥和控制组织的协调活动就是质量管理活动。质量管理活动一般包括:制定质量方针和目标,进行质量策划、质量控制、质量保证、质量改进、质量成本管理。其目的是确保产品质量满足要求和令顾客满意,其管理功能是在质量方面开展策划、组织、计划、实施、检查监督和评价。

一、质量方针

(一)质量方针的地位

为实现持续成功,最高管理者应建立和保持组织的使命、愿景和价值观,并使之得到员工的充分理解、认同和支持,适当时也应得到其他相关方的充分理解、认同和支持。最高管理者应清晰地制定组织的质量方针,以使其使命、愿景和价值观得到相关方的认同和支持,同时也应定期监视组织的环境,以确定是否需要评审以及(在适当时)修订其质量方针。

(二)质量方针的内容

为了制定、落实和保持有效的质量方针,组织应具备适当的过程,包括:不断地监视和定期分析组织的环境,包括顾客的需求和期望、竞争状况、新技术、政策变化、组织预测或社会因素;识别并确定其他相关方的需求和期望;评价现有的过程能力和资源;识别未来的资源和技术需求;更新质量方针;识别满足相关方的需求和期望所必需的输出。组织应及时建立上述过程,同时确定支持这些过程所需的计划和资源。

(三)质量方针活动

为落实持续成功的质量方针,组织通常需要开展以下活动:将质量方针(在适当时)转化为组织所有相关层次上的可测量的目标;确定每一目标的时间表并分配实现目标的职责和权限;评估战略风险并规定适宜的应对措施;提供开展必须活动所需的资源;实施达到这些目标所需的活动。

质量方针的有效沟通对组织的持续成功是必不可少的。质量方针的沟通应是有意义的、及时的和不间断的。沟通也应包括对质量方针的反馈机制、评审周期以及主动应对组织环境变化方面的规定。组织的沟通过程应包括纵向沟通和横向沟通,并应根据沟通对象的不同需求而有所不同。例如,相同的信息在向组织的员工、向顾客或其他相关方传递时可能有所不同。

二、质量策划

(一)质量策划活动

质量策划(quality planning)属于质量管理的一部分,致力于制定质量目标并规定必要的运行过程和相关资源,以实现质量目标。

质量策划活动包括产品策划、管理和作业策划、编制质量计划和作出质量改进规定。为使产品、项目符合规定的质量要求,供方应进行质量策划,针对特定的产品、项目或合同,要从人员、设备、材料、工艺、检验、试验技术、生产进度等方面作全面的策划,这种策划的文件表现形式就是质量计划。

(二)质量策划的范围

策划是一项首要的管理活动,首先要有个"想法",它往往是人的责任,有了"想法"才能有个"说法",这就是"计划",有研发计划才能指导活动。

质量策划包括不同的层次和范围。属于总体方面的如质量目标策划、质量管理体系策划;属于过程方面的如产品实现的策划、设计和开发策划、测量分析和改进的策划等。一般情况下,策划的输出应该形成计划。

(三)质量策划与质量目标

质量计划就是明晰质量目标以及为实现质量目标所制定的质量战略。质量目标提出的过程是一个自我评价的过程,即要找到自己的位置,与同行业水平横向、纵向比较,发现内部不同个体之间、不同时段之间质量水平的差异,然后策划出短期目标和中长期目标。提出目标后要分解质量目标,实施有具体的时间方案,形成对质量目标细化指标的有效支撑。提出质量战略是对实现质量目标过程的审核和对流程的审视,要充分考虑每个影响产品质量的因素,使用科学的分析方法审核每一次质量目标实现的过程,然后对这个实施结果有一个正确的评价。经过了上述质量计划过程后建立的质量标准,才可能在一段时间内使产品质量保持稳定。

三、质量保证

(一)质量保证的内容

质量保证(quality assurance)为质量管理的一部分,致力于提供质量要求会得到满足的信任。质量保证一般包括:

(1)内部质量保证:在组织内部,质量保证向管理者提供信任。

(2)外部质量保证:在合同或其他情况下,质量保证向顾客或其他方提供信任。

(3)只有当质量要求能全面反映客户的要求时,质量保证才能提供足够的信任。

(4)证实(保证)方法,如供方合格声明、提供形成文件的基本证据、提供其他顾客的认定证据、顾客亲自审核、由第三方进行审核、提供经国家认可的认证机构出具的认证证据。

(二)质量保证的信任与类型

1. 质量保证的信任

质量保证的核心是提供信任,包括在组织内部向管理者提供信任,并向社会和其他方提供信任。质量保证对外是为了取得社会对质量安全的信任,对内是为了满足质量所提出的要求。为了提供这种信任,通常要对机构内部管理体系中的有关要素不断进行评价和审核,以证实该机构具有持续稳定的使产品满足规定要求的能力。

2. 质量保证的类型

质量保证的要求主要有两类:一类是对产品质量本身的要求,这是由各种标准、合同、法律所规定的;另一类是对管理体系的要求,如医药业的 GMP,这种要求是通用的,对所有企业的任何种类产品适用,也称为 ISO9000 模式。

四、质量控制

质量控制(quality control)为质量管理的一部分,致力于满足质量要求。为达到质量策划的目标和要求,要对产品实现的质量活动进行控制,使其达到和满足质量要求和预期的结果。为了达到过程的质量要求,就要控制影响这一过程的因素,控制涉及的专业技术和管理技术。如对参与过程的人员、机器、材料、方法、环境进行规定、监视和控制,偏离了规定能够发现,发现了能够纠正,这就是控制的功能。质量控制也是质量管理中工作量最大、涉及人员最多、覆盖面最广的质量管理活动。

生产管理的五大要素:人员、机器、材料、方法、环境(简称人、机、料、法、环),也称为 4M1E。人员(Man)要素是指操作者对质量的认识、技术、身体状况等;机器(Machine)要素是指设备、测量仪器的精度和维护保养状况等;材料(Material)要素指的是能否达到要求的性能等;方法(Method)要素是指生产工艺、设备选择、操作规程等;环境(Environment)要素是指工作现场的技术要求和清洁条件等。值得指出的是,目前也有提出 5M1E,即加入测量(Measurement),测量要素是指采取的方法是否标准、正确。本章主要介绍 4M1E。

(一)人员

生产管理的五大要素中,人是处于中心位置和主导地位的。只有不断提高人员的素质,才能不断提高活动或过程质量、产品质量、组织质量、体系质量及其组合的实体质量。很多组织提出"质量管理,以人为本"的质量方针,这就是人本原理。不同岗位人员素质应该达到的基本要求如下:

1. 领导层

是否有长远的发展眼光,是否正确制定了发展战略方针,是否具备领导能力、沟通能力、决策能力。

2. 中间管理层

是否有上下沟通协调能力,具备一定的专业技术能力、执行能力和组织能力;是否能很好地传达最高领导层的战略方针,并能够组织人员、设备、物料运用一定的方法进行生产。

3.基层管理层

是否有很强的专业技术能力,能带领员工进行实际操作。

4.员工

是否有团队意识,有熟练的实际操作能力,了解与工作相关的基本知识。

总体上,一个生产企业如果全员具备团队意识、质量意识、学习意识,就能把产品质量、顾客满意摆在工作的首位,反之,则容易出现与标准偏离的行为。

(二)机器

1.机器设备管理的含义

设备一般是指机器设备,包括仪器设备、测量用具、工具等。机器设备管理分三个方面,即使用、维护(点检)、保养。

在机器的使用方面,根据机器设备的性能及操作要求来培养操作者,使其能够正确操作使用设备进行生产。这是设备管理最基本的内容。

在机器的维护(点检)方面,使用前后根据设定完成的标准对设备进行状态及性能的确认,及早发现设备异常,防止设备非预期的使用。这是设备管理的关键。

在机器的保养方面,根据设备特性,按照设定的时间间隔对设备进行检修、清洁、上油等,防止设备劣化,延长设备的使用寿命。这是设备管理的重要部分。

企业对设备的管理除了建立系统的点检保养制度外,还应对放置的现场进行规划、标识及目视管理,以能够正确地、高效率地实施清扫、点检、加油、紧固等日常保养工作为目的。

2.机器设备管理活动

机器设备管理需要着重进行控制的质量管理活动包括:

(1)判断设备是否满足工艺要求。

(2)检查设备的状态,是否可以良好运行。

(3)校准计量器具。计量器具的量程和精度应当满足使用要求。

(三)材料

1.材料管理的含义

材料管理也称为物料管理,是企业所需用于生产管理各方面的所有物品的分类、编号、预算、调查、采购、验收、退催、供应、会统、仓储、盘点、测验、呆废物料的处理等一切工作的总称。进行材料管理的核心目的是降低产品成本。

材料管理包括将材料与人力、机器、资金等有限资源结合在一起,通过适时、适质、适量、适价及适地的材料供应,以减少闲置、呆废料等情况,使得资金周转灵活,达到企业生产目标。检查员围绕材料进行溯源查证,是判断企业在生产过程中是否合规的终极手段。

2.材料管理的范围

材料管理范围包括原料、外购零件、在制品(半成品)、完成品、工具(包括办公用品)、设备零件等。材料管理部门一般包括采购、运输、仓储部门。生产规模较大或产品多样化的企业,还可能按产品等分别设立材料管理部门。根据制造的阶段,材料随之转移存放地点,一般为原料库、半成品库、成品库。材料管理贯穿于企业产品生产的始终,自设计开发阶段即涉及材料使用。

3.材料管理的程序

材料管理的一般程序分为以下几个阶段:

(1)选择材料,包括材质、规格、尺寸、式样、标准、价格。

(2)选择供货商,包括供货商资质、产品资质、采购协议等。

(3)确定物料来源,包括自制、外购、租赁,以及厂房设施设备等。

(4)制定生产计划,包括日程安排与物料需求等。

(5)采购,包括采购计划、请购单、订购单、跟催、包装与运输等。

(6)验收,包括收货、检验、问题处理。

(7)库存管理,包括材料储运与处理、分类与编号、盘点、呆废料处理以及库存成本管理等。

(8)流转,包括发放与配置、成品包装与交运等。

4.材料管理的5R原则

进料控制的5R原则指的是适时、适质、适量、适价、适地地采购材料,突出体现了企业在确保需求、成本、品质等各方面对材料供应的要求。

(1)适时(Right Time):在需用的时候,及时地供应材料,不断料。

(2)适质(Right Quality):购进的材料和仓库发出的材料质量符合标准。

(3)适量(Right Quantity):采购数量与存量控制适当,防止呆料过多地占用资金。

(4)适价(Right Price):用合理的成本取得所需材料。

(5)适地(Right Place):从距离最近或供应最方便的供应商进货,确保随时可以进料。

(四)方法

1.方法的含义

处理任何一件事情,都会使用到某种方法。从拿到订单到向客户提供产品,需要各个部门的配合与协调。各个部门之间的协调需要一套有效的方法。一项活动的开展首先应该有事先的计划，之后再采用有效的方法，使实施过程准确地朝着计划的目标发展。

2. 方法的目的

方法的目的包括合理进行生产、使人相处和谐、了解各种数量信息与生产系统状态并通过调整达到目标、提高利用率与人员工作效率以降低成本。

3. 方法的体现

方法可以具体体现为以下六个方面：

（1）为生产工作任务进行有效排序。在有多种材料、一台设备的情况下，每种材料都有各自生产时间和交货期，这就要求安排生产顺序，决定哪个作业首先开始工作，一般应满足以下四个条件：第一，满足顾客或下一道工序作业的交货日期；第二，使流程时间即作业在工序过程中耗费的时间最短；第三，使在制品库存最小；第四，使设备和工人的闲置时间最短。

（2）进行作业安排，即按作业计划安排进行工作任务的分配。流程为：计划确定—安排（人力、机器、原料供应等）—根据作业顺序和生产任务开具指令单（加工单、首件单、入仓单等）—指导人员作业内容。安排步骤为：首先，在生产计划规定的生产开始前，检查各种准备工作是否完成，能否保证生产顺利进行；然后，根据生产能力，核实现有的负荷及生产余力，按作业计划分配操作人员具体职责，并发出开始作业指令。

（3）机械使用方法。不同的机器设备有各自的使用方法，这就要求工作人员能熟悉其性能，很好地掌握操作方法。

（4）收集、记录与传递生产信息。一般以投入/产出控制报告、各种状态和例外报告（预期和延期报告、废品报告、返工报告等）形式表现出来。通过了解各种信息和实际实行情况，知道其偏差幅度，进行随时调整。

（5）生产过程评估。通过个人观察、分析统计报告、分析生产记录等方式对生产过程和生产成果进行有效评估。

（6）调整。根据结果的具体实施情况，对生产计划和生产过程作适当调整，例如添加、减少或变更生产工序，变更生产流量等。

4. 生产进度控制

（1）生产进度控制的内容。生产进度控制是生产控制的最主要内容，它贯穿于整个生产过程的始终，从生产技术准备到产品入库的所有生产活动都与进度控制有关。生产进度控制的主要任务，是按照已经制定出的作业计划，检查各种物料的投入和产出时间、产出数量以及产品和生产过程配套性，保证生产过程平衡进行，保证产品准时包装出货。

（2）生产进度控制的目的。生产进度控制的目的是准时产出，就是要求在设定的时间，按照需要生产出产品。各种物料的产出必须按照计划进行。如果物料延迟，就会影响到整个产品的生产工作；反之，如果物料提前准备完成，会造成在制品积压过多，导致生产费用上升。

（3）生产进度控制的内容。生产进度控制的内容包括：第一，投入进度控制，即对产品或原材料的投入期、数量以及提前期或延后期的掌握。投入进度控制是预先性控制。投入不及时或投入数量不足，必然会造成生产过程中无法平衡进行，产品无法按照制定的期限交货，甚至造成生产中断；如果投入物料过多，生产中的在制品形成积压，会造成生产中的浪费。第二，工序进度控制，即对产品在整个生产过程中的每道生产工序的控制。第三，产出进度控制，是对产品的出产日期、出产数量的限制，其中也包括产出物料与产品的均衡和配套的控制。实现产出是整个生产进度控制的根本目的。

（五）环境

1. 环境的含义

工作场所环境是指各种产品、原材料的摆放，工具、设备的布置和管理。不同的产品对生产环境的要求各有不同，但对生产过程中的管理有很多相通之处。每个产品的生产现场都不一样，但是现场管理的原则是一样的。

2. 环境管理的 5S 管理法

在此，我们介绍生产环境控制通用的 5S 管理法，即整理（Seiri）、整顿（Seiton）、清扫（Seiso）、清洁（Seiketsu）、素养（Shitsuke）。

（1）整理（Seiri），清理现场，区分要用与不用的物品，再将不需要的物品加以处理。

（2）整顿（Seiton），把要用的物品按规定位置摆放整齐，定量、定位，做好标识管理。

（3）清扫（Seiso），扫除现场中设备、环境等生产要素的赃污部位，保持干净。

（4）清洁（Seiketsu），也称为 3S 活动，即维持以上整理、整顿、清扫后的局面，使现场保持最佳状态。

（5）素养（Shitsuke），每个人都要遵守规章制度，养成良好的工作习惯。

目前也有提出 6S 或 5S＋1，即加入了安全（Safety）要素。安全要素指的是按操作规程进行工作，避免事故发生。

五、质量改进

质量改进是对现有"满足质量要求的能力"的进一步提高，从而达到更好的质量效果。产品质量和过程质量都是这种测量的突然体现，可能是技术能力，也可能是管理能力。通过增强满足质量要求的能力,达到产品、过程和体系质量水平的提高。质量改进不仅包括纠正措施和预防措施,更多的是指在合格基础上的提高。

质量改进是指"为了本组织和它的顾客的双方的利益,在组织中采取措施来提高各项活动和过程的效果和效益"。坚持不懈的质量改进是质量管理的基本特点,"质量改进永无止境"是质量管理的基本信念。如果说质量控制是消除偶发性问题,使产品质量保持在规定的水平,即质量维持,质量改进则是消除系统性的问题,对现有的质量水平在控制的基础上加以提高,使质量达到一个新水平、新高度。

(一)戴明环

1. 戴明环的内容

戴明博士最早提出了"计划—执行—检查—行动"循环的概念,所以又称其为"戴明环",见图4—2。"计划—执行—检查—行动"循环是能使任何一项活动有效进行的一种合乎逻辑的工作程序,特别是在质量管理中得到了广泛的应用。

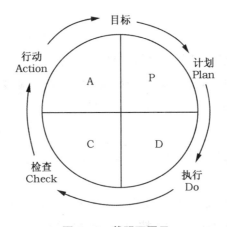

图4—2 戴明环图示

"计划—执行—检查—行动"的英文为 Plan-Do-Check-Action,"计划—执行—检查—行动"循环又称为 PDCA 循环。其意义如下:

P(Plan)——计划,包括方针和目标的确定以及活动计划的制定。

D(DO)——执行,就是具体运作,实现计划中的内容。

C(Check)——检查,就是要总结执行计划的结果,分清哪些对了,哪些错了,明确效果,找出问题。

A(Action)——行动(或处理),对总结检查的结果进行处理。对成功的经验加以肯定,并予以标准化,或制定作业指导书,便于以后工作时遵循;对于失败的教训也要总结,以免重现。对于没有解决的问题,应转入下一个 PDCA 循环去解决。

2. 戴明环的特点

PDCA循环有以下四个明显特点：

（1）周而复始。PDCA循环的四个过程不是运行一次就完结，而是周而复始地进行。一个循环结束了，解决了一部分问题，可能还有问题没有解决，或者又出现了新的问题，再进行下一个PDCA循环，依次类推。

（2）大环带小环。类似行星轮系，一个公司或组织的整体运行体系与其内部各子体系的关系，是大环带动小环的有机逻辑组合体。

（3）阶梯式上升。PDCA循环不是停留在一个水平上的循环，不断解决问题的过程是水平逐步上升的过程。

（4）统计的工具。PDCA循环应用了科学的统计观念和处理方法。作为推动工作、发现问题和解决问题的有效工具，典型的模式被称为"四个阶段""八个步骤"和"七种工具"。

四个阶段就是P、D、C、A。

八个步骤包括：

①分析现状，发现问题。

②分析质量问题中各种影响因素。

③分析影响质量问题的主要原因。

④针对主要原因，采取解决的措施。常用的方式可以概括为对以下问题的回答：为什么要制定这个措施？达到什么目标？在何处执行？由谁负责完成？什么时间完成？怎样执行？

⑤执行，按措施计划的要求去做。

⑥检查，把执行结果与要求达到的目标进行对比。

⑦标准化，把成功的经验总结出来，制定相应的标准。

⑧把没有解决或新出现的问题转入下一个PDCA循环中去解决。

七种工具是指在质量管理中广泛应用的直方图、控制图、因果图、排列图、相关图、分层法和统计分析表等。

自动外接除纤颤器：FDA为什么要从设计阶段介入监管

　　我今天用自动外接除纤颤器这个例子来讲一下为什么FDA的监管要从设计开始。自动外接除纤颤器，一种便携式的医疗设备，电脑化设计，它可以诊断特定的心律失常，测量人的心跳，这样电击就会与之同步，从而有效地输送能量，并且给予电击除颤，是可被非专业人员使用的用于抢救心源性猝死患者的器械。现在很多场所都配备了这种设备，比如球场、体育馆、学校等公共场所都有摆放。

产品在当初设计时，是要考虑到多个方面的。因为它是一个便携式器材，那么我们的设计输入要求之一就是它的便携性。

我们今天只是举个例子，假如设计人员从一个泛泛的便携性要求起步。有人可能会假设说，好，便携性就是说整个器械的重量是 8 磅。我们说可以，暂且假定这个 8 磅是正确的。但是从提出的 8 磅要求开始，设计人员就要想了，是金属外壳还是塑料外壳？如果是金属外壳，我们要用什么样的金属，它的重量是多少？我们还有其他更多的设计输入指标，比如说，设计人员还要非常明白这样的器械会产生静电，还会有无线电波频率干扰的问题。所以这个外壳的金属及其重量要能够屏蔽其他的电波，以免干扰器械的遥感测量功能。

随着项目设计进展的继续，越来越接近最终成果时，改动设计的控制，就越来越严格，要求设计人员最好能够在纸上谈兵的阶段就发现问题，然后进行测试、检查、提出质疑，确认设计输出与设计输入是否相符。

设计人员会把这个除纤颤器拿出去，问问急救员或者认为会使用这种器械的人，会告诉他们，我们的设计非常好，想让你们把这个器械拿去用用，不是正式使用，而是在公司所能控制的情境里，目前这个器械是否能够满足用户的需要、是否符合它预期的用途？注意要保证他们确实放到实时情境中去看。

这样，如果那个急救员带一个包，一个装了各种各样输液袋、绷带等东西的背包，那就是 10 磅，他们还要带对讲机以方便交流。假如他们通常要带 10 个器械跑到患者或者跑到一个现场去，那就一定要他们带上那 10 件装备或器械包。

经过测试，设计人员会问他们："现在我还要你们带着这个 8 磅的除纤颤器。"你们猜怎么样？说不定，他们背着这 8 磅，再加上所有其他的东西就太重了。但愿当初设计人员决定 8 磅是便携标准时，那是一个好的决定，一个好的假设。但假如并非如此，假如设计人员在开始时没有征求使用者的意见，那设计人员现在就要考虑了，可能要回过头去调整这个器械的重量。

案例说明，设计输入非常重要，我们必须知道的是，那个除纤颤器要足够轻巧，在急救人员或其他用户需要携带各种各样器材的情况下仍然便于携带。

（资料来源：金姆·特劳特曼（Kim Trautman），2007 年关于质量系统法规 21 CFR 820 的简介，作者根据录音资料翻译整理。）

（二）六西格玛管理

六西格玛（6σ）管理是一种持续改进产品和服务质量的方法，内容包括加快产品开发，大幅度提高产品质量，以及通过调整生产过程来降低成本等，希望以此来提升企业的竞争力。

六西格玛概念作为质量管理概念,最早是由摩托罗拉公司的比尔·史密斯于 1986 年提出。其目的是设计一个目标:在生产过程中主流程的缺陷次数,防止产品变异,提升质量。对六西格玛管理的真正应用是通用电气公司的实践,由杰克·韦尔奇于 20 世纪 90 年代对这一概念进行了发展。六西格玛管理是在总结了全面质量管理成功经验的基础上,提炼出其中流程管理技巧的精华和最行之有效的方法,成为一种提高企业业绩与竞争力的管理模式。该管理方法在摩托罗拉、通用电气、戴尔、惠普、西门子、索尼、东芝、华硕等众多跨国企业的实践,证明是卓有成效的。为此,国内一些部门和机构大力推广六西格玛管理。

六西格玛在统计学上用来表示数据的分散程度,对连续可计量的质量特性,可用 6σ 度量质量特性总体上对目标值的偏离程度。其缺陷是指产品或过程输出不满足(没有达到或超出)要求。缺陷机会数是指产品或过程的输出可能出现缺陷数量。如一张表格有 20 个栏目就有 20 个出现填表缺陷的机会;一块线路板有 100 个焊点就有 100 个出现焊接缺陷的机会。6σ 是一个目标,这个质量水平意味的是所有的过程和结果中,99.99966% 是无缺陷的。也就是百万分之 3.4 件有缺陷,这相当于人类能够达到的最为完善的境界。

从统计学的观点看,通常用百万机会缺陷数(DPMO)表示 6σ 水平,即:

$$DPMO = \frac{总缺陷数 \times 10^6}{产品总数 \times 机会数}$$

西格玛水平(详见表 4-1):

6 个西格玛=3.4 失误/百万机会——卓越的管理,强大的竞争力和忠诚的客户;

5 个西格玛=233 失误/百万机会——优秀的管理、很强的竞争力和比较忠诚的客户;

4 个西格玛=6 210 失误/百万机会——较好的管理和运营能力,满意的客户;

3 个西格玛=66 807 失误/百万机会——平平常常的管理,缺乏竞争力;

2 个西格玛=308 537 失误/百万机会——意味着企业资源每天都有 1/3 的浪费;

1 个西格玛=690 000 失误/百万机会——每天有 2/3 的事情做错,这样的企业无法生存。

表 4-1　　　　　　　　　　　　西格玛水平对照

西格玛水平	DPMO	西格玛水平	DPMO	西格玛水平	DPMO	西格玛水平	DPMO	西格玛水平	DPMO
1.5	539 828	2.4	184 060	3.3	35 930	4.2	3 467	5.2	108
1.6	460 172	2.5	158 655	3.4	28 717	4.3	2 555	5.3	72
1.7	420 740	2.6	135 666	3.5	22 750	4.4	1 866	5.4	48

西格玛水平	DPMO	西格玛水平	DPMO	西格玛水平	DPMO	西格玛水平	DPMO	西格玛水平	DPMO
1.8	382 088	2.7	115 070	3.6	17 865	4.5	1 350	5.5	32
1.9	344 578	2.8	96 800	3.7	13 904	4.6	968	5.6	21
2.0	308 537	2.9	80 757	3.8	10 700	4.7	687	5.7	13
2.1	274 253	3.0	66 807	3.9	8 198	4.8	483	5.8	8.6
2.2	241 964	3.1	54 799	4.0	6 210	5.0	233	5.9	5.5
2.3	211 856	3.2	44 565	4.1	4 661	5.1	159	6.0	3.4

六、质量成本管理

质量成本就是组织为了达到(保证)产品质量而发生的成本和未达到产品质量而导致的损失。在一些管理者的眼中，降低成本与保证产品质量是矛盾的。其实真正有竞争力的组织会关注质量对于产品竞争力的重要性，同时，也要善于用科学的成本管理方法来降低成本。质量成本管理的目标在于保持成本与质量的平衡。

成本管理并不单纯是为了节约开支，也不单纯是为了控制浪费。如果管理质量成本时只考虑钱花得越少越好，只会让组织的产品失去质量竞争优势，使产品在市场上四处碰壁。组织在追求产品竞争力的过程中，必须将成本价格控制在合理范围内，否则将难以保证产品质量。而这不单单是对各个产品制成材料的采购方面的要求，还包括对设备的选用、对作业人员的培养等方面的管理，但也不可盲目追求低价格。因此，正确地做好质量成本管理，保持成本与质量的平衡，是组织生产出具有竞争力产品的最好方法。

虽然很多组织打出了"质量是生命""质量第一"这样的标语，但还是有一些管理者认为质量管理是一项烧钱的项目，因为质量成本的支出不会直接创造出价值。这种对质量成本的错误认识表明，管理者们并不清楚质量成本的投入将为组织创造的价值，更不明白自己在保证产品质量方面应承担的责任。于是决策者放宽了对产品质量的要求，大力压缩预防和检验成本，导致产品质量难以达到标准，而且后期的返工、报废等带来很大的成本浪费，甚至为此付出惨重代价。许多失败的教训证明：质量成本的支出不是凭空烧钱，而是将后续可能出现的质量问题率先扼杀在摇篮里，降低后期的成本投入。组织应该树立正确的成本管理意识，学会在早期质量预防上投入适量的成本，这样就能够大大减少后期的质量故障成本。

第五章　转化科学原理

第一节　转化科学概述

一、转化科学的含义与进展

(一)转化科学的提出

20世纪60年代中后期的两篇文章最早记载了转化科学的相关概念(从实验室到临床)。1966年的美国《生物科学》(*Bioscience*)杂志首次出现"Bench To Bedside"(B2B)一词。

1974年,美国科学家S. Wolf在《新英格兰医学杂志》上首次诠释了"从实验室到临床"这一新的科学概念。

1985年,M. S. Gold等在《酒精与物质滥用》(*Advances in Alcohol & Substance Abuse*)杂志发表的文章中重申了这一概念,使之得到了广泛的认同和共识,成为转化科学研究中的重要术语和内容。

1993年,美国国家癌症研究所J. L. Mulshine首次在《癌症》杂志上著文,就癌症预防的科学基础提出转化研究的概念,指出通过转化研究,分子生物学的重要应用可能极大地改善癌症控制的预防策略。

1994年,美国Rochester大学医学院的G. R. Morrow在《癌症》杂志上正式提出"转化科学"的概念,这是首次将转化科学研究概念上升到科学研究的层面。

(二)转化科学的含义

转化(translation)是将一种事物变成另一事物的转换形式。这里是指将抽象的想法概念转变为实际应用或由理论投入到实践的过程。科学是指将各种知识通过细化分类(如数学、物理、化学等)研究,形成逐渐完整的知识体系。转化科学(translation science)是将科学研究应用于工业、生产或实践等其他领域,由理论转化为实践或由理论转化为产品的过程。

转化科学是科学技术或者研究成果转化为人类社会进步动力的必要过程,它其实是各种领域转化科学的总称。其目的在于把各个领域的基础研究成果(理论、概念等)迅速有效地转化为可以实际应用的成果(产品等)。转化科学的出现和应用,使基础理论研究和临床应用以及实际生产有了更直接、更有效的联系。

转化科学是近年来新出现的一门学科,它涉及人类发现的科研成果如何系统运用解决实际问题这一方面。

二、转化科学的进展

(一)转化科学的进展

尽管全球的转化科学研究取得了较大进展与成功,但是把基础的科学研究转化成安全有效的应用产品的进展却是缓慢的,甚至可以说转化科学的成功是有限的。一面是科学技术的迅猛发展,另一面却是研究领域内日益复杂的监管环境和商业环境的协商难题,转化科学面临着前所未有的挑战,存在着诸多问题需要克服。

1. 转化科学的复杂性

转化科学需要在实验室进行连续性研究。转化科学研究刚刚起步,没有典型的范例可以参考,如何科学、有效地开展项目研究尚处于探索阶段;转化科学的运行机制、教育体制更处于摸索时期,如何整合各部门、各学科力量,共同解决转化科学研究所涉及的靶标确认、知识产权、转化方案、试验设计以及经费筹备等各项问题,需要进一步的摸索与探讨。

2. 转化科学研究耗资巨大

尽管转化科学研究的经费来源多元化,但每种渠道都有其局限性。《新英格兰医学杂志》的一项研究指出,研究人员和政策分析家最近强调在转化医学研究领域加大资金投入的重要性。美国国家卫生研究院(NIH)是转化医学研究资金的重要来源,但未建立起转化医学研究与基础研究的竞争机制,以病人为导向的临床研究未得到与基础研究同样的重视。这些主要的基金系统对基础研究的偏爱态度带来的后果是:选择一些研究课题时缺乏足够的严密性,相当多的研究仅产出数据结果,未能转化为解决具体科学问题的有用信息。

3. 转化科学研究人员缺乏

现有的科学研究更偏重于回报率高的领域,因此,转化科学的科学家职业化至关重要。转化科学研究人员的短缺涉及教育问题,通常能够将实验室和生产结合起来的转化科学研究者需要具有实际生产领域和基础领域的硕士学位或博士学位,而获得硕士学位或博士学位的道路并不容易。可以说转化科学科学家的缺乏,成为威胁学术研究的系统性问题。

4. 转化科学研究机构的组织结构与机制

理想的转化科学中心的组织结构与运行机制应该能更好地支持转化科学研究。但目前建立起现代的转化科学中心组织结构并能有效运行的尚不多见。而传统的科学研究组织中,常缺乏促进转化研究的机制,基础科学家和实际操作生产人员分离,限制了二者相互启发的机会,导致研究人员之间合作的学术障碍。

(二)转化科学提出的意义

转化科学的目的是把基础研究、产品开发等方面的科研成果同实际生产做成一个系统的整合,同时在实验室和实际产品生产之间建立起一种双向的联系,科研成果能推动产品的生产,其结果也可以加速科研的进程,这样一个系统对于改善医疗系统和公共卫生系统发挥着巨大的作用。为此,在我国"十二五"期间,作为一门新兴边缘学科的转化医学(translational medicine)就被纳入国家战略规划。转化医学又名转化医学研究、转化研究或转化科学,也被称为从实验室到临床。在 21 世纪的今天,"转化医学"已成为国际生物医学界一个非常响亮的专业词汇,其关键要义就在于打破基础生物医学研究和临床医学之间固有的屏障,把基础研究获得的生物学知识快速转化为临床治疗和卫生预防的新技术、新方法、新策略。

三、转化科学的发展模式

(一)建立转化科学中心

转化科学的发展需要新的资源组织形式和结构,在社会公众、企业、慈善基金、大学、基础研究人员和包含操作人员在内的生产一线间建立新的信任关系。Luijten 等提出了转化科学研究公—私合作的概念,并介绍了公—私合作的经典案例。Pozen 等认为,转化科学研究组织(Translational Research Organizations,TROs)提高了科学发现的实际影响,并在多学科协作、宣传活动、共享资源和设备等方面发挥多方面的作用,建立了由资金、人才、创造、确认、传播、外部采纳和协作七个模块组成的转化科学中期绩效考核体系。目前,美国已建立了62家临床与转化科学中心,我国很多科疗科研机构也陆续成立了不同规模的转化科学中心,推动了转化科学理念在我国各领域的广泛传播。

(二)优化转化科学运行机制

转化科学需要打破实际生产与基础之间的壁垒,建立转化科学平台,实现跨专业、多学科交叉协作,促进转化科学运行机制的优化。Krontiri等探讨了以美国为首的转化科学资源组织形式与运营机制。在转化科学研究和产品研发中,项目团队是核心,而资源协调者起着重要的纽带作用。他们将大学或研究机构中不同学院内的研究者集合起来,讨论在实验操作、具体生产等方面深入进行转化科学研究合作的可能性,并创建转化科学合作团队,团队成员包括该转化科学项目所需学科群的研究专家,向团队成员介绍研究团队的结构和运行方式。

综上所述,尽管转化科学在全球发展迅速,但仍面临着很多亟待解决的问题,例如,基础研究时间长,实际生产与基础双向转化困难,转化研究资金不足,转化研究人员缺乏,工具不到位等。这就需要改变传统的科学研究模式,构建符合转化医学发展要求的转化科学中心,优化转化科学运行模式,促进科技成果更快、更好地惠及广大群众。

四、转化科学的基本要求和成果

(一)转化科学的原理

转化科学的原理是打破基础理论研究和实际临床操作之间的障碍并在其间建立一种双向关系。这就让理论和实践有了更为直观且有效的联系,同时这种联系还可以促进双方的发展,基础理论研究成果能快速地转化为实际的临床操作和产品生产,产生的经验或者结果又反过来促进基础理论的研究。比如,在转化医学中,从实验室到病床,把基础研究获得的知识成果迅速有效地转化为临床上的治疗诊断方法,同时在临床上针对疾病的进程和特性进行观察并提供反馈意见来促进基础研究,从而提高整体的医疗水准。转化科学是一种全新高效的科学模式,即建立理论与实践之间的双向关系,相互促进,共同成长。可以说转化科学是一种具有确定性和可行性的创新行为,对各个领域的科研发展都提供了一种新的思路和模式。

(二)转化科学的前景

转化科学已经成为当今各个领域创新突破的前沿和热点,在世界范围内发展日新月异,成为最具前景的研究领域之一。同时,该领域国际竞争也日趋激烈,已成为衡量一个国家生产力和科学发展水平的重要指标。转化科学近年来发展迅速,已经引起世界各国的广泛关注和重视,其中,为癌症的研究也带来了新的曙光。基础研究与临床引用之间的鸿沟正在减小,两者之间的矛盾在其双向联系与互动中不断弱化或得到解决。但同时,这也是一种打破以往单一课题组研究模式的方式,在研究过程中涉及复杂的过程、多学科跨领域的合作与交流,在转化型研究团队并未建设完全的今天,转化科学可能在短期内无法有显著的成果。在世界各国都给予高度重视的情况下,转化科学必将在各领域发展中扮演重要角色。

(三)转化科学的成果

以医疗产品为例,医疗产品是预防和治疗疾病、医疗保健、抗病救灾的特殊产品,它是多学科的高技术密集型产品的结晶。近几年来,随着我国国民经济的发展以及医疗水平的提高,全国各大医院对高中低端医疗产品的需求急剧增加,这就给医疗产品行业发展带来了极为广阔的前景。然而,我国目前的医疗产品仍处于低层次徘徊阶段。

医疗器械是医疗产品中的重要组成部分。我国医疗器械行业才发展十几年,与国外公司相比,我国具有自主研发能力的医疗器械公司少之又少,当前整个医疗器械市场基本被国外公司产品所占据,我国相当一部分企业仅仅生产小型仪器或者做代理服务,因而能获得的利润也是极低的。造成这种现象的深层次原因是医疗器械研发具有高度的复杂性,而传统的条块分割严重阻碍了医疗器械开发,存在着发明源头或需求源头的一线医疗卫生工作者与实际研发的工程师严重脱节的问题,结果导致医生有想法、有需求却无产品,而工程师是有产品、有办法却不知市场真正需求,无法实现研发到临床的真正过渡。

转化科学正是针对这些问题并极力去解决这些问题,即加强科研工作的统筹,重视研究力量整合,促进研发与应用的有效结合。不少科学转化平台或相关机构通过鼓励有创新和实际研发能力的相关企业进驻,将一线人员的实际需求或想法通过第三方传递给研发人员,实现产学研的有机结合,并且从法律层面解决一线人员的后顾之忧。转化科学研究建设和发展促进了医疗器械研发成果快速、有效转化,这不仅解除了医疗卫生人员创新的束缚,还开辟了一条新的科研成果转化之路。

（四）转化科学实例

1. Nature：构建将成纤维细胞分化为神经元的重编程方法

转录因子的应用

美国斯克利普斯研究所的研究者发现，某些转录因子的瞬时表达可赋予非神经细胞以神经元的特性，并可将皮肤细胞诱导分化为神经元细胞。研究人员利用传统的电生理记录方法和新型高灵敏度的测序方法测试了 598 对转录因子，鉴定出 76 对转录因子。这些转录因子可以诱导小鼠成纤维细胞分化成具有神经元特征的细胞。接着，这些由皮肤细胞（具体为成纤维细胞）产生的合成神经元（synthetic neuron）开始长出突触，并尝试着彼此间进行通信。该研究有助于在可重复的条件下，在培养皿中开展自闭症、阿尔茨海默病、成瘾和精神分裂症等常见脑部疾病的研究。

（资料来源：Tsunemoto R，Lee S，Szucs A，et al. Diverse reprogramming codes for neuronal identity[J]. Nature，2018，557(7705)：375−380.）

2. Science：发现肠道微生物利用免疫反应在肠道黏膜中定植

肠道细菌利用 IgA 在肠道黏膜中定植

美国加州理工学院等机构的研究者证实，一种特定类型的肠道有益细菌能够利用 IgA 在肠道黏膜中定植。研究人员选择了一种名为脆弱拟杆菌（bacterioides fragilis）的细菌，通过观察其所在的位置来研究这种细菌与肠道的共生关系。他们通过对小鼠肠道样本进行电镜成像，观察到脆弱拟杆菌聚集在较厚的肠道黏膜层的深处、靠近肠道表面的上皮细胞。每个脆弱拟杆菌都被包裹在由碳水化合物组成的较厚的荚膜中，而荚膜通常与试图掩盖自己而免受身体免疫系统识别和攻击的病原菌存在关联。研究人员发现，IgA 实际上帮助脆弱拟杆菌黏附到肠道上皮细胞上；而在缺乏 IgA 的小鼠中，脆弱拟杆菌不易在肠道表面上定植并无法保持长期稳定。因此，研究者认为，这种对脆弱拟杆菌荚膜产生的 IgA 免疫反应有助于将其锚定在肠道上皮表面，因而提供一种生存优势。

（资料来源：Donaldson G P，Ladinsky M S，Yu K B，et al. Gut microbiota utilize immunoglobulin A for mucosal colonization[J]. Science，2018，360(6390)：795−800.）

3. J Clin Invest：开发出新型通用型 HIV-1 抗体药物

串联双特异性的广谱中和性抗体

香港大学的研究人员通过工程化开发出一种串联双特异性的广谱中和性抗体（bispecific broadly neutralizing antibody，bs-bn Ab），并将这个单基因编码的串联双特异性免疫黏附分子（bispecific immunoadhesin molecule，Bi IA）命名为 Bi IA-SG，作为预防和干预治疗 HIV-1 的潜在创新药物。研究发现通过保留每个亲代 bn Ab 的 2 个单链可变片段（single-chain variable fragment，sc Fv）结合域，Bi IA-SG 显示出显著的广谱性和效力。它能够抵御 124 种具有遗传多样性的 HIV-1 病毒菌株，还能有效抑制 HIV-1 在人源化小鼠体内的活性。该结果表明 Bi IA-SG 是一种有前途的基于 bs-bn Ab 的生物医学干预措施，可临床开发用于预防和治疗 HIV-1 感染。

（资料来源：Wu X，Guo J，Niu M，et al. Tandem bispecific neutralizing antibody eliminates HIV-1 infection in humanized mice[J]. *J Clin Invest*，2018，128（6）：2239—2251.）

第二节　转化医学原理

一、转化医学的概念及研究内容

(一)转化医学的含义

"转化医学"的概念由意大利学者 J. Geraghty 于 1996 年在 *Lancet* 杂志上正式提出。2003 年，美国 E. A. Zerhouni 在 NIH 路线图计划（NIH Roadmap）中正式引用此概念。转化医学的核心是要将医学生物学基础研究成果迅速有效地转化为可在临床实际应用的理论、技术、方法和药物，它要在实验室到病房之间架起一条快速通道。

通常地说，转化医学是指能够很好地将基础研究与解决患者实际问题结合起来，将基础研究的成果转化为实际患者的疾病预防、诊断和治疗及预后评估的医学研究。

(二)转化医学的起源

转化医学理念在 20 世纪 90 年代就已经出现。1992 年，美国《科学》杂志提出从实验室到临床的概念；1996 年，*Lancet* 杂志出现"转化医学"一词。随着科学技术的发展,人们在解决人类健康问题上取得了很大的进步,但科研领域人力、物力的投入与问题解决之间并不对应,投入大,产出少。为了促进医学继续进步,长时间来大量的经费被投入各种复杂疾病的相关研究中,由此积累了大量的成果,但基础研究与临床的脱节导致许多成果没有迅速投入临床应用中,人们的健康水平也未得到显著改善。而且人体极其复杂,任何一个具体的健康问题往往不是一个领域的专家就能将之解决的,一个关键问题的解决,其中诸多环节来自不同的实验室,甚至完全不同的研究领域。随着工业化的发展和生活方式的改变,人类疾病谱在不同国家有着很大的差异。同时,由于寿命的延长带来慢性疾病发病率的升高,使医疗资源消耗不断增加,医疗负担越来越沉重。因此,疾病的预防和早期干预将是一个重要的课题。传统的单因素研究方法已无法满足这些慢性病的防治需要。

有鉴于此,科学家们开始呼吁一种新的理念——从实验室到临床。这一理念逐渐演变成了人们所熟知的一个词——转化医学。这将改变未来医学的研究模式,也意味着个人乃至小实验的研究方式将向更大的团队合作的模式进行转变。

(三)转化医学的研究内容

转化医学研究是生物医学发展特别是基因组学和蛋白质组学以及生物信息学发展的时代产物。转化研究的中心环节是生物标志物的研究,通过开发和利用各种组学方法以及分子生物学数据库,筛选各种生物标志物,用于疾病危险度估计、疾病诊断与分型、治疗反应和预后的评估,以及治疗方法和新药物的开发。

转化研究将通过下述三个方面推动预测、预防和个性化医疗(Predictive,Prognostic and Personalized medicine,简称3P)的发展。

1. 分子标志物的鉴定和应用

基于各种组学方法筛选出早期诊断疾病、预测疾病(个体疾病敏感性预测)、判断药物疗效和评估患者预后的生物标志物及药物靶标。靶标的确立,有助于有针对性地探索新的药物和治疗方法,提高药物筛选的成功率,并缩短药物研究从实验到临床应用阶段的时间,提高研究效率。这些标志物的开发应用,将对疾病预防和诊断及治疗发挥有效的指导作用。与此相关联的产品开发将会是一个很大的产业。

2. 基于分子分型的个体化治疗

恶性肿瘤和心脑血管病及糖尿病等大多数慢性病是多病因疾病,其发病机制复杂,疾病异质性很大。因此,对这些疾病不能采用单一方法(如同一药物、相同的剂量)来进行疾病诊治。一种尺度适合所有人(one size fits all)的医疗时代已经过去。基于患者的遗传、分子生物学特征和疾病基本特征进行分子分型,以此为基础实施个体化的治疗是现代医学的目标。实施个体化的治疗,可以合理选择治疗方法和药物(包括剂量），达到有效、经济和最小的毒副作用的目的。分子医学（molecular medicine）和个体化医学（personalized medicine）都是转化研究产生的结果。

3. 疾病治疗反应和预后的评估与预测

由于遗传、营养、免疫等因素的差别，同一种疾病的患者，对同一种治疗方法或同一种药物的效果和预后可表现出较大的差异。在分子生物学研究的基础上，我们可利用经评估有效的生物标志物（如患者的基因分型、生化各种表型指标等），进行患者药物敏感性和预后的预测，选择敏感的药物和适当的剂量，以提高疗效和改善预后。通过临床与实验室关联性研究（clinical-laboratory correlative studies），找出规律，阐明疾病的发生发展机制，以循证医学的原则实施医疗工作。

二、转化医学的发展

(一)国际上转化医学的发展

2003 年，美国 NIH 把转化医学作为一种新的医学研究分支重点开展研究，每年斥资 5 亿美元在哈佛、印第安纳诸多知名大学建立临床与转化科学基金项目（Clinical and Translational Science Award，CTSA），极大地推动了转化医学的发展，并在全世界范围内掀起了转化医学研究的热潮。

美国、英国、中国、意大利和日本是开展转化医学研究的主要国家，且学科分布相对均衡。2003 年，美国 NIH 出台了转化研究路线图，转化医学的文献量开始显著增长。在疾病的预防和诊断方面，转化医学主要侧重于生物标记物的鉴定和应用的研究；在治疗方面，转化医学主要侧重于药物基因组学和个体化用药的研究，是后基因组时代兴起的新学科。而分子医学和个体化医学也是转化医学研究产生的结果。国际上肿瘤转化研究的热点主要为肿瘤分子标志物的基础发现与转化研究，以联合化疗为主的药物疗效优化研究，以及将免疫学、基因组学与临床医学结合起来的免疫治疗和分子靶向治疗研究。心血管疾病转化研究涉及较多的是心脏病、心力衰竭、心肌梗死、冠状动脉疾病、脑缺血、中风、动脉硬化等。干细胞及其转化应用是生命科学与生物技术研究的前沿，具有重要的科学意义和广阔的应用前景。

(二)我国转化医学的发展

1. 我国转化医学的进展

转化医学在我国尚处于起步和摸索阶段，但发展很快。自 2010 年以来，我国转化医学研究机构建设形成规模化发展，相继成立了 130 多家转化医学中心或研究院，其中 12 家与国际机构合作并带动了转化医学研究机构走向国际化。由于缺乏共识规范与标准,研究合作仍以意向性为主,具体运行和落地实施的转化研究项目仍较少。受科技和经济发展水平的影响,我国转化医学中心建设的地域性差异也非常明显,大多集中在东部发达地区,而中西部则较少。已有有识之士建议向中西部拓展转化研究的研发与协同合作基地。比较成熟并且有特色的研究院或中心有:2012年建立的第二军医大学转化医学研究院、2014年中国人民解放军总医院成立的生物治疗转化医学病房和南昌大学转化医学研究院等。

2. 我国转化医学的研究重点

转化医学是国家重点支持项目,2011年7月,国家"十二五"科学和技术发展规划发布提出了"强化临床医学和转化医学研究""系统推进转化医学平台的建设"和"建立转化医学等研发平台"。我国转化医学研究主要偏重于肿瘤领域,约占25%,明显高于心血管疾病、消化系统疾病、内分泌与代谢疾病、神经系统疾病等其他疾病领域的研究。在肿瘤领域,我国转化医学研究偏向于MicroRNA在恶性肿瘤中的基础研究和肿瘤分子靶向治疗药物及其临床效果研究,其他比重较高的研究领域为心脑血管疾病、糖尿病、类风湿性关节炎临床转化研究和干细胞。中国科学院的研究者通过对TCGA(The Cancer Genome Atlas)数据库进行数据挖掘,发现可以以CDKN2A和TP53基因作为特征基因对胶质母细胞瘤进行分型,并成功地在小鼠上诱导了具有人胶质母细胞瘤典型病理和分子表达特征的胶质母细胞瘤模型。该模型的成功建立对胶质母细胞瘤进行分型提供了可靠的模型支持。

3. 学术研究团体与转化医学

为什么现在疾病越来越多? 除在客观上有许多原因之外,还与人们在主观上对医学模式的认识有关。单纯的治病是在一定程度上起到了预防一部分疾病的作用,但对于大规模的防治疾病特别是慢性非传染性疾病的效果不是很好。通过转化医学的介入,可以大规模地预防各类疾病,防患于未然,减少人类的疾病,保护人类的健康。随着转化医学学术组织建立,如转化医学学会,并制定相应的转化医学的任务,通过创建转化医学期刊,创建转化医学基金,设立转化医学奖项,以促进转化医学人才的培养,相信转化医学在未来一定会取得更长远的发展,更好地造福于人类。

4. 医疗机构与转化医学

在实施教育方面,要以转化医学思想指导医院学科建设。学科是医院的基础,是以学术范围为基础,对科学研究与科学应用领域进行的划分,主要分为基础医学学科和临床医学学科。学科建设是医院建设的重要任务,是医学院校附属医院立足和发展的生命线,其建设水平直接反映出医院整体水平和学术地位。在医院学科建设过程中,往往出现基础与临床脱节的现象,使本应具备的融合特色没能展示出来。因此,以转化医学思想指导学科建设显得尤为重要。

(三)转化医学在我国的发展前景

1. 纳米技术与转化医学

随着纳米科技的发展,纳米技术在医学检验诊断、药物递送、基因治疗以及生物修复等生物医药领域显示出广阔的应用前景。但近些年来,由于主流观点对生物纳米材料的安全性存在争议与误解,纳米材料被贴上了有毒的标签。再加上制备工艺方面存在控制难、重现性差和放大效应强等技术壁垒,导致纳米技术在转化医学领域的成果寥寥无几。最近,随着"纳米毒性源于物理损伤"新学说的诞生,生物可降解性和生物相容性被列为纳米材料安全应用的基本原则,使纳米毒性逐渐被正视;同时,将基于分子水平的科学设计与过程工程学的精密控制相结合,有望攻克生物纳米材料制备的核心技术,从而打开纳米技术转化医学的新局面。

应该说纳米技术发展至今,已带来巨大技术进步和经济效益。纳米技术在生物医药领域的应用具有巨大潜力,大量的基础研究成果预示其在药物递送、生物成像和生物传感器等方面具有巨大优势。研究纳米毒性的根源对纳米载体安全设计有重要意义,在分子水平对纳米生物材料进行设计和质量控制是实现产业化的必由之路。切不可由于对纳米材料生物毒性的误解而停滞不前。

转化医学作为一种新的医学研究模式,是循证医学的延伸,是分子医学与宏观的临床医学相结合的产物,是后基因组时代基因组学和生物信息学革命的结果。我国转化医学研究刚刚起步,目前的表现是成立医学转化研究中心、召开转化医学会议等。中医产品如何开展转化医学研究,顺应世界医学发展的潮流,促进中医产品发展,为人类健康作出更大贡献,是值得中医产品界同仁们深思的当务之急。

2. 产学研结合与转化医学

转化与应用将越来越向纵深方向发展,为目前尚无有效治疗手段的组织器官缺损提供可能的治疗策略,不断造福患者。以中国产学研合作促进会为例,该会作为一个跨界融合的创新平台,已支持构建了100多个不同领域、不同行业、不同学科的产业技术创新联盟,如干细胞转换医学标准、心脑血管病诊疗、疼痛康复、现代诊疗、转化医学与生物技术、泌尿生殖、人体修复、肿瘤微创、药用辅料与制剂、现代藏药、脊柱健康、移动体检、肛肠诊疗、虫草素等。与健康医学关联的创新联盟,通过产学研医深度融合,推动跨领域、跨行业协同创新,有力地促进了健康医学创新发展。

3. 外泌体与转化医学

近年来,外泌体在生物医药研究领域受到高度关注,在疾病无创性诊断、肿瘤液态活组织检查、精准药物研发和临床疗效监测等方面均有大量的外泌体相关研究报道,尤其是在疾病的无创性诊断技术和治疗策略的临床转化领域的应用令人期待,能否真正实现成批次的转化成果并推动精准医学的发展，还有待时间的考验。外泌体自身的"STAR"特质已经决定了其未来不应该是转瞬即逝的流星。作为生物体内天然的纳米成分，外泌体的研究在更大程度上受限于纳米技术的进步，尤其是生物纳米材料、纳米光学、微流体技术、单分子定量研究技术等学科交叉领域的发展。如果能尽快解决单一外泌体水平的分子检测难题，特别是建立具有临床检测可行性的单一外泌体检测方案，充分解决外泌体异质性问题，将大大推动外泌体的转化研究进程。

4. 基因测序技术与转化医学

传统的肿瘤生物学研究往往是一次实验聚焦于一个基因或一个信号通路，而肿瘤基因组研究获得的是高通量大数据，通过整合性系统生物学分析，人们极有可能对肿瘤产生新的认识。已完成的几项癌症基因组测序研究结果均提示，肿瘤是一个异质性较强的病变，其构成成分含有多个克隆来源的细胞。传统针对癌症的细胞毒性药物往往针对某些癌症克隆细胞，故临床上只有 20%～30% 的患者对化疗有应答。肿瘤抗药性是肿瘤治疗中的一大难题。通过基因组测序研究，有望解析不同肿瘤克隆的变异特征，发现优势克隆中的药物敏感基因靶点。此外，肿瘤耐药的另一个原因来自肿瘤微环境，尤其是靶向治疗药物的耐药往往与微环境源性因素有关，如对 BRAF 抑制剂的耐药与间质细胞源性肝生长因子升高有关。基因组测序技术的快速发展使得癌症基因组测序成本不断下降，使其朝着临床实用又迈近一步。该技术在癌症风险预测、癌症早期诊断、癌症分子分型与预后评估、癌症最优的治疗方案选择，特别是分子靶向治疗方案选择及药物疗效的预测等诸多方面均具有广阔的应用前景。另外，癌症基因组学研究产生海量数据的处理与分析，对临床研究人员是一大挑战。基因组测序发现的众多高频突变基因的生物学/临床意义及对癌症发生、发展的作用机制需要后续大量的验证性研究，这需要高通量的 RNAi 实验、细胞培养实验、小鼠模型构建等。

三、转化医学的发展趋势

随着临床医学情况的不断变化和形势的进一步发展，转化医学的意义愈加广泛，包含了更多的内容，从患者角度开发和应用新技术，强调的是患者的早期检查和对疾病的早期评估。在现代医疗中，我们看到研究进程向一个更加开放的、以患者为中心的方向发展，以及对于从研究出发的医学临床实践的包容。

(一)鼓励学科交叉

转化医学主张基础与临床科技工作者密切合作，由临床研究者对疾病的进程和特性进行观察，提出意见，促进基础研究，再由基础研究人员进行深入研究，然后将基础科研成果快速转向临床应用，为临床治疗提供用于疾病医疗的新工具，从而提高医疗总体水平。而这需要多学科成员组成科研小组,发挥各自的专业优势,进行多学科交叉的研究,通力合作,共同完成。随着科技的发展及医学模式的转变,各学科间的联系越来越紧密和广泛,任何重大科研项目的突破都需要多学科、多专业的团结协作,因此,学科建设应以转化医学为指导,整合多学科知识,走开放联合之路。定期组织召开各种学科内和跨学科的学术讲座、学术座谈会、学术报告会,促进学科之间相互交叉渗透,培养好的学术风气,促进学科快速发展。

(二)搭建科研平台

将实验室发现的有意义结果转化为能提供临床实际应用的手段,需要搭建稳定的平台,在基础和临床之间架起交流和沟通的桥梁,使两者能紧密交流和联系,相互完善和发展。因此,要建立基于平台建设的标准化数据收集系统和可以把各方紧密联系起来的信息网络框架,以临床应用的实际需求作为出发点,借助基础研究机构强大的科研力量解决临床的实际问题,最终给病人带来福音。

(三)促进人才培养

在人才培养过程中,一方面要增强基础研究人员对临床知识的重视和尊重,另一方面要提供临床医生进入实验室探索基础研究的机会,使双方均能不断熟悉对方语言,最终将转化医学变成双向通道:从实验台到床旁,再从床旁到实验台,以此良性循环。国内大多数临床工作者接受正规基础科研训练较少,每日直面病患,但临床医生最了解什么是亟待解决的问题,这往往也是最有意义的科研课题。

基于转化医学理论指导下的药理学教学

● 转化医学模式推动药理学教学改革。转化医学是国际上发展最快的医学领域之一。转化药理学概念的提出,使教育工作者在药理学教学过程中加入转化医学理念,促进学生学好药理学,有助于新世纪医药人才的培养。传统的药理教学模式易使学生对枯燥的课堂教学感到厌倦,学生对知识的掌握也仅靠死记硬背,不能做到学有所用。转化医学模式对传统的教学模式进行改革,从基于网络技术的教学改革入手,创建一种既能发挥教师主导作用,又能培养学生主动性,并且将基础研究与临床应用之间紧密结合的教学模式。

● 转化医学模式的课前准备。教师授课前与临床医生进行病例分析,整理、总结讲授内容,将其与疾病的临床表现、发病机制和治疗机理进行转化,突出药理教学的重点、难点,为临床实践打下基础,创新转化医学模式的讲授方式。

● 转化医学模式的课堂实践。教学过程中要根据教学目的、教学内容选择讲授方式。先给出病例，再展开药理学相关知识的讲解。将同一专业、同一年级两个班级的同学，以班级为单位分成两组，即传统教学模式组和转化医学教学模式组。传统教学模式组进行正常的传统教学；转化医学模式组减少一半的理论学时，减少的理论学时由网络教学取代，在实践教学方法即课外活动上，深入实验基地和附属医院，进行转化医学的改革。

● 转化医学模式的课后实践。以网络教学为主，学生自主学习为中心，培养学生利用网络教学资源进行自主学习的主动性，以及通过网络获取最新进展的能力。授课过程中加强基本技能训练，让学生更直观地接受知识，无论是动物的抓取、给药、检验仪器的使用，还是机体内药物代谢动力学的分析，教师都需要规范化演示，然后让学生模仿操作并强化训练。

（资料来源：黄晓东、王艳春、范红艳等，《中国现代药物应用》，《转化医学与药理学教学的促进意义》2014年第19期，第249—250页。）

四、我国转化医学重点案例介绍

(一)干细胞与转化医学

干细胞的应用转化被列为我国转化医学重点项目之一。

1. 总体目标

总体目标是凝聚优势力量，重点针对干细胞发生、发育和形成功能细胞过程中的重要科学问题，深入开展干细胞、生物材料、组织工程、生物人工器官，以及干细胞与疾病发生等方面的基础研究、应用基础研究和转化开发，整体提升我国干细胞及其转化医学领域的实力，加快科研成果的应用。

2. 重点任务

干细胞转化医学中的重点任务有以下八项：

(1)多能干细胞干性维持机制。研究谱系发育机制，重点关注发育过程中的谱系标记、细胞类型转换的分子模型与基因调控模式。

(2)组织干细胞的获得及功能。针对神经、肝脏、血液、肾脏生殖等重要系统，发现并分离具有重建能力的成体干细胞，揭示机体稳态维持机制，建立细胞标记、分离等技术体系。

(3)干细胞定向分化及细胞转分化机制。建立干细胞大规模培养、向特定谱系定向分化和转分化获得特定功能细胞的技术体系，建立谱系标记与分离纯化的技术手段。

(4)干细胞的体内功能与作用机制。探讨移植细胞与组织环境的相互作用、免疫耐受与免疫调节机制,明确移植细胞的作用机制。

(5)基于干细胞的器官再造。利用干细胞体内外分化特性,结合智能生物材料、组织工程、胚胎工程,实现神经、肝脏、肾脏、生殖系统等组织、器官再造。

(6)干细胞资源库。针对中国人群,建立具有代表性的干细胞相关的样本库及疾病资源库;构建病人来源的多能干细胞系,开展高通量药物筛选和基因治疗研究。

(7)干细胞临床前评估。建立包括非人灵长类模型在内的人类疾病动物模型,并应用动物模型开展干细胞移植的安全性、有效性的长期评价。

(8)干细胞转化与应用。研发干细胞治疗方法,获得能够调控干细胞增殖、分化和功能的关键技术,推动干细胞在神经、肝脏、血液、肾脏、生殖等领域的转化应用。

(二)CAR-T 细胞免疫疗法

CAR-T 细胞疗法全称为嵌合抗原受体的 T 细胞免疫疗法(Chimeric Antigen Receptor T-Cell Immunotherapy,CAR-T),是一种通过改造患者自身免疫细胞达到治疗效果的疗法,而不是一种药物。CAR-T 细胞疗法的原理是通过基因修饰获得携带识别肿瘤抗原特异性受体的 T 细胞,是一种个性化治疗方法。其治疗要经历五个阶段,首先从患者身上分离出免疫 T 细胞,然后利用基因技术对分离出的 T 细胞进行修饰使其能够识别肿瘤细胞,并且激活 T 细胞的嵌合抗体,接下来在体外大量扩增经过修饰的 T 细胞,即 CAR-T 细胞。在得到了相当量的 CAR-T 细胞之后,将其回输到病人体内,并且严密监护病人,控制剧烈的身体反应,整个疗程大约持续三周。现阶段 CAR-T 细胞免疫疗法主要用于白血病、淋巴瘤等血液系统肿瘤,仅有小部分项目是针对肝癌、肺癌等实体肿瘤的治疗,可以说 CAR-T 细胞免疫疗法还有着相当广阔的前景。

嵌合抗原受体的 T 细胞治疗概念于 1989 年由 Gross 等人首先提出,至今为止 CAR-T 细胞疗法已经历经 30 年,发展出五个技术代系。第一代 CAR-T 即由 Gross 等人提出,在细胞内只有一个 T 细胞 CD3ζ 受体信号区,其很快就被投入临床试验,虽然能够看到一些特异性的细胞毒性,但是对其进行临床总结时却发现其持久性(persistence)很差,效用低,易耗竭。针对这种缺陷,1998 年,第二代 CAR-T 技术诞生,在第一代的基础上增加了一个共刺激分子信号,显著提升了 CAR-T 细胞在体内的扩增和存活的能力。Juno Therapeutics 研发的 JCAR014、JCAR015、JCAR017 产品,Kite Pharma 研发的 KTE-C19 均属第二代 CAR-T。基于第二代 CAR-T 成功的启发,第三代 CAR-T 随即问世,其在第二代 CAR-T 的基础上再增加了一个共刺激信号分子。然而,第三代 CAR 存在很大缺陷,细胞迅速耗竭且复发率较高,在临床应用中亦不顺利。

第四代 CAR-T 在第二/第三代 CAR-T 的基础上进行改造，表现出了克服实体肿瘤免疫抑制微环境的能力，也称为"TRUCK"细胞。第五代 CAR-T 则将针对"通用性"这一要素进行发展，克服原本 CAR-T 细胞疗法高度个性化的特质，使得同一产品能够用于多个患者的临床治疗。

目前，全球范围内已有两款 CAR-T 细胞免疫疗法产品获批上市，分别是诺华的 KymriahTM 和 Kite Pharma 的 Yescarta。根据美国癌症研究所（Cancer Research Institute，CRI）统计显示，截至 2018 年 2 月，全球范围内共有 404 项 CAR-T 项目正在临床试验阶段，主要以中、美为首。其中中国有 152 项，美国有 171 项，中、美两国占比达到全球 CAR-T 细胞疗法的 79.95%。可见，临床问题以及临床需求在不断推进 CAR-T 细胞疗法向前发展，由此而诞生的新技术将会更有针对性。

第三节　产品注册

一、新产品的概念

新产品概念的含义很广，在此，我们仅仅介绍两类重要的医疗产品：新药和创新医疗器械。

（一）新药

新药是指化学结构、药品组分和药理作用不同于现有药品的药物。新药的来源包括天然产物、半合成化学物质、全合成化学物质。新药开发途径包括：根据有效药物的植物分类学寻找近亲品种进行筛选；也可从有效药物化学结构与药理活性关系推断，定向合成系列产品筛选；还可对现有药物进行化学结构改造（半合成）或改变剂型，以获得高效低毒应用方便的药物；最后是对机体内在抗病物质（蛋白成分）利用 DNA 基因重组技术进行筛选。新药需要解决处方组成、工艺、药学、药剂学、药理、毒理学等内容，对于具有选择性药理效应的药物，在进行临床试验前还需测定药物在动物体内的吸收、分布及消除过程，临床阶段要弄清耐受性、找出安全剂量，制定适应证、禁忌证、剂量疗程及可能发生的不良反应。对已上市药品改变剂型、改变给药途径、增加新适应症的药品，不属于新药。对新药的作用范围及可能发生的毒性反应一定要弄清，以保证用药安全。

（二）创新医疗器械

创新医疗器械具有下述特征：申请人通过其主导的技术创新活动，在中国依法拥有产品核心技术发明专利权,或者依法通过受让取得在中国发明专利权或其使用权;或者核心技术发明专利的申请已由国务院专利行政部门公开,并由国家知识产权局专利检索咨询中心出具检索报告,报告载明产品核心技术方案具备新颖性和创造性;申请人已完成产品的前期研究并具有基本定型产品,研究过程真实和受控,研究数据完整和可溯源;产品主要工作原理或者作用机理为国内首创,产品性能或者安全性与同类产品比较有根本性改进,技术上处于国际领先水平,且具有显著的临床应用价值。创新医疗器械应该有明确的适用范围或者预期用途;产品工作原理或者作用机理明确;产品主要技术指标及确定依据清晰稳定;主要原材料、关键元器件的指标复合要求;主要生产工艺过程及流程图定型;主要技术指标的检验可靠。产品创新的证明性文件可以是核心刊物公开发表的能够充分说明产品临床应用价值的学术论文、专著及文件综述,或者是对国内外已上市同类产品应用情况的分析及对比等内容。

二、生物等效性

(一)生物等效性的概念

生物等效性是指生物效应的一致性,主要包括临床应用的安全性与有效性。仿制药的研究开发与临床药品应用的替换,其基本要求都是不同制剂间具有生物等效性。因此,生物等效性试验在药品研发中具有非常重要的地位和作用。药物制剂间的生物等效性评价,虽然可以通过临床对照试验,用临床指标判断两种或两种以上制剂是否具有生物等效性,但临床效应测定结果的影响因素众多、结果变异大、样本量要求大,因而并不是首选的评价方法。

(二)生物等效性试验

生物等效性(BE)试验是指用生物利用度(bioavailability,BA)研究的方法,以药代动力学参数为指标,比较同一种药物的相同或者不同剂型的制剂,在相同的试验条件下,其活性成分吸收程度和速度有无统计学差异的人体试验,一般要求 $18 \sim 24$ 例。

目前,国内外最常用的生物等效性评价方法是药动学方法,即采用生物利用度指标进行生物等效性评价。通常生物利用度指制剂中活性成分被吸收的程度和速度。用药动学方法进行生物等效性评价,就是考察药学等效制剂或可替换药品在相同试验条件下,服用相同剂量,其活性成分吸收的程度和速度是否满足预先设定的等效标准。在药动学参数中,表征吸收程度和速度的参数主要是 AUC、Tmax 和 Cmax。因此,用药动学方法评价制剂间是否具有生物等效性,就是以统计学方法评价试验制剂与参比制剂测得的 AUC、Tmax 和 Cmax 等指标是否满足预先设定的等效标准。预先设定的等效标准如何，也就成为影响生物等效性评价的关键因素之一。

生物等效性试验是国际公认可用于证明仿制药与原研药生物等效的标准。生物等效性试验的本质是以生物利用度研究为基础，评价仿制药与原研药在体内吸收的速度与程度是否存在差异，从而间接预测药物的临床治疗效果。与临床试验相比，生物等效性在有效验证药物安全有效性的同时，缩短了仿制药研究周期，从而大大节约了临床资源和临床经费。

生物等效性参数与置信区间

根据临床医生的建议以及美国食品药品监督管理局以往的经验，对大多数药品来说，如果循环系统的药物暴露差别在 20% 以内，将不会对临床治疗效果产生显著影响。基于此点，美国食品药品监督管理局设定了试验制剂和参比制剂的药代动力学参数（AUC 和 Cmax）"差异应小于 20%"作为等效性判定标准。具体判定方法为：通过双单侧 t 检验及 $(1-2\alpha\%)$ 置信区间法，得到两种制剂 AUC 或 Cmax 几何均值比值的 90% 置信区间（confidence interval，CI），对于非窄治疗窗的药物，此 90%CI 必须落在 80.00%～125.00% 范围内。另外，FDA 和 EMEA 的指导原则还特别强调，此置信区间必须保留两位有效数字，并且不得通过四舍五入的方法，使受试药物生物等效性检验合格，即下限的最低值为 80.00%，而上限不得超过 125.00%，比如某项生物等效性试验结果为 79.96%～110.20%，则判定为生物不等效。作为非正态分布的 Tmax，则要求用非参数的统计方法证明制剂间差异无统计学意义。

（资料来源：王凌、张玉琥，《生物等效性试验和等效性判定标准》，化药药学二部，2011 年 9 月 13 日。）

（三）国际上常用的生物等效性判定标准

同美国食品药品监督管理局要求一致，其他主要国家、地区的药品监管机构（包括欧洲药品管理局、日本厚生省）和世界卫生组织都以 80.00%～125.00% 作为 AUC 和 Cmax90%CI 的等效性判定标准。在上述机构所制定的指导原则中，对于 AUC 的等效性判定标准比较严格，通常只能缩小范围（如针对某些治疗窗窄的药物，欧洲药品管理局建议可以缩小范围至 90.00%～111.11%）。相对而言，Cmax 的等效性判定标准具有一定的灵活性，比如加拿大药品监管机构（Health Canada）只要求 Cmax 均值的比值落在 80.00%～125.00% 即可。欧洲药品管理局和世界卫生组织则提出，对于某些特殊情况的药物（如高变异药物，即药动学参数的个体内差异在 30% 以上），可以根据情况适当扩大等效性判定标准的范围,如欧洲药品管理局建议对于个体内变异(CVintra)为35%的药物,等效性判定标准可以扩大到77.23%～129.48%,当CVintra为40%时,该范围可扩大至74.62%～134.02%,当CVintra为50%或以上,则可以扩大至69.84%～143.19%。但申办方必须提供证据证明,在此判定标准下,不会引起药物安全性问题,并保证药物的临床疗效没有显著差异,即需要证明Cmax差异的增大不会引起不良反应的显著增加,也不会显著影响疗效。此外,Cmax等效性判定标准范围的扩大必须在生物等效性试验开始前设定,并提供相应的证据,而不能在试验结束后,根据试验结果更改。

(四)生物等效性试验的意义

生物等效性试验以药代动力学参数作为研究指标,在相关试验条件下,对比同一种药物的相同或者不同剂型,其活性成分被人体吸收的程度以及速率。尽管现阶段药品研发企业已开始重视生物等效性试验,但是由于经验以及理念的限制,生物等效性试验在试验设计、试验样品制作、生物样本测定等方面仍然存在着诸多问题,致使一部分药品注册申报单位提供的生物等效性试验数据模糊,试验数据难以支撑申报药物的注册要求。比如在试验设计问题中常存在受试者例数不符合要求、取样点设计不合理及申报多个规格未进行试验设计等问题。

(五)豁免生物等效性的理念

1995年,Amidon等提出生物药剂学分类系统(biopharmaceutics classification system,BCS)理论,根据药物体外溶解性和肠道渗透性对药物进行分类。而生物等效性豁免则是基于BCS理论,通过体外溶出试验来预测药物在体内的行为,从而替代人体生物等效性试验。美国食品药品监督管理局最早将这一理念应用到药品监管中,于1995年发布了生物等效性豁免指导原则,之后世界卫生组织和欧洲药品管理局也发布了基于BCS的生物等效性豁免指导原则,它们在豁免的基本原则和考虑因素上保持一致,但在豁免标准等方面存在较大差异,世界卫生组织和欧洲药品管理局拓宽了美国食品药品监督管理局关于生物豁免应用的范围。

三、实质性等同

实质性等同是美国食品药品监督管理局提出的审评拟上市医疗器械安全有效性的一种方式。其含义是指通过对拟上市产品与已上市产品在安全性和有效性方面进行比较,在得出实质性等同(substantial equivalence,SE)结论的前提下,进而获得拟上市产品可以合法销售的上市前通告。实质性等同并非要求两者完全相同,而是两者在安全性和有效性方面达到了相同水平。如果拟上市产品与已上市产品进行对比后，达到下列标准之一的，则被认为达到实质性等同：一是具有相同的预期用途及技术参数；二是具有相同的预期用途及不同的技术参数，但没有引起安全性、有效性方面新的问题，且能够证明与已上市产品具有相同的安全性和有效性。

四、检测

(一)检测含义

检测是用指定的方法检验测试某种产品指定的技术性能指标。医疗产品检测是指依据国家相关法律、法规、强制性标准和设计文件，对产品的质量、功能等进行检验测试以确定其质量特性的活动。检测通常采用无损检测。

(二)检测方法

检测方法和手段主要包括射线照相检验(RT)、超声检测(UT)、液体渗透检测(PT)、涡流检测(ET)、声发射检测(AT)、热像/红外(TIR)、泄漏试验(LT)、交流场测量技术(ACFMT)、漏磁检验(MFL)、远场测试检测方法(RFT)、超声波衍射时差法(TOFD)等。

1. 射线照相检验(RT)

射线照相检验的基本原理是利用射线(X射线、γ射线和中子射线)在介质中传播时的衰减特性，当将强度均匀的射线从被检件的一面注入其中时，由于缺陷与被检件基体材料对射线的衰减特性不同，透过被检件后的射线强度将会不均匀，用胶片照相、荧光屏直接观测等方法在其对面检测透过被检件后的射线强度，即可判断被检件表面或内部是否存在缺陷(异质点)。

2. 超声检测(UT)

超声检测的基本原理是利用超声波在界面(声阻抗不同的两种介质的结合面)处的反射和折射以及超声波在介质传播过程中的衰减，由发射探头向被检件发射超声波，由接收探头接收从界面(缺陷或本底)处反射回来的超声波(反射法)或透过被检件后的透射波(透射法)，以此检测备件部件是否存在缺陷，并对缺陷进行定位、定性与定量。

3. 液体渗透检测(PT)

液体渗透检测的基本原理是利用毛细血管现象和渗透液对缺陷内壁的浸润作用，使渗透液进入缺陷中，将多余的渗透液除去后，残留缺陷内的渗透液能吸附显像剂从而形成对比度更高、尺寸放大的缺陷显像，有利于人眼的观测。

4．涡流检测(ET)

涡流检测的基本原理是将交变磁场靠近导体(被检件)时,由于电磁感应,在导体中将感生出密闭的环状电流,此即涡流,该涡流受激励磁场(电流强度、频率)、导体的电导率和磁导率、缺陷(性质、大小、位置等)等许多因素的影响,并反作用于原激发磁场,使其阻抗等特性参数发生改变,从而指示缺陷存在与否。

(三)无损检测产品举例

无损检测为常用手段。无损检测产品包括内窥镜、声发射、X射线机、超声波测厚仪、超声波探伤仪、漏磁检测仪、涡流探伤仪、应力测定仪、荧光渗透检测仪、磁粉探伤机、磁记忆检测仪、CT检测仪、视觉检测仪、超声波检测仪、热波检测仪、水份探测仪、电磁探伤仪、管道检测仪、金属分选仪、散斑探伤仪、紫外线灯、探头、退磁机、射线防护器材、射线剂量报警仪、洗片机、γ射线机等。

(四)检测设备

检测设备种类很多,基本上涉及各个学科领域。我国习惯把计量分为十大类,在各大类计量中,还包括几种甚至十几种具体的计量项目。

以下是医疗设备检测仪器十种基本分类:

(1)几何量计量:如米尺。

(2)温度计量:如热电偶测温计、半导体热敏电阻温度计、液晶温度计、红外热成像测温仪等。

(3)力学计量:如天平、砝码、体重秤。

(4)电磁计量:如电流表、电压表、电容表等。

(5)化学计量:如光电比色计、分光光度计、酸度计、电泳仪、质变仪、测氧仪、微量气体分析仪等。

(6)光学计量:如测量用电子显微镜、照度计。

(7)声学计量:如听力计、频谱分析仪、分贝计等。

(8)电子计量:如心电图测量、脑电图测量。

(9)时间频率计量:如计时器、秒表。

(10)电离辐射计量:如医用活度测量装置、R射线探测仪、X射线测量仪、剂量计、剂量当量仪、中子雷姆计、照射量计等。

(五)药品检测

1．药品理化检测

药品的理化性质是指药品的物理性质和化学性质。物理性质是指药物溶解度、熔点、挥发性、吸湿和分化等；化学性质是指氧化、还原分解化学反应特征。药物的脂溶性、水溶性会影响药物吸收、分布、代谢、排泄，化学稳定性会影响药物质量及体内过程。它们都与药物作用息息相关。

2. 药品检测的内容

药品检测的内容包括药品的颜色、气味、pH 值、纯度、澄清度、含量均匀度、杂质、水分、灰分、酸值、过氧化值、碘值、密度、溶解度、熔点测定、灼烧残渣、干燥失重、蒸发残渣、高锰酸钾消耗量、外观性状、中药材性状。

3. 安全性检查项目

安全性检查项目包括细菌内毒素检查、热原检查、异常毒性检查、降压物质检查、过敏反应检查、溶血与凝聚试验，检查目的为控制药品中存在的、可对生物体产生特殊的生理作用并影响到用药安全的某些痕量杂质。值得一提的是药品缺陷检测，药品缺陷是指药品制造者在药品设计、生产、加工以及药品说明或警示等方面，没有达到当时医药发展水平下合理期待的安全性。通过药品缺陷检测，可以减少和防治这方面的缺陷。

4. 药品检测项目

药品检测项目众多，有药品质量检测、药品成分检测、药品重金属检测、药品不良反应检测、药品密封性检测、生物药品检测、药品外观检测、药品常规检测、药品理化检测、药品安全检测和药品缺陷检测等。

五、临床试验与伦理

医疗产品在进行人体临床试验时必须遵守伦理原则，必须保证参加试验人员知情同意。

(一)知情同意

1. 知情同意的含义

知情同意原则的含义包括：医疗产品包括药品和医疗器械进行人体试验必须让受试者知情同意，必须保证试验是对社会有益，又是非做不可；人体实验前必须经过动物试验；要避免给受试者造成精神或肉体上的痛苦及创伤；试验期间受试者有权停止试验；试验过程中发现受试者有可能伤残或死亡时，应立即停止试验等。知情同意是人体试验的核心。知情同意书上必须明确无误地写明研究目的、方法、资金来源、可能的利益冲突、预测益处、潜在风险、可能不适，而且还要如实地告知每位试验对象，他们有权同意，或拒绝，或中止参加，无论他们拒绝与否或中途退出与否，研究者都不得施加威胁或报复。

2. 知情同意的国际进展

在国际上,人体试验的知情同意原则滥觞于 1946 年的《纽伦堡法典》,又完善于后来陆续提出的各项法规和文本。1975 年第 29 届世界医学大会上修订的《赫尔辛基宣言》是对《纽伦堡法典》的完善和补充。1982 年,世界卫生组织和国际医学科学组织理事会联合发表的《人体生物医学研究国际指南》对《赫尔辛基宣言》进行了详尽解释。1993 年,世界卫生组织和国际医学科学组织理事会在对上述指南作了修订后联合发表了《伦理学与人体研究国际指南》和《人体研究国际伦理学指南》,特别肯定了人体试验研究能使一些缺乏有效预防治疗措施的疾病患者受益,而且是唯一受益的途径,因而不应剥夺如艾滋病、恶性肿瘤等严重疾病患者或危险人群可能通过参与人体试验受益的机会。2002 年,国际医学科学组织理事会与世界卫生组织又修改制定了《涉及人的生物医学研究国际伦理准则》,规定了涉及人的生物医学研究需要遵守 21 项准则。如今,《涉及人的生物医学研究国际伦理准则》和《赫尔辛基宣言》已经成为各个国家医学组织和个人所公认、遵循的人体试验研究的伦理学原则。

(二)受试者权益

1. 受试者的弱势

受试者在临床试验中处于弱势,包括信息弱势、能力弱势、地位弱势、经济弱势等多重特征,对受试者来说,几乎承受了试验的所有风险,收益与风险相比小之又小。伦理审查问题的核心在于保护受试者的安全和权益,对其健康的考虑应优先于科学和社会的利益。

2. 受试者的合法权益

受试者在医疗产品临床试验过程中享有的合法权益主要有:

(1)知情权,即受试者在完全了解药物临床试验的相关内容,并签订了知情同意书后,才能自愿选择是否参加试验。

(2)生命健康权,即所有的药物临床试验都应在认真对受试者或对他人的风险和受益进行预测比较后再进行,受试者参与临床试验期间出现治疗无效或严重不良反应事件时,有及时接受目前已知最好的治疗的权利。

(3)隐私权,是指凡参与临床试验的受试者所填写的个人信息及其在试验过程中所产生的试验资料均为其个人隐私,除了与试验相关的工作人员外,其他任何人都不可以随意查阅。

(4)补偿权,即受试者应得到因参与研究而给予的任何补偿(包括交通费、检验营养费、误工补偿费或因参加临床试验而受到损害的治疗费用、补偿或赔偿费等)。

所有医疗产品临床试验的开展首先要确保受试者享有以上合法权益。对于安慰剂对照设计的试验,在方案中必须把对无效病例的试验后补充治疗条例列入,从而尽量减轻受试者由于参加临床试验耽误病情带来的痛苦,以保证受试者享有生命健康权。总之,受试者的合法权益应高于一切,在试验期间,任何时候受试者需要终止试验时,研究者都要无条件服从。研究者对脱落病例的控制,必须以未损害受试者的合法权益为前提。

(三)伦理委员会

1. 伦理委员会的含义

伦理委员会是由医学专业人员、法律专家及非医务人员组成的独立组织,其职责为核查临床试验方案及附件是否合乎道德,并为之提供公众保证,确保受试者的安全、健康和权益受到保护。该委员会的组成和一切活动不应受临床试验组织和实施者的干扰或影响。伦理委员会审查是保护受试者的安全与权益、保证医疗产品临床试验伦理合理性的重要措施之一,在医疗产品临床研究中发挥着重要作用。针对涉及人体的生物医学研究和临床试验,世界各国发布了伦理指南与法规性文件。

2. 伦理委员会工作指导原则

(1)国际规范简介。

美国专门针对生物医学研究受试者保护颁布了联邦法律文件,其中 21CFR56 阐述伦理委员会审查,并在美国健康与人类事业部专门成立了人体受试者保护办公室;欧洲 2005 年新颁布的临床研究指令相对以往法规重要的变更之一,是临床研究需要同时获得药政管理部门和伦理委员会的批准方可进行研究;新加坡 1997 年出台涉及人体受试者研究的伦理指南。

(2)我国伦理委员会工作指导原则。

为促进我国医疗产品临床试验伦理工作的规范,国家药品监督管理部门做了大量工作。以药品临床试验为例,2003 年,国家药品管理部门颁布的《药物临床试验质量管理规范》(GCP)赋予伦理委员会对药物临床试验申请进行伦理审查及批准的重要职能。此后,国内各医疗机构及医科大学纷纷成立了伦理委员会,并对药物临床试验进行伦理审查。但伦理委员会的操作规程、临床试验主要伦理问题的审查要点方面还没有相应的指南性文件。就整体情况来看,水平参差不齐,作用发挥有限,甚至流于形式,伦理委员会的审查工作与国际规范还有很大差距。

为了加强对伦理委员会医疗产品临床试验伦理审查工作的指导,规范伦理委员会的医疗产品临床试验伦理审查工作,切实保护受试者的安全和权益,国家药品监督管理部门组织制定了《药物临床试验伦理审查工作指导原则》,旨在促进国内医疗产品临床试验伦理审查能力的提高,充分发挥伦理委员会在保护受试者安全和权益中的作用,进一步规范药物临床试验的研究行为。随着药物临床试验的国际化和产业化进程,在我国开展的国际多中心药物临床试验越来越多,为保护我国受试者的权益和安全,伦理委员会的审查工作需要与国际规范接轨。《药物临床试验伦理审查工作指导原则》在我国《药物临床试验质量管理规范》的基础上,参考了国际上的有关规定,重点是对伦理审查中的关键环节提出了明确的要求和规定,主要明确了伦理委员会伦理审查的目的,组织管理的要求和条件,伦理审查的程序、方式、内容要点和要求,跟踪审查的形式和要求,以及文件档案的管理要求。该指导原则规定从 8 个方面对药物临床试验伦理进行重点审查,包括研究方案的设计与实施、试验的风险与受益、受试者的招募、知情同意书告知的信息、知情同意的过程、受试者的医疗和保护、隐私和保密、涉及弱势群体的研究。

临床试验伦理术语表

特殊疾病人群、特定地区人群/族群(community):具有某种共同特点的人群。该特点可以是相同/相近的区域,或是相同的价值观,或是共同的利益,或是患有同样的疾病。

保密性(confidentiality):防止将涉及所有权的信息或个人身份信息透露给无权知晓者。

利益冲突(conflict of interest):伦理委员会委员因与所审查的试验项目之间存在相关利益,因而影响他/她从保护受试者的角度出发,对试验作出公正独立的审查。利益冲突的产生常见于伦理委员会委员与审查项目之间存在经济上、物质上、机构以及社会关系方面的利益关系。

数据安全监察委员会(Data and Safety Monitoring Board):由申办者负责建立的一个独立的数据安全监察委员会。其职责是定期评估试验进展,分析安全性数据以及重要的效应指标,并向申办者提出试验继续进行、或进行修正、或提前终止的建议。

伦理委员会(Ethics Committee,Institutional Review Board):由医学专业人员、法律专家及非医务人员组成的独立组织。其职责为核查临床试验方案及附件是否合乎道德,并为之提供公众保证,确保受试者的安全、健康和权益受到保护。该委员会的组成和一切活动不应受临床试验组织和实施者的干扰或影响。

知情同意(informed consent):向受试者告知一项试验的各方面情况后,受试者自愿确认其同意参加该项临床试验的过程,须以签名和注明日期的知情同意书作为文件证明。

知情同意书（informed consent form）：每位受试者表示自愿参加某一试验的文件证明。研究者需向受试者说明试验性质、试验目的、可能的受益和风险、可供选用的其他治疗方法以及符合《赫尔辛基宣言》规定的受试者的权利和义务等，使受试者充分了解后表达其同意。

最小风险（minimal risk）：试验中预期风险的可能性和程度不大于日常生活，或进行常规体格检查或心理测试的风险。

多中心临床试验（multicentre trial）：遵循同一方案，在多个试验中心，分别由多名研究者负责实施完成的临床试验。

不依从/违背方案（non-compliance/violation）：对伦理委员会批准试验方案的所有偏离，并且这种偏离没有获得伦理委员会的事先批准，或者不依从/违背人体受试者保护规定和伦理委员会要求的情况。

修正案（protocol amendment）：对试验方案，以及有关试验组织实施的其他文件及信息的书面修改或澄清。

法定到会人数（quorum）：为对某项试验进行审查和决定而规定的必须参加会议的伦理委员会委员人数和资格要求，即有效会议应出席的委员人数和资格要求。

受试者（research participant）：参加生物医学研究的个人，可以作为试验组，或对照组，或观察组，包括健康自愿者，或是与试验目标人群无直接相关性的自愿参加者，或是来自试验用药所针对的患病人群。

标准操作规程（standard operating procedure，SOP）：为确保实施的一致性从而达到特定目的而制定的详细的书面操作说明。

严重不良事件（serious adverse event）：临床试验过程中发生的需住院治疗、延长住院时间、伤残、影响工作能力、危及生命或死亡、导致先天畸形等事件。

非预期不良事件（unexpected adverse event）：不良事件的性质、严重程度或频度，不同于先前方案或其他相关资料（如研究者手册、药品说明）所描述的预期风险。

弱势群体（vulnerable persons）：相对地（或绝对地）没有能力维护自身利益的人，通常是指那些能力或自由受到限制而无法给予同意或拒绝同意的人，包括儿童、因为精神障碍而不能给予知情同意的人等。

（资料来源：国家食品药品监督管理总局，《关于印发药物临床试验伦理审查工作指导原则的通知》，2010 年 11 月 2 日。）

（3）伦理判定因素。

在对临床试验的伦理进行评判时，通常考虑以下七个因素：

①对预期的试验风险是否采取了相应的风险控制管理措施。

②受试者的风险相对于预期受益来说是否合理。

③受试者的选择是否公平和公正。

④知情同意书告知信息是否充分,获取知情同意过程是否符合规定。

⑤试验方案是否有充分的数据与安全监察计划。

⑥是否保护受试者的隐私和保证数据的保密性。

⑦涉及弱势群体的研究,是否有相应的特殊保护措施。

六、临床试验

(一)临床试验的含义

临床试验指所有在人体(病人或健康志愿者)进行药物和器械的系统性研究,以证实或揭示试验药物或器械的作用、不良反应或试验药物的吸收、分布、代谢和排泄的活动,目的是确定试验药物或器械的疗效与安全性。

国外把参加临床试验的人员称作志愿者,国内一般称为受试者。志愿者既包括健康的人,也包括病人,这主要看是参加什么样的试验。我们平时接触最多的试验,还是由病人参加的,目的在于考察新药、新器械有没有疗效、有没有副作用的试验,换另一种更直白的说法,就是在一个新药、新器械正式上市前,医生让病人服用这个新药或使用这个新器械,前提是必须得到病人的同意,经过一定的疗程后,看看这个药或器械的疗效和副作用情况。

临床试验最重要的一点就是必须符合伦理要求,就是说参加试验的是人,必须尊重他(她)的人格,参加试验必须符合参加试验者的利益,在这种前提下,试验才能做。而且在试验期间,参加者可以不需要任何理由,而不再继续进行试验,对他(或她)的选择,包括医生在内的所有人都无权干涉。

(二)临床试验的阶段

临床试验分为四个阶段,即Ⅰ、Ⅱ、Ⅲ、Ⅳ期临床试验。

1. Ⅰ期临床试验

Ⅰ期临床试验指的是初步的临床药理学、人体安全性评价试验及药代动力学试验,为制定给药方案提供依据。其中,耐受性试验主要是初步了解试验药物对人体的安全性情况,观察人体对试验药物的耐受及不良反应。药代动力学试验是了解人体对试验药物的处置,即对试验药物的吸收、分布、代谢、消除等情况。试验开始前必须获得政府药物器械临床试验批准方可进行。

Ⅰ期临床试验必须做好下述工作:临床研究方案设计,记录表编制,标准操作流程制定;伦理委员会审定Ⅰ期临床研究方案、知情同意书、病例报告表等试验相关文件;研究人员培训,Ⅰ期病房的准备;通过体检初选自愿受试者,然后进一步全面检查,合格者入选;试验开始前,合格入选的受试者签订知情同意书;单次给药耐受性试验;多次给药耐受性试验;数据录入与统计分析;总结分析。

2. Ⅱ期临床试验

Ⅱ期临床试验是治疗作用初步评价阶段。Ⅱ期临床试验的目的是初步评价药物对目标适应症患者的治疗作用和安全性,也包括为Ⅲ期临床试验研究设计和给药剂量方案的确定提供依据。此阶段的研究设计应根据具体的研究目的,采用多种形式,包括随机盲法对照临床试验。

Ⅱ期试验必须设对照组进行盲法随机对照试验,常采用双盲随机平行对照试验。比如,双盲法试验申办者需提供外观、色香味均需一致的试验药与对照药,并只标明 A 药和 B 药,试验者与受试者均不知 A 药与 B 药何者为试验药。如制备 A、B 两药无区别确有困难时,可采用双盲双模拟法,即同时制备与 A 药一致的安慰剂(C)和与 B 药一致的安慰剂(D),两组病例随机分组,分别服用两种药,一组服 A+D,另一组服 B+C,两组之间所服药物的外观与色香味均无区别。

3. Ⅲ期临床试验

Ⅲ期临床试验属于治疗作用确证阶段。其目的是进一步验证药物对目标适应症患者的治疗作用和安全性,评价利益与风险关系,最终为药物注册申请的审查提供充分的依据。试验一般应为具有足够样本量的随机盲法对照试验。Ⅲ期临床试验中对照试验的设计要求原则上与Ⅱ期盲法随机对照试验相同,但Ⅲ期临床的对照试验可以设盲也可以不设盲进行随机对照开放试验。某些药物类别,如心血管疾病药物往往既有近期试验目的,如观察一定试验期内对血压血脂的影响,还有长期的试验目的,如比较长期治疗后疾病的死亡率或严重并发症的发生率等,那么Ⅱ期临床试验就不单要扩大Ⅱ期试验的病例数,还应根据长期试验的目的和要求进行详细的设计,并作出周密的安排,才能获得科学的结论。

4. Ⅳ期临床试验

Ⅳ期临床试验为新药上市后由申请人进行的应用研究阶段。其目的是考察在广泛使用条件下的药物的疗效和不良反应,评价在普通或者特殊人群中使用的利益与风险关系以及改进给药剂量等。Ⅳ期临床试验技术特点是:Ⅳ期临床试验为上市后开放试验,不要求设对照组,但也不排除根据需要对某些适应症或某些试验对象进行小样本随机对照试验;Ⅳ期临床试验病例数按 NMPA(原 CFDA、原 SFDA)的相关规定,要求大于 2 000 例;Ⅳ期临床试验虽为开放试验,但有关病例入选标准、排除标准、退出标准、疗效评价标准、不良反应评价标准、判定疗效与不良反应的各项观察指标等都可参考Ⅱ期临床试验的设计要求。

(三)EAP临床试验

1.EAP临床试验的含义

EAP(expanded access program)临床试验是指制药企业为了让患有严重疾病且不适合参加对照试验的患者在特定的条件下能够得到正处于临床试验阶段的研究新药的治疗而开展的一类临床试验。通常情况下,绝大部分新药临床试验采用对照设计,以评估新药的安全性和有效性。来自这些临床试验的数据通常可被用于决定该药是否安全有效,并作为药物上市申请的基本依据。但有时,病人由于自身健康状况、年龄及其他因素不符合参加这些对照试验的条件,或因其他原因不能入选(例如,病人居住地距离临床研究中心过远)。这些患有严重疾病的患者有可能从新药的治疗中获益,却不能参加该药的临床试验。为了使这一类病人也能受益,美国食品药品监督管理局允许这类药物的生产企业向那些病人提供在特定条件下获得新药治疗的机会,称之为"扩展的途径"。国际多中心EAP临床试验有收费和免费两种。国际巨头药厂的合成化合物EAP临床试验一般为慈善赠药。初创企业的EAP临床试验一般为部分免费,在一段试验时间内免费,超出时间外收费。

2.EAP临床试验的依据

在美国,创新在研药物大多有EAP临床试验。美国食品药品监督管理局通过一项政策,允许处于死亡边缘或者衰竭期的病人接受小规模的、更加快速的临床试验治疗。该项政策将有助于在研肿瘤药物、干细胞类药物等更快地在美国市场实现销售和使用。我国也有关于EAP临床试验的法律条文。根据我国《执业医师法》,当医生认为现有的医疗技术很难有效治疗时,可以采用有科学依据的新技术进行实验性临床医疗,这种实验性临床医疗的临床方案要在患者知情同意的情况下进行。实验性治疗的出处在国际医学研究伦理原则《赫尔辛基宣言》,宣言指出:"在治疗病人期间,当证明不存在预防、诊断和治疗的方式,或者这些方法不起任何作用,在征得病人的知情同意后,完全可以运用未被论证的新的治疗措施。"

3.EAP临床试验的案例

(1)吉非替尼的EAP临床试验。吉非替尼(阿斯利康制药)EAP临床试验项目开始于2001年(美国食品药品监督管理局的Clinical Trails.gov,注册号为NCT01000740),旨在为标准治疗失败后或不能耐受化疗的晚期非小细胞肺癌患者提供吉非替尼单药治疗。入组患者共1 600例,76例领药者生存超过3年。该研究主要目的是评估在EAP临床试验中长期生存者的生活质量、肿瘤控制情况、服药安全性、临床特点及基因测定,次要目标为探讨长期生存者的临床特征。值得一提的是,吉非替尼至今在美国一直未被批准成为药物。

(2)索坦的 EAP 临床试验。2004 年,辉瑞制药开展名为"索坦"的药品多中心 EAP 临床试验项目。截至 2007 年 12 月,52 个国家或地区的 4 564 例患者入组,其中 4 371 例为意向分析人群,共 246 个研究中心。这项临床试验研究的目的旨在为尚未获批准以及无法或条件不具备参与索坦研究的国家或地区当中的那些转移性肾细胞癌患者探索、提供索坦治疗方案。试验结论是,在接近真实的临床实践中,再次验证了索坦的卓越疗效和良好安全性。对脑转移、一般状态差、高龄、其他病理亚型(非透明细胞)等特殊人群,索坦同样显示出良好的疗效和安全性。扩大临床未出现新的毒性反应,绝大部分不良反应为 1—2 级,且临床处理简单。长期用药的安全性分析显示,索坦长期用药无毒性蓄积。EAP 临床试验为索坦的卓越疗效和安全性提供了强有力的证据。

EAP 临床试验与各阶段临床试验特点对比见表 5—1。

表 5—1　　　　　　　　　　EAP 临床试验与各阶段临床试验特点对比

试验阶段及要求		目　的	参　数
Ⅰ期	开放、剂量递增	确定新药的最大耐受量	不良事件、临床实验室结果和其他特殊检查
	开放、单剂或多剂	获得新药药代动力学资料	生物样本中的药物浓度,分析代谢剂量与暴露的关系,以及有无蓄积
Ⅱ期,随机、双盲,也可不设盲、对照试验		特定人群中确定药物有效性	有效性终点指标和安全性资料
Ⅲ期,随机、双盲、阳性药对照		较大样本中确定药物安全性和有效性	有效性终点指标和安全性资料
Ⅳ期,开放、不设对照组,也可小样本随机对照		进一步考察新药安全有效性	药物的疗效、不良反应
EAP 临床试验		为不适合参加临床试验的患者提供新药治疗	有效性终点指标和安全性资料

七、产品注册

注册本意是指记入簿册,多指取得某种资格,意为由主管部门办理手续,记入籍册,便于管理查考。药品(包括器械)注册是指国家药品监督管理部门根据注册申请人的申请,依照法定程序,对拟上市销售的药品(包括器械)的安全性、有效性、质量可控性等进行系统评价,并决定是否同意其申请的审批过程。药品器械注册申请人是指提出药品器械注册申请,承担相应法律责任,并在该申请获得批准后持有药品器械批准证明文件的机构。境内申请人应当是在中国境内合法登记的法人机构,境外申请人应当是境外合法制药或器械厂商。办理药品或器械注册申请事务的人员应当是相应的专业技术人员,并熟悉药品或器械注册管理法律、法规和技术要求。公民以个人名义不能注册新药包括器械。

八、上市许可持有人制度

上市许可持有人(marketing authorization holder,MAH)制度是指拥有药品器械技术的药品器械研发机构、科研人员、药品器械生产企业等主体,通过提出药品器械上市许可申请,获得药品器械上市许可批件,并对药品器械质量在其整个生命周期内承担主要责任的制度。在该制度下,上市许可持有人和生产许可持有人可以是同一主体,也可以是两个相互独立的主体。根据自身状况,上市许可持有人可以自行生产,也可以委托其他生产企业进行生产。如果委托生产,上市许可持有人依法对药品器械的安全性、有效性和质量可控性负全责,生产企业则依照委托生产合同的规定就药品器械质量对上市许可持有人负责。上市许可持有人制度对药品器械质量自始至终负责的主体更为明确,有利于确保和提升药品器械质量。上市许可持有人制度使得研发机构、自然人等不具备相应生产资质的主体,得以通过合作或委托生产的方式获得药品器械上市许可,有效保护其研发积极性,同时也有利于减少重复建设,提高产能利用率。上市许可持有人制度源起于欧美国家,是将药品器械上市许可与生产许可分离管理的制度模式。经历了多年"捆绑"管理,为探索和推进我国药品器械审评审批体制改革创新,更好地满足人民群众日益增长的健康需求,我国于2016年、2017年先后颁布药品、医疗器械上市许可持有人制度试点方案,开展上市许可持有人制度试点。上市许可持有人制度的实施将有利于鼓励新药创制,促进产业升级,优化资源配置,落实主体责任。

九、生产许可

生产许可证是国家对于具备某种产品的生产条件并能保证产品质量的企业,依法授予的许可生产该项产品的凭证。药品或医疗器械生产许可是国家根据医疗产品的特殊性,对生产药品或医疗器械等医疗产品生产企业的生产条件及质量保证状况,依法作出是否同意其进行生产的审批过程。药品或医疗器械生产许可通常要满足人员、机器设备、原料管理、法律规范、环境因素等方面的要求。开办医疗器械生产企业应当符合国家药品医疗器械行业发展规划和产业政策。不同类别药品或器械的生产应制定相应的产品生产质量管理规范。

第四节　中医产品转化

当今转化医学已经成为医学研究的重要趋势和前沿领域。随着转化医学理念和模式的不断发展与成熟，中医药发展迎来了重大机遇，同时也面临着严峻挑战。重视临床需求，结合临床，开展基础研究供给侧创新，是中医药研究的未来方向和出路。其中，中药复方研究是中医药转化医学研究的关键路径。但是，由于我国传统医学现代化起步较晚，因此，逐步开展中医药转化医学研究，是提高传统医药产业现代化发展、改善医疗水平、助力健康中国建设的适宜举措。中医药学科作为我国传统医学的重要组成部分，利用好自身的历史人文优势，强化中医药理论的科学验证，有助于转化医学研究，同时充分吸收现代生物医学的技术手段，取长补短，才能研发出一批具有中国特色的、服务临床疗效显著的产品，从而更好地为人类健康事业服务。

一、中药材的概述

（一）中药材的概念

中药材，可解释为中药成分的原料药，也可描述为经过了产地初加工而取得的药用部位的生药。在整个中药产业体系中，中药材具有双重身份，既是成品药又是原料药，主要来源于植物、动物与矿物，其中少数为加工品，均应按照《中华人民共和国药典》（2015 年版）附录中药材炮制通则的净制项进行处理。其中来源于植物的中药材约占 80%，来源于动物的中药材约占 15%，来源于矿物及其他来源的中药材约占 5%。中药材是运用中医药学术思维，以经典的中医药理论来对升降浮沉、性味、归经等进行药理学归纳，指导中医临床实践，以及作为中药饮片及中成药的原料药的天然药材。

（二）中药材鉴定标准

目前我国药材的鉴定标准分为三级，一级为国家药典标准，二级为部颁标准，三级为地方标准。

1. 国家药典标准

药典是国家对药品质量标准及检验方法所作的技术规定，是药品生产、供应、使用、检验、管理部门共同遵循的法定依据。《中华人民共和国药典》是我国控制药品质量的标准，收载使用较广、疗效较好的药品。2000 年版药典中，每种药材项下内容为汉语拼音、拉丁名、来源、性状、鉴别、检查、含量测定、炮制、性味与归经、功能与主治、用法与用量、贮藏等。

2. 部颁标准

中华人民共和国卫生部颁发的药品标准简称部颁标准。对药典未收载的常用而有一定疗效的药品,由药典委员会编写,卫生部批准执行,作为药典的补充。值得提出的是,随着国家药品监督管理局新机构的成立,省、市相应机构也将会在归属方面有所变动。有关部颁标准、地方标准的制定、发布、修改也将会有新的条文出台。

3. 地方标准

各省、自治区、直辖市卫生厅(局)审批的药品标准简称地方标准。此标准系收载药典及部颁标准中未收载的药品,或虽有收载但规格有所不同的本省、自治区、直辖市生产的药品。地区标准具有地区性的约束力。

上述三个标准以药典为准,部颁标准为补充。凡是在全国经销的药材或生产中成药所用的药材,必须符合药典和部颁标准。凡不符合以上两个标准或使用其他地方标准的药材,可鉴定为伪品。地方标准只能在本地区使用。市场上经销的药材必须经各省、市、县药检所鉴定方有效。

(三)中药材商品规格等级

中药材习惯上归属于农副产品,按照农副产品的商品特点,实行分等论价,优质优价。中药材的商品等级规格是在历史上逐步形成的,有些药材如人参、三七等,可供消费者自选,其等级规格间价格相差悬殊。药材在生产收购和经营环节上适度分等论级是合理的。但是,在零售环节上,由于消费方式和其他农副产品不同,大部分治疗性药材难以再分等级了,原因有二:一是中药材是治病用的特殊商品,病者须经医生诊断处方配药,医生处方时对症用药,对于药材该炒该炙、先煎后煎等会在处方中注明,在等级规格方面却不提出要求;二是中药材是原药材,中医处方用的是饮片,要把药材加工成饮片才能供配方用药。这样,就导致药材收购分等论价,到饮片零售环节,由于中医师处方时不分等级,饮片就变成一个统货价。

中药材质量直接影响着中药药效的优良,按理应有中药材质量管理部门担当起来,由他们组织力量,参照药典上列出的质量标准,对中药材商品等级规格进行修订,形成国家标准,正式在全国施行,在工作上分批分期进行。中药材是农副产品,应分等论价。中药材又是药品,在零售环节由药材加工成饮片供配方用。由于中医处方不分等级,导致饮片也不分等级。因此,药材收购分等宜粗一点不宜过细,可由消费者自选的药材可按市场要求分细一点。

(四)中药材生产的特点

我国是世界上中药材资源最为丰富、产量最大的国家之一,近年来全球掀起了回归大自然和绿色消费的热潮,中药材在国际市场上的需求量急剧上升。目前世界植物药年交易额超过 200 亿美元,并以年均 30％的速度递增。在国内,中药作为传统医疗保健用品,在医药消费中占有重要地位。我国对中药材的需求量也以 10％以上的年速度递增。因此,国内外中药材市场前景十分广阔,中药材的生产受到高度重视,取得了长足发展。

中药材人工种植快速发展,生产面积逐年扩大。我国自从 1957 年开始对供应紧缺的中药材进行人工种养试验以来,经过 40 多年的努力,取得了显著成绩,目前已经获得人工种养成功的中药材 200 多种,所提供的商品量占药用总量的 70％左右,一些药用量大的品种如茯苓、白术、白芍、党参、枸杞、白芷、栀子等,基本上全是人工种养的,这对满足患者的药用需求和促进我国中医药事业的发展作出了重要的贡献。中药材的人工栽培化已是大势所趋。目前,全国建有各类药材种植场 5 000 多个,其中 65 种主要家种药材的生产基地有 561 个。2002 年以来,随着国家中药现代化研究与产业化行动的推进和中药材 GAP 生产的实施,全国范围内已先后建立了许多中药材的规范化生产基地。中药材产业的发展是与中医药事业的发展相适应的。

中药材的生产具有产业化特征,其产业化经营得到各方重视。中药材的产业化经营,是实现药材规范化生产、保证药材质量稳定可控的重要措施。近年来,许多省份出台了扶持中药材产业化发展的政策、措施,加大对中药材生产龙头企业的扶持力度,同时大力推进公司加农户、基地带农户、农民合作组织和专业协会等多种产业化发展的龙头,促进药材生产集约化、产业化。一些地区还涌现出一些中药材种植经济合作组织,向农民提供种子、技术及销售服务。这些经济合作组织的建立,对促进中药材生产发展起到了积极作用。

(五)中药材合理开采以促进中药可持续发展

我国虽是世界上天然药物资源最丰富的国家之一,但是长期以来,中药资源的开发存在着两个值得注意的问题:一方面,许多中药资源没有得到充分的开发利用;另一方面,一些药材资源急剧减少,甚至濒危灭绝,严重影响了市场供应,也给中药的发展带来了潜在的危险。因此,合理开发资源、抢救性地保护濒危野生药用物种,对于中医药产品的可持续发展至关重要。

(六)中药材在国际上的认可度

近年来,中药材在国际上的认可度逐渐增加,这不仅是我国综合国力提升的体现,也是无数中医药工作者默默耕耘、不懈努力所取得的成果。我国科学家屠呦呦荣获诺贝尔生理学或医学奖则是其中的一个缩影。青蒿实际上是菊科植物黄花蒿,由于古籍记载及药材基源关系复杂,一直被人们认作青蒿,通过中国科学家的不懈努力,将其真身发现,并在我国晋代葛洪的《肘后备急方》的医案描述中得到启发:"青蒿一握,以水二升浸,绞取汁,尽服之。"该医案透露出青蒿在治疗疟疾时的关键用法——以水浸后绞汁尽服。屠呦呦由此获得了灵感,利用低沸点溶剂萃取,从而获得了青蒿素,经过一系列的优化,最终成为了用于治疗疟疾的药物,挽救了全球特别是发展中国家的数百万人的生命。

二、转化医学对中医药的意义

我国已经明确了今后一段时期内中医药发展的继承、创新、现代化、国际化四项基本任务。中医药学在过去两千多年的历史长河中已经发展成为一门典型的实践医学,中医药的现代化发展及其与现代医学的医疗竞争均迫使中国医学从经验医学、实践医学向实证医学发展,拿出中医药疗效的客观证据,而中医药的转化医学正是提供实证性证据的研究模式,因而是中医药现代化研究的需求。

中医生命力的体现在于其临床疗效,然而其临床疗效的把握需要依靠临床病案的积累,其经验与技艺因素"可意会不可言传",表现为中医药诊疗的主观能力化和操作手工化,直接影响了中医学诊疗水平的承上启下的提高,限制了中医药的发展。与此同时,从事中医科研的人员以动物实验、细胞实验来验证中医的"科学性",与前述经验没有对接,导致中医临床、科研两张皮,而转化医学的研究模式可能是解决这个问题的方法之一,因而是中医药传承、发展标准化的需求。

转化医学与我国中医治病的特点是相一致的。转化医学的实质是对病人进行个体化治疗;不管是对群体还是个体,现代医学的重心已经从以疾病为中心转向以群体健康为中心的战略模式,把医学治人的病,转向治病的人的整体疗法。因为治人的病,是只见树木不见林,是战术;而中医治病的人,是全局观念,是战略与战术的结合。

三、转化医学与中医药学的关系

转化医学倡导临床与基础之间的双向、开放式循环转化。通过转化医学研究,就是要把基础医学研究成果有效转化为合适的方案、举措,使其便于解决公众健康问题,特别是临床技术问题,与此同时,还要考虑与社会科学、健康管理等成果的互融互通。用哲学的观点或许可以这样解释,转化医学代表着整体和发展的观念,而整合医学、精准医学等当今前沿的医学模式则分别体现了医学矛盾的统一性及特殊性,它们都是转化医学的具体延伸和创新发展。长期以来,中医药学在朴素唯物主义哲学观指导下,在注重继承的同时不断吸收现代科技成果。从中医药的历史和现状来看,中医药学广义上可看作转化医学,中医药历来就注重转化,重视临床经验,而大量的中医药理论也源自中医临床经验的总结和提升,可以说转化医学思想是中医药学得以不断发展的内在动力。中医药学中的很多行为蕴含着转化医学的规律,体现了转化医学与中医药学的紧密关联性。

(一)中药复方配伍循证加减,因人而异

现代循证医学作为转化医学的内核,其核心思想是指在实施治疗方案过程中,应综合考虑临床证据、个人经验以及患者的实际状况,这些思想与中医的整体观念、审证求机、辨证施治等观点不谋而合。

(二)中药炮制的特色与优势

中药炮制作为中药材加工成中药饮片的必经步骤,从它的起源来说,一定是源于临床。医者在临床实践中,根据需要,会去考虑如何通过对中药材的处理,实现减毒、增效、缓性或产生新药效的目的,通过反复的实践和试验,形成一套既定的技术方案或工艺。而现代围绕中药炮制进行的基础研究,反过来又服务和指导临床实践,为中医治病选药、提高配伍疗效提供重要参考。

(三)中医治未病思想与实践

《黄帝内经》提出"上工不治已病治未病"的思想,该理念一直贯穿于中医药发展历程中,在长期的实践过程中,其理论体系在不断地补充完善,比如未病先防、既病防变等思想。总的来看,中医治未病与转化医学 T1—T4 阶段中的 T3 和 T4 阶段类似,即研究成果向医学实践的转化、向人群健康的转化,其中 T4 阶段很多与西医预防医学、社会医学等学科相似交叉。

四、服务临床转化的中药复方基础研究思路与策略

以肿瘤为例,从中医药抗肿瘤研究的进展来看,其防治肿瘤以及抗肿瘤中药研制并未取得重大突破,究其根源,一方面是指导临床辨治的肿瘤病机理论发展滞后,另一方面是中医药防治肿瘤的物质基础及药效机制阐明不够,复方配伍的机理、抗肿瘤过程中的关键问题和核心环节并未明晰。因此,中药复方研究必须以中医药理论为指导,按照转化医学思路,借助现代科技手段,回归到临床实践中去。基于此,笔者提出了服务临床转化的中药复方研究思路。

(一)中医理论的创新

中医理论源于临床实践,而理论的创新一定是基于对事实真相的进一步认识和归

纳,理论源于实际、高于实际,其又可以指导实践活动。癌毒病机理论是周仲瑛教授学术思想的继承创新。课题组在癌毒病机理论指导下,创制了消癌解毒方。药理研究显示,消癌解毒方通过复杂网络,实现多靶点、多途径抗肿瘤作用,为进一步阐明癌毒病机的科学内涵、揭示其现代生物学基础提供可靠依据。癌毒病机理论是中医学对肿瘤病机的创新认识,是指导中医肿瘤临床辨治的新理论、新方法,其来源于临床实践与基础研究的归纳总结,但它也不是一成不变的,它是一个开放的体系,随着时间的发展不断补充完善。围绕消癌解毒方开展的相关研究,就是该理论得以不断提升、逐渐成熟完善的重要来源。可以这么说,中医理论的创新是复方研究的重要目的和转化方向。

(二)临床有效药物的开发

复方丹参滴丸被视为中医药原理转化的优质产品,也是中药出海的代表作之一。复方丹参滴丸在美国进行临床试验已近二十载,先后通过 FDA IND 认证、FDA Ⅱ 期临床试验,但在 Ⅲ 期临床试验中遇到了挫折。复方丹参滴丸 Ⅲ 期临床试验被赋予了太多的目的:药物有无效果,高低剂量对比,是丹参还是三七冰片起作用,还是这三者共同起作用。这也是中医药作为复合药所要面对的共同问题。中医药主要由草药的混合使用而组成,包括主要和辅助药物,分别应用它们的活性成分与增效效应。中医学与西方主流医学的整合目前面临巨大的问题,例如,缺乏直观、"可视化"的研究证明医疗功效,又如,每一批中药制剂中活性成分存在稳定性和不确定性问题,这些因素极大地阻碍了中医药临床有效药物的开发。

(三)疾病防治新机制、新通路的发现

中药研究与化学药物研究的不同,主要在于中药有着比较明确的活性,然后再去研究机制、作用路径,寻找效应物质;而化学药物研究要通过大量的结构合成或模拟,再进行量效筛选,寻找活性物质。以消癌解毒方为例,复方对于肿瘤防治有着确切的临床疗效,回归到病机层次,它一定是实现了对癌毒病机的干预,影响了内源性成分的变化。因为癌毒病机的生物学基础是综合的、多层次的,在药理药效实验中,一方面会不断验证已经确认的抗肿瘤机制和通路,而另一方面也可能会发现复方干预肿瘤、实现药效的新机制、新靶点、新通路,而这些新机制、新通路就是复方转化研究的一个重要方向。寻找可能成为更多药物与机体作用的有效通路,从而实现疾病防治的更多方案,这就是复方转化研究的关键目的和意义所在。

(四)复方配伍机理和规律的阐明

复方配伍体现了中医整体思维,开展配伍研究对于继承发展中医药理论具有重要

的意义。以消癌解毒方为例，全方围绕痰、瘀、郁、毒这一重要肿瘤核心病机，攻补兼施，共奏消癌解毒、扶正攻邪之功。对其进行配伍机理研究，应主要抓住两点。第一是复方的活性组分研究。该活性组分是指复方中干预病因病机、支撑其配伍功效的化学物质总称，包括直接起效物质以及经代谢后起作用的物质，还包括一些辅助性成分，它们通过助溶、促吸收、催化等方式与其他活性物质发生作用，达到间接生物活性效果。复方配伍后，所发挥活性作用的物质已经不是单味药的简单加和，而是单味药的不同成分经煎煮，相互作用形成的稳态共同体。第二是药物之间的相互作用。药物相互作用是指药物联用过程中产生的复合效应，主要体现为药效强度变化、毒副作用及药效时限的改变。复方配伍体现的是方剂中各味药材之间的内在协同关系，是中医治则、治法的具体表现。复方给药后，从外在和内在两个方面来看，一是药效学方面的相互作用，即发生药效强度或毒性反应的变化；二是药代动力学行为改变，影响药效物质的代谢路径，产生不同的代谢产物，包括吸收相互作用、分布相互作用、代谢相互作用以及相除相互作用等，不同的代谢产物还诱导或抑制药物代谢酶，从而改变药物的药效活性。因此，基于复方的体内外物质基础、药效学、药代动力学以及细胞分子生物学等研究，是实现中药复方研究向配伍规律认识转化的必由之路。

五、中医药产品转化的风险

无论是中医药还是西药一定程度上说都具有或多或少的毒性，人体吸收后，肝脏、肾脏等器官将对它们进行代谢、排毒。所以，规范的药物说明书上，一般会有"肝肾功能不全者慎用"的警示。西方现代药以化学药为主体，成分单一，分子式和分子结构清楚、明确，药效、药动代谢、毒副作用等也都是清楚、明确的。如感冒退烧药中常见的成分——对乙酰氨基酚的药效、药动代谢和不良反应等都被研究得很透彻，其说明书所传递的信息也相对详尽、易读、系统、规范；相比之下，中药多由植物或动物、矿物制成，一般含有数味药材，化学成分复杂、不清楚、不明确，在人体内发挥的药效、药动代谢、毒副作用也不清楚、不明确。中（成）药可能含有能治病的有效成分，但同时也含有许多不明确的具有毒性的成分，这些风险管控上的不确定性是我们中医药产品转化中所不可避免的安全风险，我们提出以下建议优化针对中医药产品的风险和安全性管控。

（一）监管政策

在监管和法律规范的制定方面，应当完善市场准入机制和相关配套管理政策，如依据现代最新的毒理学及临床研究，对审批资料进行具体要求，引入中医症候的概念到产品说明书和标签功能性的表述中，建立中医功能诊断标准和实验模型，发布指导性文件和研究指南，鼓励企业和研究机构开展相关研究，从多媒体渠道引导消费者正确使用。

(二)质量安全评估

在安全评估和质量技术的改进方面,应当加强相关部门与企业、学术界、各国监管部门的沟通和合作,成立专门的研究性组织,进行长时间的追踪研讨,建立国际共享研究数据库,形成共同监管体系标准,与国际要求实现对接。

第六章　监管科学原理

政府承担着保护公众身体健康和生命安全的责任,医疗产品在安全、有效和产品性能上有足够的证据,才能获准上市;政府应该推动创新医疗产品加快上市速度,使更有效、更安全、更实惠的产品在更短的时间内以最低的成本惠及公众;政府还应该帮助公众获得正确的、科学的信息,提升公众对医疗产品购买的决策能力。政府对公众的责任不仅在于保障公众健康和生命安全,还有促进和提高公众健康水平的责任。

第一节　监管科学的背景

一、医疗产品投放市场的成本

在过去的 20～30 年中,科学技术突飞猛进,知识呈级数增加,基础科学不断有重大发现,而用于保障人类身体健康和生命安全的创新医疗产品应用却放缓了,尤其是用于重大疾病的预防、诊断和治疗的医疗产品。有人质疑,这些重大基础发现可否用于给人类提供更有效、更经济、更安全的医疗产品。

以美国为例,过去几年中,提交给 FDA 的新药、生物制剂和创新医疗器械的数量在减少。而创新主体用于产品开发的成本却在增加,迫使创新者往往将精力集中在具有潜在高市场回报的产品上。那些针对公共卫生需求(包括反生化恐怖)、罕见病、第三世界流行病及个性化治疗和预防的产品变得越来越具有挑战性。事实上,随着医疗费用的增加,人们开始担心,如果医疗产品开发的成本和困难持续增长,创新将继续停滞不前或下降,生物医学革命可能无法实现其使人类更健康的承诺。从实验室到临床应用之间的差距似乎在扩大。

图6－1显示在两个时间段内成功把一种药物投放到市场所需的总投资的一个估计值。进入21世纪后,成本增加的大部分都在发现和发布之间的关键路径开发阶段。

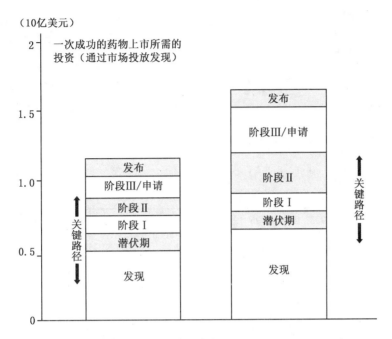

（10亿美元）

资料来源:Windhover's In Vivo:The business & Medicine Report,2003年.

图6－1　每个成功的化合物的投资升级

以人类基因组测序技术为例,在2000年左右,测序技术的基础科学已获得重大突破,人们普遍希望在生物医学研究中得到使用,期待着对疾病的预防和治疗时代的到来;然而,在此后的5年内,基因测序技术在临床上的应用依然非常有限。

在美国食品药品监督管理局看来,这种局面的出现归因于医疗产品开发所需要的应用科学没有跟上基础科学进步的步伐,新科学未能有效被用来指导技术开发过程。就医疗技术而言,最终结果衡量的是医疗产品的安全性和有效性。而在实践中,没有足够的应用科学理论来创造新工具、新程序、新方法,不能从根本上更好地回答新产品的安全性和有效性如何能在更快的时间框架内得到证明,同时还得以更低的成本换来更多的保障。

根据美国食品药品监督管理局的统计,进入21世纪后,市场上推出一种新药的成本约在0.8亿～1.7亿美元,高额投资已经成为创新的主要障碍;美国食品药品监督管理局的数据显示,进入21世纪后的头5年,新药物的投入增加了55%,制药、生物技术和医疗器械的生产率似乎都在下降。

图6－2显示了美国国家卫生机构(the National Institutes of Health,NIH)预算和制药公司研发(R&D)投资所反映的生物医学研究支出的10年趋势。

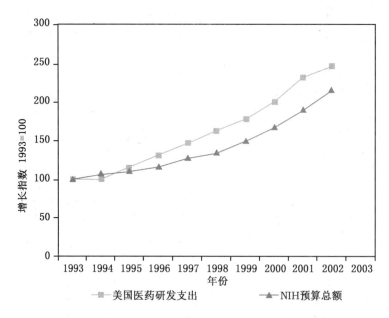

图6—2 生物医学研究支出的10年趋势

图6—3显示了新分子实体（一种具有新化学结构的药物，NMEs）以及在10年内向美国食品药品监督管理局提交的生物制剂许可证申请（BLA）的提交数量。在全球监管机构中也观察到了类似的趋势。

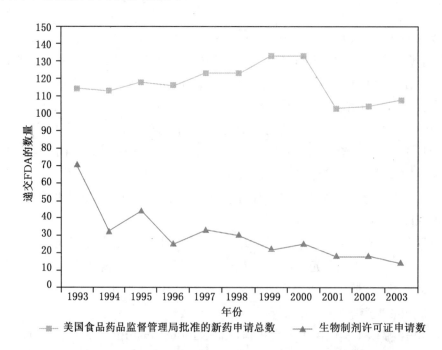

图6—3 向美国食品药品监督管理局递交的主要药物和生物制品的10年趋势

二、新产品评估工具的滞后

进入 21 世纪后,人类对公共卫生需求的产品如抗生素的开发速度已显著放缓,备选人工器官、生物工程组织和其他器械设备的发明者面临着严峻的挑战和不确定性,更谈不上许多预防性治疗的新型可行性途径的开发和突破。

在很多情况下,新产品的开发商们别无选择,只能使用 20 世纪的工具和概念来评估 21 世纪的开发项目,结果导致绝大多数进入临床试验的研究产品以失败告终,一些新产品开发项目在投入大量的时间和资源后不得不放弃。这种高失败率又会进一步推高新产品开发成本,使开发商们不得不利用那些有限的成功产品的利润来补贴越来越多且又昂贵的失败。同时,即使产品开发成功,在迈向市场化的道路上还有很长的路要走,而且往往是成本高效率低。这在很大程度上是由人们对目前繁琐的评估方法的依赖所导致的。

医疗产品的应用开发必须跟上基础科学创新步伐,将新的生物医学技术和科技创新应用到医疗产品开发中去。

如何确保新的基础发现变成更好的新的医疗手段或医疗产品,已经成为应用实践者和应用科学家们关注的问题。新医疗产品的应用开发至少包含:强大的、新的科学和技术方法如动物或计算机预测模型,安全和有效性的生物标记,临床评估新技术,从实验室概念到商业产品路径预测性的提高和批准效率,等等。社会需要做出努力,为发展医疗技术创造更新的工具,建立一个知识体系和理论基础,用来指导医疗产品的开发过程。

事实上,医疗产品开发过程已滞后于基础科学创新步伐,只有将生物医学和技术创新应用到医疗产品的开发中,才能快速推动安全有效的医疗产品造福人类。

三、政府监管与新产品投放

作为医疗类产品市场准入的把门者,各国药品监督管理部门是推动医疗产品快速导入市场的重要参与者和设计者,是重要的驱动力量,这归究于各国医疗产品监督管理部门颁布的众多医疗产品标准和重要的指导性文件来指导产品开发及市场准入。但问题是:各国药品监督管理部门制定政策的理念以什么为指导? 是建立在科学理论基石上,还是凭借直觉和经验? 如果是以科学理论为指导,那这个科学称为什么?

保障公众身体健康和生命安全是药品监督管理部门的基本职责,政府必须有足够的把握认为产品的安全有效性能够得到保障,才能对产品给予市场放行。

药品监督管理部门必须使用现有的科学知识来制定市场准入和产品放行标准。例如,在临床试验中,医疗产品监督管理的科学家们正在对有关安全有效新类型的数据进行持续的完整审核；同时，还要看到新的医疗产品在开发过程中曾经出现的失败、延缓、障碍和措施的机会。如果新产品研发过程中出现严重问题或共性问题，医疗产品监管部门的科学家们就必须将这些问题上升到科学领域，在避免出现社会资源重大浪费的同时，这些问题也给科学家们提出了研究方向。医疗产品监管部门制定的诸多标准及指南在某种程度上加快了新产品研究开发的速度，保证了上市产品的安全有效和质量性能。

要解决新产品开发进程变缓的问题，对产品性能的判断和预测就必须用新工具、新方法、新手段，这些方法、工具、手段创新时，必须以科学进步为指导，与生物医学和创新技术发展保持一致。我们在重视基础性研究和技术创新的同时，还要研究开发具有突破性的应用工具和手段。

顺应时代要求，为满足医疗产品监督管理部门对产品审批的实践需要，一门开发用于评估所监管产品的安全性、有效性、质量及性能的新工具、新标准、新方法的科学便应运而生，这就是监管科学。

第二节　关键路径

一、监管科学的概念

监管科学的英文是 Regulatory Science，为美国食品药品监督管理局于 2010 年 10 月在《为公众健康发展监管科学》的报告中首次提出。

监管科学是一门开发用于评估所监管产品的安全性、有效性、质量及性能的新工具、新标准或新方法的科学。它以监督管理技术为研究对象，探讨监督管理的性质和演变规律，目的是揭示监督管理过程中的共性及所遵循的共同规律，发展和促进监督管理的方法与途径，为监管科学在实践中的应用提供理论依据。

监管科学是在医学、统计学、管理学、社会学、生物工程、行为科学等学科基础上，结合运筹技术、系统科学及信息科学等科学发展起来的前沿科学，是典型的交叉学科，并在社会、经济、管理等领域得到发展和应用。

监管科学的任务是对被监管产品在寿命周期内安全有效性保障的制度设计和工具开发，表现为各种方法、制度、流程、程序和机制等。其研究范畴包括监管科学所形成的各种工具及开发这些工具所用到的知识。

二、关键路径

生物医学科学要实现其使命，必须将科学引入改善医疗产品的开发过程，明确产品有效、安全预测的发展途径,实现从科学发现到病人的关键路径现代化。

为了应对基础生物医学知识和临床应用之间不断扩大的差距,各国政府和学术界已经采取了一系列措施。经过几十年对基础生物医学和技术研究的投资,研究范围不断扩大,包括转化研究——针对"加速治疗发展"的多学科科学研究,将基本的发现更有效地转移到临床。值得注意的是:

(1)美国国家卫生研究院在2003年宣布旨在"将研究发现从实验室转移到临床"的一系列举措,绘制了发展路线图。

(2)国家癌症研究所(National Cancer Institute,NCI)制定了卓越研究计划。

(3)一家名叫MdBIO的私人非营利性公司支持马里兰州生物科学的发展。

(4)欧洲治疗癌症的组织(EORTC)致力于癌症临床试验中的一部分转化研究。

(5)英国政府宣布建立全国癌症转化研究网络,以促进和加强联合王国的转化研究。

虽然各国政府和社会组织采取了若干行动,但是在研发路径的某个部分进行大规模投资又会至少造成部分浪费,除非其他环节也得到加强。这再次提出了监管科学作为应用科学研究是急需的,是对基础研究和转化研究的补充,但监管科学侧重于提供新医疗产品(包括巩固原有产品和新创意产品)的开发过程必须采取的步骤,从选择实验室原型到为患者提供有效的治疗。在科学上,这被称为高度定向和实用的关键路径研究。

图6—4是医疗产品包括生物药品和医疗器械开发过程的理想关键路径图,在图的最左端,是从基础研究获取的创意进入到原型设计的评估程序,医疗产品的开发通常要经过多次的循环设计,所以原型的建立通常以一定的技术为基础;而在医疗产品的开发过程中,"发现"则通常是寻找选择或产生具有特定所需生物活性分子的过程。

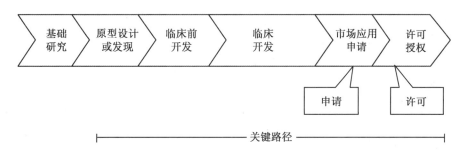

图6—4 医疗产品开发的关键路径

当候选对象被选中决定开发后,关键路径随之开始。然后,当他们沿着路径从左向右移动时,他们要经历一系列连续且更严格的评估步骤。进入临床前开发阶段的候选,很少能够进入市场应用阶段。

图 6—5 是在产品开发过程中不同研究的类型。基础研究指向对疾病和生物机体的了解,是产品开发和转化研究及关键路径的基础;转化研究则是集中于从概念进入临床评估的基础性发现或创新,通常聚焦于特定疾病实体或治疗概念层面;关键路径是通过创建新的评估工具促进产品开发的过程。

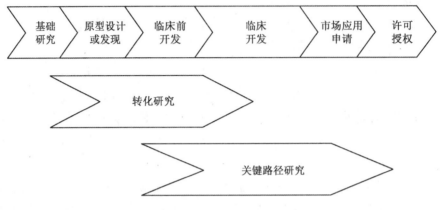

图 6—5 医疗产品开发与研究类型

为使患者能随医学发展获得更多收益,新产品开发者必须沿着发现、设计、商业化的多维关键路径获得成功。进入 21 世纪后,这条路径的显著特点之一就是,在任何阶段发现候选对象被否定的可能性大大增加。以药品开发为例,一种新药进入第一阶段的测试,通常代表了 10 年以上的临床筛查和评估的结果,但估计只有 8% 的机会能够进入市场商业化。这恰恰说明现在的成功率比历史上约 14% 的成功率反而恶化的现实。换句话说,在 2000 年进入第一阶段试验的药物,其成功进入市场的可能性并不比 1985 年第一阶段临床试验的要高,也就是说,最近生物医学研究的突破并没有提高识别产品成功的能力。

在临床试验中,失败的原因包括安全问题和有效性问题,这是人类临床试验早期所无法预测的,也是临床试验的目的。如果人类可以提前预测产品开发的失败,就可大大节省开发成本。例如,如果在临床试验前预测能力有 10% 的改进,对于公司来说就可以节省 1 亿美元的开发成本。而在医疗器械领域,目前人类技术创新的能力已经超过了观察评估试验用器械对人类影响的能力,导致医疗器械的研究开发和投入市场使用之间时间的拖延。

对于非常创新的、未经证实的技术,单个产品成功的可能性具有高度的不确定性,风险极高。监管科学研究的目标就是开发新的、科学的技术性工具,包括分析、标准、计算机建模技术、生物标志物和临床试验终点,使产品开发过程本身更安全、更有效,更有可能开发出有利于病人安全的产品。这些工具更容易在早期将那些不具备价值的产品识别出来,从而减少新产品开发时间和资源,促进医疗产品的开发过程。

三、关键路径维度

无论是医疗器械、药品、生物制剂还是康复器具,医疗产品开发人员都必须在科学、技术层面上讨论产品开发的可行性——安全性、有效性和商业化。这三个维度相互依存、缺一不可,绝大多数开发成本都由这三个方面构成。医疗产品开发人员必须在开发的早期阶段就开始管理每个维度及维度间的相互作用。

(一)安全性评价

安全性评价是关键路径的第一个维度。在设计药物分子、选择生产细胞系或生物生产的参考菌株,或为植入类医疗器械选择生物材料时,安全维度是至关重要的。而用于评估安全的传统工具——动物毒理学和人类研究的结果,在过去的几十年里几乎没有变化,而且在很大程度上并没有从最近获得科学发现中获益,无法更好地评估和预测产品安全,导致临床开发过程中出现失败,甚至在产品推广到市场后出现故障。

表6—1的维度和内容仅包含科学和技术,还有其他方面的因素(如获取资本、知识产权考虑因素、营销和分销安排)不在本表的范围内。

表6—1　　　　　　　　　　　　关键路径的三个维度

维　　度	定　　义	活动(实例)
评估 安全性	表明该产品在每个开发设计阶段都足够安全	临床前:产品足够安全,可用于早期人体检测;及早消除有安全问题的产品 临床:表明产品足够安全,可用于商业销售
展示医疗 效用	表明该产品对人们有益	临床前:选择有效性高的合适的设计(设备)或候选者(药物) 临床:显示对人具有有效性
工业化 过程	从实验室概念或原型到可制造的产品	设计出高品质的产品:物理设计,特征,规格 发展大规模生产能力:制造规模扩大,质量控制

图6—6是在关键路径的不同点和不同维度上必须成功完成活动的高度概括描述。其中许多活动非常复杂,需要整个行业致力于支持它们。并非所有描述的活动都针对每个产品的执行,并且为了简单起见,省略了许多活动。

(二)疗效性评价

疗效性评价是关键路径的第二个维度。造福于人类是该医疗产品开发的目的,但有效程度的不理想往往是产品开发后期失败的根源。因此,人类需要更好的工具来识别成功的产品,并在开发过程中更有效、更早地消除即将发生的故障。这将能有效保

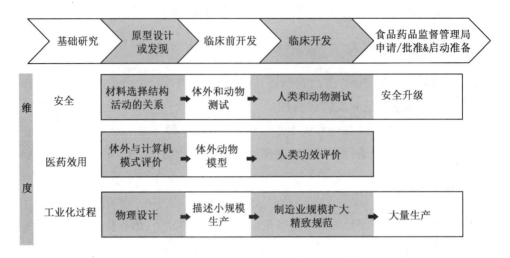

图 6-6   关键路径的三个工作维度

护受试者,提高研发投资回报,并尽早为患者带来所需要的治疗。但人类担忧的是,目前的药物发现是基于其在体外筛选技术和动物模型的临床相关性较差,从根本上无法确定具有高有效性的候选对象进入开发阶段。

对人类疾病更系统、更动态的理解需要更多的科学努力以及生物信息学的重大进展,然而,在新的发现将被列入候选开发对象时,最好的评估工具应该用到它们身上。这将需要加强和重建相关的学科如生理学、药理学、临床药理学、生物材料安全评价等,致力于找出在实验室和人类之间建立桥梁的方法,并将早期的安全标记与患者的实际结果联系起来。此外,更有可能在早期的"概念验证"试验中产生更多的兴趣。

(三)工业化过程

关键路径上的最后一个维度是工业化过程。这是将实验室的概念转化为能够大规模生产具有良好性能的医疗产品。成功的工业化所面临的挑战是复杂的,尽管在科学界被高度低估。在物理设计、表征、制造规模和质量控制方面的问题通常会阻碍或推迟发展计划。这些问题往往是新技术推广的障碍,因为它们比传统产品更加复杂,缺乏标准的评估工具。人类需要更好的产品开发工具包。

四、商业与 FDA 的互动

作为创新(或停滞)的一个重要角色,政府机构的监管部门与科学界合作制定用于开发的临床和技术标准。在产品开发阶段,政府部门的科学家对产品安全性、有效性和质量性能进行持续地评审。在市场推广应用阶段,由医疗产品发起人提交的数据按照既定的科学标准进行评估。以美国为例,美国食品药品监督管理局的科学家经常与业界和学术科学家就发展问题进行沟通。美国食品药品监督管理局的审评员可以全面了解成功和相关的最佳实践,还可了解在产品开发过程中出现的失败、故障、失灵和错误的机会。此外,产品测试、安全评估和临床试验的数据存储在美国食品药品监督管理局数据库中。

图6—7描绘了医疗产品开发过程中广泛的行业—食品药品监督管理局的相互作用。临床药物开发通常分为三个阶段,医疗器械开发则与之不同,这就是为什么前面的数字略有不同。以药物开发过程为例,开发人员经常在提交研究型新药申请(IND)之前与食品药品监督管理局会面以讨论早期开发计划。在美国,开始人体测试之前,必须由美国食品药品监督管理局提交并批准IND。在临床阶段,正在提交新协议和测试结果。开发人员经常要求召开额外会议,以便就评估安全性或疗效的方法以及制造问题与食品药品监督管理局达成协议。

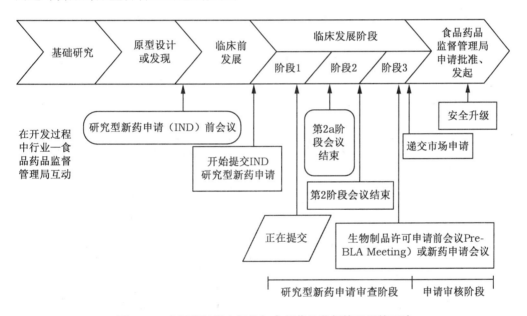

图6—7 在开发过程中行业与食品药品监督管理局的互动

由于食品药品监督管理局的审评人员处于一个独特的位置,他们负责监督审查整个审批过程,可以帮助识别相似产品的共同问题和系统性缺陷,还可以从他们看到的东西中吸取重要的经验教训。很少有其他的医生和科学家能够有机会具备这么广阔的视野。

当然,行业科学家在他们自己领域遇到的问题通常是缺乏整个产品领域的交叉信息或者是关于技术的完整信息,这些技术可以被用到其他领域。食品药品监督管理局所拥有的广泛经验不能广为传开甚至不能泄露给第三者。事实上,大多数失败的信息或细节不可能公开或共享。

然而，食品药品监督管理局可以发现问题并提供如何克服问题的建议，这些建议正是食品药品监督管理局总体经验的总结，也是产品开发人员所需要的。但以往的实践表明，产品开发人员和食品药品监督管理局科学家克服开发挑战的能力常常被当前解决开发挑战工具的限制性所困扰。

当工具和概念不足时，食品药品监督管理局会积极地与产品开发人员和科学界合作，以识别和解决关键问题，并激励研究，鼓励开发解决方案。食品药品监督管理局往往会将这些信息向公众公示并提供指导性文件，综合当前发展问题的知识方法，或者通过研讨会、同行评议等形式进行。

图6—8描述了食品药品监督管理局对临床试验和市场应用的审查和监督是如何形成问题识别和尝试解决循环的。审查中发现的反复出现的问题促使相关人员制定科学的解决方案。这可能需要多个研究周期和公众意见，还需要公共标准（如公认的实验室测试方法、动物功效模型或安全测试方案、临床试验设计或终点以及临床监测方法等）的制定与执行。当标准或指南得以颁布，所有开发人员都可以使用这些工具。食品药品监督管理局经常寻求国际上接受此类标准的工具，从而减少全球不必要的动物或人体测试。

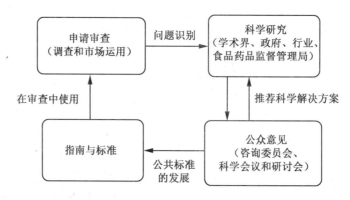

图6—8　食品药品监督管理局审查过程中的问题识别和解决方案

食品药品监督管理局的指导性文件通常会大大减少与产品开发相关的不确定性。例如，与缺乏食品药品监督管理局指导性文件的医疗器械相比，在现有的食品药品监督管理局指导性文件中开发的医疗器械在最初审查过程中获得批准的可能性几乎是前者的两倍，并且获批所需时间仅为前者的1/3。

目前，迫切需要在医疗产品开发领域利用基因组学、蛋白质组学、生物信息学系统和成像技术等技术进行联合开发，如果进行顺利，这些新技术可以为早期发现安全问题提供工具，识别可能对治疗有反应的患者，并导致新的临床终点。新的医学技术包括生物工程组织、细胞和基因疗法、纳米技术应用、新型生物材料和个体化药物治疗，都将需要新的产品开发工具和标准。

五、安全评估工具

为了有效开发医疗产品，应该尽早发现安全问题，并且应该有办法将潜在的安全问题与实际的安全问题区分开来。然而不幸的是，由于现有方法的局限性，安全问题通常只在临床试验期间或在市场营销后才被发现。美国一家制药公司在一个肝脏毒性的产品开发项目中，在2000年前的10年时间里，投资花费了20多亿美元，但最后的临床以失败而告终。但有时，早期的测试表明，安全问题可能永远都不会出现，这种情况下不必对候选对象进行消除。

美国食品药品监督管理局目前的许多目标都是为早期预测和发现重大安全问题提供更可靠的方法，美国食品药品监督管理局试图在临床试验过程中防止对患者的伤害，同时也在预防因新技术的进步给公众信心带来潜在的毁灭性打击。

安全评估工具包括产品测试，以及体外和动物毒理学研究、生物材料评价学科内容等。尽管人类一直在努力开发更好的方法，但大多数用于毒理学和人类安全测试的工具已经有几十年的历史了。虽然传统的动物毒理学在确保临床试验志愿者的安全方面有着良好的记录，但太耗费精力和时间，最终面临可能无法预测、迫不得已又要开发的安全问题。临床试验即使是广泛的，也还是常常不能检测到一些重要的安全问题，因为有些问题不常见，或者因为通过测试的人群不能代表最终广泛大众的个体差异。同时，我们又不能否认，临床试验中的一些模型人为制造了令人不安的信号，事实上，这些信号并不能预测安全问题。

在实际中，美国食品药品监督管理局最近的许多针对性的努力都涉及与科学界的合作，以确定更可靠的方法来预测和检测重大安全问题。例如，在过去，因未能预测候选药物对人体代谢的伤害，导致了临床阶段终止的高昂代价，甚至还有多种药物从市场上退出。美国食品药品监督管理局关于利用人类细胞描述药物代谢途径的建议，提供了一种直接的体外预测人体代谢的方法，使开发人员能够尽早消除含有不良代谢特征的化合物（例如，药物—药物间相互作用的潜力）。因此，由于药物间相互作用而导致的临床失败的可能性大大降低。在另一项研究中，美国食品药品监督管理局开发了一种标准化的方法，用于记录从组织培养液中清除反转病毒颗粒的方法。这一做法成功地解决了早期使用单克隆抗体的潜在安全问题，为许多重要的医学治疗的发展铺平了道路。美国食品药品监督管理局通过这些努力分享成果，降低了社会成本。

第三节 监管科学的内容

美国食品药品监督管理局、欧洲药品管理局和日本药品及医疗器械管理局等发达国家和地区的药品监管部门高度重视监管科学在医疗产品转化中的作用，对监管科学的发展作出了研究规划。

一、监管科学内容概述

以美国食品药品监督管理局为例，他们在 2010 年 8 月公布的《为公众健康发展监管科学》（Advancing Regulatory Science for Public Health，ARS）白皮书，明确了美国食品药品监督管理局对监管科学的发展战略，提出美国食品药品监督管理局要从八个主要领域来发展监管科学，对医疗产品开发和评价中用到的科学技术进行彻底的现代化改革。

这八大领域分别是：第一，提升产品安全评价的毒理学现代化手段；第二，推动临床评价和个体化医疗产品的创新；第三，创造新方法，改进产品生产工艺，提高产品质量；第四，确保食品药品监督管理机构已经为创新技术的评估做好充分准备；第五，借助信息科学利用好各种数据；第六，推行以预防为主的食品安全体系；第七，加快制定医疗对策以抵御各种威胁；第八，进一步发展社会和行为科学，以帮助消费者在选择产品时作出正确决策。

对上述领域的优先推进不限于一个产品领域，他们要解决的是跨领域的需求和机会，这些需求和机会通常延伸到多个产品领域；监管科学的收益将促进产品开发、评估和生产。

美国食品药品监督管理局在这份报告中指出，科学的进步正使医药产品的开发和使用方式发生根本性变化，这给监管带来了越来越多的挑战。报告指出："监管科学可让美国食品药品监督管理局提前准备好必需的工具和方法，以便可靠地评估那些在新的科学进步下诞生产品的安全性和有效性。"

美国食品药品监督管理局的监管科学战略计划对政府在满足其监管使命和促进将突破性发现转化为创新、安全、有效的未来产品方面的持续成功至关重要。

二、监管科学八大领域

美国食品药品监督管理局在《为公众健康发展监管科学》报告中指出，在今后一段相当长的时期内，监管科学将在以下八大领域中大力发展。

（一）提升产品安全评价的毒理学现代化手段

临床前测试对潜在风险的预防发挥着重要作用。然而，在临床试验甚至产品获准上市后,可能会出现严重的有时是罕见的意想不到的不良事件,这表明我们对患者反应和临床前毒理学结果之间关系的理解存在严重的差距。例如,非临床的安全评估通常在正常健康的测试系统中进行,目的单一,不以评估可能出现的罕见或特殊反应的可能风险为企图;但临床试验人员自身的疾病,或患者和消费者的遗传背景或其他接触,可能会给试验或患者带来不良反应。

在某些情况下,许多毒理学模型和安全性分析的真实预测准确性仍然不确定,需要对现实中的人类和动物不良事件数据进行更严格的验证,以确定它们的可靠性和可能的局限性。为此,需要引入新的测量技术,增加对毒性机制和途径的了解,为先进的计算分析提供重要的机会,以促进非临床研究结果的有效转化。政府监管部门需要进一步缩小这些差距并提高临床前安全预测。

美国食品药品监督管理局将通过以下三个特定领域的投资来促进监管科学的发展,提高产品安全性和有效性的预测。

1. 开发更好的人类不良反应模型

具体内容包括:第一,评估和促进使用细胞和组织的分析方法,更准确地表示人类对不良反应的易感程度;第二,开发和使用现代动物模型,考虑疾病演变和共同发病率对不良事件出现的潜在影响;第三,通过评估生物组织多层次的安全性评估数据,包括基因、蛋白质、通路、细胞/器官功能,促进对毒性机制的更好理解;第四,评估和描述可能与罕见和意外不良事件相关的分子靶点和宿主遗传因素("非靶向"药物效应);第五,启动体外和体内研究,以确定与烟草成分接触相关的潜在危害标记。

2. 鉴定和评价可用于非临床和临床评价的生物标记和终点

内容包括:第一,评估动物模型和细胞分析方法,正确预测潜在人类风险的准确性(特异性和敏感性);第二,评估动物和人类之间毒性标记的一致性,并确定这些标记在不同的器官系统和人群中的性能及其解释可能出现的不同;第三,评估定量成像系统,包括放射层析成像、磁共振成像、计算机断层扫描等先进的方法(如代谢组学),用于鉴定新的生物标记物预测的同时,还可作为有效性和安全性的预测因子。

3. 应用并开发新的计算方法和硅化建模

内容包括:第一,改进化学结构—活动关系(SAR)模型在预测人类风险中的应用,并将此分析纳入审查过程;第二,开发和实施方法,将化学结构及子结构与产品安全、疾病目标和毒性机制等广泛信息联系起来;第三,开发临床试验模拟模型,揭示药物(或设备)效应、患者特征、疾病变量影响结果的相互作用;第四,开发细胞、器官和系统的计算机模型,以便更好地预测产品的安全性和有效性;第五,实施整合药代动力学、药效学、材料科学或机械安全数据的计算机模型,以预测临床风险效益,并确认不同患者群体的上市后安全性;第六,开发和应用数据挖掘、知识构建和数据可视化工具,使计算机模型开发、临床风险预测和管理决策指向明确。

通过上述手段的改进，美国食品药品监督管理局希望能更好地识别和准确地预测并减少与产品相关的风险大小和可能性；反过来，这又将有助于加速产品开发进程并降低成本，有利于安全有效的新产品投放市场，从而改善健康状况，降低患者风险。

通过继续探索和集成新的产品安全评估工具和方法，美国食品药品监督管理局将能更好地估计剂量范围，促进临床试验中使用更明智的、更安全的设备，在早期的医疗产品开发过程中，使用更敏感、更可靠的方法来识别和确定安全问题。

美国食品药品监督管理局也能更好地预测不良事件的风险和性质，并了解这些事件发生在特定的个人或子群体中的机制。将毒理学现代化并不断提高非临床试验、模型和测量的能力，以预测产品安全问题，将增加产品开发早期发现毒性风险的可能性，确保患者安全，减少上市许可产品召回的数量。

新模型评估基因治疗的安全性

目前有大量的临床试验使用了一种有前景的新型癌症治疗方法，该疗法基于名叫腺病毒的一种普通感冒病毒的变种，可以被设计来提供抗癌基因疗法。然而，通过肝脏快速清除腺病毒可以防止病毒找到目标癌细胞，在某些情况下，可能会导致肝脏中毒。美国食品药品监督管理局的科学家们已经开发了动物模型来研究肝脏如何清除腺病毒，以及腺病毒是如何引发毒性反应的。因此，他们已经能够识别出阻止肝脏用来清除腺病毒载体的受体的方法。他们还发现了腺病毒诱导的介质，有可能被阻断以提高安全性。例如，在老鼠身上注射腺病毒会迅速诱发一种有毒的介质，引起致命的休克。科学家可以用一种药物阻止这种介质，完全保护动物免受伤害。

（资料来源：《一项战略性计划——FDA 推动监管科学》，2011 年，www. fda. gov/regulatoryscience。）

（二）推动临床评价和个体化医疗产品的创新

通过广泛获取的生物信息，绘制复杂的生物信息学工具，建立系统生物学模型，应用高通量筛选方法，有助于快速确定医疗产品开发的潜在治疗目标。目前，在通过基因组变化改变个体反应，激活或抑制这些治疗目标方面已有重大发现，这使得改善现有疗法的临床使用及开放合作的疗法和测试变得具有可能性，可以用来调整治疗患者个体（个性化医疗）。

事实上，基因组信息已经被添加到药物标签中，明确了哪些患者将从药物中获益最多，哪些患者将面临药物不良反应，并为特定患者选择最佳剂量。尽管这方面的进步明显,但将新的科学成果转化为安全有效的被广泛使用的医疗产品仍然是一项重大挑战。临床开发项目时间漫长,代价昂贵,结果不确定性高。努力减少临床过程中的不确定性,加快有效的医疗产品对患者的治疗势在必行。

医疗产品的临床开发项目(药物、生物制剂和器械)依赖于工具的可用性,如疗效和毒性的终点预测,以及有效的临床试验设计和分析方法。

除了传统的实验室测试外,还包括生理、影像学和基因组终点。努力确保分析测量的准确性和一致性,同时减少跨平台和终点间的可变性是至关重要的。

美国食品药品监督管理局将与其他机构合作,开发新的工具和方法,促进个性化医疗的发展,并促进临床试验的科学和行为的现代化和发展。

1. 开发和完善临床试验的设计、终点和分析方法

具体途径包括:第一,继续完善临床试验设计和统计分析方法,以解决诸如丢失数据、多个终点、患者多样性和适应性设计等问题;第二,确定和评价经过改进的临床终点和相关的生物标志物,在目前缺乏的最优终点的区域进行试验(例如,人类和动物骨关节炎的治疗和安全终点,适用的基因治疗、眼科适应症、肿瘤疫苗以及干细胞衍生疗法);第三,为特殊需要开发新颖的试验设计和终点;第四,继续完善临床试验设计中建模与仿真的使用,以提高临床研究的有效性;第五,与合作伙伴广泛合作,确定改善临床试验的行为和效率的关键机会;第六,继续开发和完善评估收益/风险的工具和方法。

2. 利用现有的和未来的临床试验数据

途径包括:第一,制定疾病演变的定量模型和措施;第二,利用大量的、汇集好的临床试验数据识别潜在的试验终点,探索特定的人群和亚种群的差异(如阶段的疾病、慢性疾病状态、性别、种族和民族、儿科和其他年龄组)以及不同子集的疾病,促进对临床参数和结果之间关系的理解,评估潜在生物标志物的临床效用。

3. 识别和限定生物标记和研究终点

途径包括:第一,促进新的和改进的生物标志物的鉴定和识别,涉及产品安全有效性、药效反应剂量选择、疾病严重程度以及药物基因组学(以预测安全性和疗效或指导剂量);第二,开发和评估生物标记识别的新方法,包括"组学、系统生物学和高通量方法";第三,监测个性化医疗的新发展,因为它们与受监管的医疗产品有关。

4. 增加准确性和一致性,降低分析方法的跨平台变异性,以测量生物标志物

途径包括:第一,降低分析方法的平台间的可变性,通过标准来衡量生物标志物;第二,开发证明性要求,来证明使用新颖或创新技术测量生物标志物的准确性和可靠性(如全基因组测序、新的蛋白质组学方法、图像分析);第三,开发和促进科学工具,以更好地描述那些依赖于主观阅读的测量方法并使之标准化(如计算机辅助诊断技术、数字病理学设备);第四,继续参与、协同努力评估新兴技术的验证策略,如微阵列质量

控制联盟(MicroArray Quality Control Consortium)。

5. 发展虚拟生理病人

途径包括:第一,鼓励发展计算机模型,分别将健康的和患病的放射成像数据从一系列相关疾病中纳入;第二,确保这些模型与基因组和其他生理数据相结合,促进完整的生理模型和模拟的发展,以用于医疗器械和其他医疗产品的开发和测试;第三,创建一个模型库,以便研究人员方便地获得美国食品药品监督管理局验证的模型。

同伴诊断

最近的生物医学突破正在推动医学转向个性化治疗或个性化医疗。这一运动的一部分意味着伴随诊断的增加——用于确定某一疗法是否对病人有效的测试。为了解决这一问题,美国食品药品监督管理局于 2011 年 7 月 12 日发布了体外配套诊断设备指南草案,向业界传达美国食品药品监督管理局如何定义这些设备以及美国食品药品监督管理局对这些设备的监管要求。美国食品药品监督管理局希望通过澄清这些行业的主题,简化这个过程,以批准能够准确引导患者接受靶向治疗的辅助诊断,以便患者在正确的剂量下获得正确的药物。

(资料来源:《一项战略性计划——FDA 推动监管科学》,2011 年,www. fda. gov/regulatoryscience。)

---

6. 对公众安全的影响

通过优化产品开发,可以改善患者可能的后果,促进基础科学领域巨大投资的转化;识别个体结果的预测因子,最大限度地提高个体的治疗效果,减少伤害;还可为特殊人群(如儿童、妇女和患有罕见或被忽视疾病的患者)提供药物和器械开发,以确保安全有效的治疗方法。

(三)创造新方法,改进产品生产工艺,提高产品质量

新科技的应用正引领着制造业的创新,美国食品药品监督管理局需要与工业界和学术界进行研究合作,评估这些新技术如何影响产品的安全、有效和质量性能,并利用这些信息给监管政策的制定以启迪,这有利于确定产品结构和检测污染物方面的灵敏度、分辨率和精确度的提高。

美国食品药品监督管理局将支持新技术应用于产品开发和创新的分析方法。

1. 开发和评价新颖及改进的制造方法

途径包括:第一,研究连续加工对产品质量的影响,注意这里指的是使用连续工艺,而不是批量生产;第二,研究特定的新型制造技术,以确定它们如何影响产品故障率;第三,评估辅料成分和复合剂型对产品安全性、有效性和质量性能的影响;第四,促

进两种最先进的制造策略即过程分析技术和质量设计方法对制造商保持质量一致性能力的影响。

2. 开发新的分析方法

途径包括：第一，研究并使用新兴的、改进的分析技术，如核磁共振（NMR）、质谱法、近红外或拉曼光谱法评估药物制剂产品质量的可行性和价值，并评估这些技术是否应取代现有的方法；第二，评价各种分析技术的适用性，以确定生物仿制药对其参考产品的"相似性"；第三，进行统计研究，以支持开发和评估新的化验方法和测试，以确保分析方法所提供结果一致性的可重复性；第四，开发并改进方法和工具，以检测和测量在美国食品药品监督管理局监管产品中的工程纳米材料和复杂剂型的物理结构、化学性质和安全性，如经皮贴片、吸入输送系统和靶向药物输送系统。

3. 减少微生物污染的风险

途径包括：第一，开发灵敏、快速、高通量的方法来检测、识别和列举微生物污染物，并验证它们在评估产品无菌性中的效用；第二，开发和评价不符合常规方法的医疗产品的微生物灭活/摘除方法；第三，评估特定生产过程对微生物的影响污染；第四，为工业界和学术界开发用于评估的参考资料。

4. 对公众健康的影响

关于新型制造方法和监管科学研究，将用于产品生产过程中，从而促进产品生产和降低成本，提高美国食品药品监督管理局快速评估通过这些方法所生产产品的安全性、有效性和质量性能的能力。

质量的设计

质量的设计是理解制造过程以及确定获得和保证预先定义的最终产品质量的关键步骤。美国食品药品监督管理局一直在努力寻找改进制造过程的方法，以确保在整个货架期的产品质量具有一致性，并确定何时会出现污染或其他生产故障。通过设计改进的质量也会降低产品开发和制造成本，减少长期生产失败的可能性，并提供持续改进的机会。作为产品质量的一部分，美国食品药品监督管理局正在研究三个新的领域，以支持提高生产质量：第一种是连续不断的加工、材料不断进出的设备；第二种方法是使用过程分析技术来监测和控制过程，而不是目前的测试产品的方法；第三种是开发新的统计方法来检测过程或产品质量的变化。

（资料来源：《一项战略性计划——FDA 推动监管科学》，2011 年，www. fda. gov/regulatoryscience。）

(四)确保食品药品监督管理机构已经为创新技术的评估做好充分准备

科学的进步正导致医学治疗和诊断方法发生根本性变化。在复杂的化学和生物合成方面的突破性发现有望带来新的候选药物,尖端电子、纳米技术和材料科学已经革新了医疗器械。基因疗法、细胞疗法、组织工程、光遗传学、高强度聚焦超声和信息技术等新兴领域也正在为改善我们的健康提供创新方法。这些新颖的、日益复杂的方法,对美国食品药品监督管理局评估新产品的准备带来了越来越大的挑战。监管科学必须先行一步,为美国食品药品监督管理局提供必要的工具和方法,以可靠地评估从这些新的科学发展中获得的产品的安全性和有效性,以便将发现的最新成果安全地用于造福患者。

美国食品药品监督管理局将通过与外部合作伙伴的积极研究,开发必要的专业知识和基础设施,以评估新技术和新兴技术。

1. 促进创新医疗产品的开发,同时开发新的评估工具和方法

途径包括:第一,实施创新战略,如美国食品药品监督管理局所属的设备和放射卫生中心的 5 项创新计划,以促进建立新器械开发和评估工具的伙伴关系。这一倡议为开发、评估和批准重要设备提供了一个加速的途径,并鼓励早期与开发人员进行交流,以确保他们的想法被转化成能够帮助患者和被证明是安全有效的技术。第二,鼓励促进、参与、研究,增进对科学的理解,以有助于促进对新管制产品的数据需求的评估,包括与纳米技术等新兴技术相关的数据。

2. 为新疗法开发评估工具

途径包括:第一,在评估新疗法时要开发新的方法,以确定产品安全性、有效性和质量性能,新疗法如工程组织或细胞治疗产品,包括干细胞衍生产品、用于再生医学的临床应用;新方法如体外和体内方法。第二,评估和采用细胞生物学、发育生物学和材料科学领域的新发展,帮助我们更好地了解组织工程医疗产品中使用的活细胞和材料之间相互作用的影响,以及细胞产品与患者微环境的相互作用。第三,开发评估基因治疗产品。第四,结合基因组学、蛋白质组学、代谢组学和其他组学技术,促进对产品质量和安全性的理解。第五,探索无线技术、信息技术在新医学治疗和诊断学中的作用。第六,定期进行全面的信息搜集,识别新兴技术。

3. 确保安全有效的医疗创新

途径包括:第一,制定强有力的创新战略,包括在公共卫生需求高的领域向制造商伸出援助之手,因目前有效的干预措施少,并伴有科学角度上的障碍。第二,建立临床研究计划,以确保对创新医疗产品进行快速、可靠的测试。这可能包括开发新的策略,以发现新的材料和机制所构成的相互作用和毒性。第三,帮助促进新技术的开发、标

准化和验证安全性、有效性。

4. 做好信息技术新应用的准备

途径包括：第一，在评估新兴技术产品领域时，加强 FDA 内部多学科专业知识的协作；第二，建立机制，促进跨学科的监管科学的培训和研究，解决新产品带来的科学差距和挑战。

5. 对公众健康的影响

美国食品药品监督管理局的努力将有助于促进监管过程的更大的可预见性，促进创新，并在保护公众健康的同时提高透明度。美国食品药品监督管理局将在保持标准不降低的前提下，更好地帮助将突破性的产品转化成有效的创新医疗产品。

(五)借助信息科学利用好各种数据

美国食品药品监督管理局从各种来源获得大量的信息，包括产品提交、不良事件报告、从卫生保健提供者那里识别的患者数据，以及调查和基础科学研究的结果。成功地集成和分析来自这些不同来源的数据，将提供难以从任何单一来源获得的知识和见解。目前尚未开发的许多机会包括：监测不良事件趋势和疾病暴发；将多个临床试验和上市后市场研究的数据以及临床前数据结合起来；评估并比较医学和兽医产品在特定亚群体中的有效性和安全性，包括性别/种族分析、最终宿主基因组和/或基因组响应数据；对罕见事件和数据的大规模主动监视，以及用于各种研究目的文本的挖掘。扩大、协调和改进现有的信息技术基础设施将加强和扩大这些正在进行的活动。

美国食品药品监督管理局将开发自身的信息科学应用能力，满足市场需求。

1. 加强信息技术基础设施建设和数据挖掘

途径包括：第一，改进对大型复杂数据集的访问，以更快地解决问题，或允许解决其他难以解决的问题，如沙门氏菌的多维地图；第二，开发安全的信息技术网络环境，用于内部和外部合作的科学研究；第三，提高访问高速网络和处理的能力，方便将计算功能转移到大型复杂数据集（如云计算）；第四，识别快速搜索和检索的计算方法。

2. 开发和应用产品生命周期、风险评估和其他管理科学使用的仿真模型

途径包括：第一，识别机会，开发计算机模拟和建模，以流线化数据分析和模型生物系统，以及它们对诸如毒素、病原体、电磁能量和生物材料等问题的反应；第二，利用仿真、新的统计模型和新颖的动物模型来促进新的临床试验设计。

3. 分析临床和临床前大型数据集

途径包括：第一，继续改进对上市后市场数据的分析方法，包括从可访问的大型卫生保健数据库中收集自发报告和分析电子健康记录的数据；第二，继续并扩大以患者

为中心的结果研究，将数据集转换为标准化格式，跨临界类药物进入临床试验库；第三，向美国食品药品监督管理局提供来自各种大型患者数据库的数据，其中包括美国食品药品监督管理局正在与政府和私营部门合作伙伴合作的国家电子信息系统（sentine）；第四，将来自美国食品药品监督管理局监管文件的知识整合到一个数据库中，该数据库集成了大量数据类型，以促进预测毒理学模型和模型验证的开发。

4. 开发新的数据来源和创新的分析方法

途径包括：第一，领导国家和国际注册中心的科学基础设施的发展，以便在其整个生命周期中促进对医疗产品的科学监管和监测；第二，通过医疗设备流行病学网络的倡议，推动创新方法的发展，如证据生成、综合和评估。

5. 对公众健康的影响

扩大和改进现有的美国食品药品监督管理局信息技术基础设施和资源的应用，支持复杂的数据分析，将产生许多积极的影响。对这些数据的访问将更好地对故障进行预测或更好地设计未来药物，还有助于提高目前及未来设备的研究能力。这将提高新产品的研究效率，使更好的产品更快地进入病人体内。对所有现有证据的综合和系统评价新方法的开发和测试，将允许在产品生命周期的任何一点进行全面的、最新的风险—收益平衡，以便美国食品药品监督管理局能够作出最佳的知情决策，并为从业者、患者和行业提供更有用的信息。

步度计划

这是美国食品药品监督管理局目前正在进行的具有巨大潜力的项目。它从美国食品药品监督管理局审查的产品应用程序中释放数据，通过整合和分析这些数据，美国食品药品监督管理局将能够向业界提供可以应用于未来产品开发的新信息，并可能节省数十亿美元的开发成本。其中在进行的一个项目是美国食品药品监督管理局资助的应用比较效果科学项目（applied comparative effectiveness science，PACES）的学术伙伴关系。步度计划便于试验项目进行先进分析，以检测临床趋势，确定哪些干预措施对哪些患者的具体情况最有效。这将省去许多头痛的反复试验，以便为特定的病人找到正确的治疗方法。

（资料来源：《一项战略性计划——FDA 推动监管科学》，2011 年，www. fda. gov/regulatoryscience。）

（六）推行以预防为主的食品安全体系

美国最近颁布的《食品安全现代化法》（FSMA）是美国食品安全法 70 多年来的第一次重大改革，它将改变食品药品监督管理局的食品安全计划，提供新的公共卫生任务,确保 21 世纪食品供应的安全。FSMA 强调了问题出现之前预防的概念,并提供了新的工具来要求制造商实施预防计划,FSMA 要求美国食品药品监督管理局在出现问题时快速有效地作出反应。

FSMA 规定了美国食品药品监督管理局当前食品安全体系的新方法,强调预防和基于风险的优先设置和资源配置,以应对现代食品安全环境的挑战。虽然预防是最重要的,但在发生粮食疫情时加强反应和调查工作也很重要。为了有效地实施这一新的食品安全任务,美国食品药品监督管理局必须确保强有力的科学基础设施,明确确定其研究需求,并与联邦政府、州政府机构、学术界及私营行业的其他公共卫生和研究机构合作。

1. 建立和实施集中规划和绩效评估流程

途径包括:第一,建立和实施食品计划科学、研究战略规划和业务规划过程;第二,建立机制以确定和优先研究对实现公共卫生和消费者保护目标至关重要的研究需要;第三,协调微生物和化学分析方法的开发和验证,加强对国家食品和饲料供应中不安全污染物的检测和清除;第四,在适当的情况下,计划并实施项目和美国食品药品监督管理局、联邦和州合作伙伴之间持续的合作活动。

2. 改善内部和外部的信息共享状况

途径包括:第一,有效地将研究计划和结果通报给联邦和州的合作伙伴、公众和其他利益相关方;第二,开发集中式信息技术基础设施,收集、分析和共享与项目办公室相关的食品科学研究数据;第三,评估出版物和报告对科学及管理社区的影响;第四,加强与食品进口商的沟通,提供快速的负面测试结果报告。

3. 维持关键的科学能力

途径包括:第一,识别并投资对执行食品计划任务至关重要的学科和专业;第二,确定并投资新兴学科、科学和技术,以减轻未来食品安全风险;第三,维护和加强科学技术基础设施,以支持日常运作。

4. 对公众健康的影响

基于预防和风险的优先级设置原则的综合科学(或研究项目)提供了解决方案,以支持当前和不断发展的监管问题,并且是满足美国食品药品监督管理局监管科学优先事项的关键。在公共卫生领域的投资将加强美国食品药品监督管理局防止未来食品和饲料安全污染事件发生的能力,如果必要的话,将迅速对微生物和化学污染事件作出反应。

食物病原体

作为一个负责确保国家食品供应安全的监管机构,我们的实验室采用的监测、合规和疫情调查的分析方法达到了最高的绩效标准。美国食品药品监督管理局正在通过开发所有检测微生物病原体和化学及放射性污染物的方法的性能标准来应对这一挑战,并为在我们的检测实验室中开发和使用的所有方法验证指南。目前,用于检测食源性微生物病原体的分析方法的指导原则已接近完成,并将涵盖检测食源性细菌病原体(如沙门氏菌、李斯特菌和志氏菌)、病毒(如甲型肝炎病毒、诺沃克病毒)和其他病原体(如环孢菌和隐孢子虫)的方法。这些指导方针还将讨论在美国食品药品监督管理局监管实验室中使用商业化的微生物诊断工具和平台所必需的性能评估标准(验证和确认)。与此同时,美国食品药品监督管理局还积极与其他政府机构、国际合作伙伴和多个认证机构合作,在方法性能标准和验证标准上达成类似的共识。随着全球合作食品安全监控项目的增加,标准和验证标准的统一将允许美国和国际贸易伙伴之间进行更多的数据共享和数据接受。

(资料来源:《一项战略性计划——FDA 推动监管科学》,2011 年,www. fda. gov/regulatoryscience。)

(七)加快制定医疗对策以抵御各种威胁

医疗对策(medical countermeasures,MCMs)是药物、生物制剂、设备以及其他设备和用品,以应对涉及化学、生物、辐射或核威胁或自然发生的传染病暴发的公共卫生紧急情况。要迅速有效地应对这些类型的突发公共卫生事件,医疗对策的范围还没有得到充分的发挥。

2010 年 8 月发布的一份审查认定,美国食品药品监督管理局是美国公共卫生紧急医疗对策最重要的组成部分之一。由于美国食品药品监督管理局负责评估产品的安全性和有效性,它对成功的产品开发所需要的步骤有重要的理解。利用美国食品药品监督管理局的知识和专业知识的综合,有关医疗对策的倡议将有助于建立基于最先进的科学基础的管理途径,加速医疗对策的发展,并实现新技术的承诺。

美国食品药品监督管理局将通过内部研究及与外部伙伴合作研究,促进安全和有效的医疗对策的发展,这些伙伴可以包括学术界、美国政府机构、非政府组织等。

1. 发展、描述和符合医疗对策发展的动物模型

途径包括:第一,开发和评价动物模型能力展示的应对策略来预测对人类的影响,包括能够推断药代动力学、药效学数据,以确定适当的剂量;第二,建立非临床疗效模型数据库,以支持生物标志物和终点的发展,并告知决策关于某些动物模型的可行性,

以支持医疗对策的批准或许可。

2. 评估医疗对策产品的安全性、有效性和质量性能工具的现代化

途径包括:第一,与卫生和人类服务部(HHS)和国防部(DOD)合作,支持和促进先进制造方法和设施的发展,包括快速、可扩展的平台方法;第二,确定和评价改善个人防护装备的可用性和再利用的方法;第三,继续发展电子数据标准和报告表格,以方便快速地评估已部署的医疗对策的安全性和有效性;第四,开发与相关威胁剂相关的参考资料,促进预防疫苗、治疗学、检测和诊断方法的发展;第五,开发和评估高通量、敏感的、具体的、成本低的方法来检测威胁因子,诊断疾病或状况,并进行广泛的病原体检测。

3. 发展和鉴定疾病或疾病的生物标记

途径包括:第一,提高人类的自然知识,包括由 CBRN 代理引起的人类疾病或疾病的病理生理学知识;第二,识别和发展生物标志物,增强对医疗对策作用机制的理解;第三,确定相关非临床模型的发病机制,并评估对人类状况的预测价值。

4. 加强应急沟通

途径包括:第一,评估过去的风险和紧急沟通,以确定和提高公共卫生紧急情况下的沟通效果;第二,提高美国食品药品监督管理局对产品监管的质量和层次水平;第三,提高美国食品药品监督管理局的能力,制定新策略来收集、监测和跟踪紧急情况下与药物、生物制剂和设备医疗对策有关的不良事件的实时数据。

疫 苗

每年,由于循环流感病毒中累积的遗传变化,流感疫苗略有不同。为了开发保护性疫苗,疫苗菌株需要与预期的循环菌株相匹配。一旦生产出来,制造商需要能够准确地测量疫苗中每个菌株组分的效力,这需要生产试剂标准,包括菌株特异性抗血清。这通常通过从流感疫苗株纯化血凝素(HA)蛋白,用纯化的蛋白免疫绵羊,然后使用所得抗血清分析所制备的疫苗来完成。HA 纯化是耗时的并且通常不成功,并且如果抗血清不可用,则在疫苗株的最终批次释放测试中可能成为速率限制步骤。生物制品评价与研究中心科学家已经表明,他们可以使用重组 DNA 技术在没有病毒的情况下产生 HA 蛋白,作为制备用于疫苗效力测定的流感大流行株特异性抗体的替代方法。用重组 HA 免疫的绵羊产生的抗血清显示出与从病毒纯化的 HA 获得的抗血清相同的敏感性和特异性。

(《资料来源:一项战略性计划——FDA 推动监管科学》,2011 年,www. fda. gov/regulatoryscience。)

---

5. 对公众健康的影响

通过建立更便捷、更灵活的制造过程，再加以创造数据、工具和方法来加速发展和评估医疗对策产品的安全性、有效性和质量性能，在上述领域内推进监管科学有更大的提高。改进的科学数据将有助于开发更安全、更有效的产品，以应对威胁、降低攻击或暴发的发病率和死亡率。最终，医疗对策监管科学的产出将对提高美国公众的健康和安全，以及对化学、生物、辐射、核和正在出现的传染病威胁的影响具有重大意义。

(八)进一步发展社会和行为科学，以帮助消费者在选择产品时作出正确决策

美国食品药品监督管理局保护公众免受伤害和促进公众健康的一种方法是确保公众容易获得可靠的信息。这要通过设置和执行产品信息和高质量标准来实现，确保标签信息准确，广告清楚、真实，没有误导。美国食品药品监督管理局还试图提供关于如何使用产品来促进健康或减少危害的明确信息，这样消费者和卫生专业人员就可以作出明智的决定。美国食品药品监督管理局会告知新的或正在出现的情况，使人们可以在市场上了解有关产品的最新信息。为了加强向公众提供的信息的效用，美国食品药品监督管理局需要基于一种科学的方法来制定有效的传播策略，包括开发信息，测试公众如何理解信息，确保对相关人群的最佳传递，以及评估信息对公众理解、态度和行为的影响。

为了促进科学的监管决策和信息转化为公共卫生成果，美国食品药品监督管理局必须加强在理解和接触不同受众方面的社会和行为科学，确保受众理解，并评估沟通在改变与使用受管制产品相关的行为方面的有效性。

1. 了解公众

途径包括：提高对与个人相关的众多因素的理解，如年龄、性别、种族、文化、动机、技能，向影响产品决策者提供产品、标签和提供的信息。

2. 传递到公众

途径包括：第一，加强对信息渠道的理解，找出最有效的方法，将信息传递给目标受众，包括具有不同背景的公众；第二，找出向美国食品药品监督管理局监管和执法部门报告的有效方法；第三，增强对网络媒体如何推广和宣传美国食品药品监督管理局规范产品的理解。

3. 确保公众理解

途径包括：第一，加强对信息格式和内容如何影响消费者和卫生专业人员对受管制产品的态度的理解；第二，评估消费者对与美国食品药品监督管理局监管产品相关风险的感知如何受到产品索赔的影响；第三，改进方法，向消费者和专业人员传达产品

风险和利益,如数量风险信息、临床试验结果、毒理学数据、安全评估数据;第四,了解对非目标信息的曝光如何影响消费者对产品信息的理解,例如促销活动、电视广告的干扰。

4. 评估与监管产品沟通的有效性

途径包括:第一,开发识别和跟踪公众对产品相关信息的理解、感知和态度的方法;第二,描述格式和内容对与产品使用或误用有关行为的影响,包括处方惯例;第三,开发新方法,用来快速评估公众对召回和其他敏感信息的理解和态度,以便在适当的时候及时调整信息;第四,确定受美国食品药品监督管理局管制的直接面向消费者的广告对不良事件报道的影响。

5. 对公众健康的影响

行为科学将使美国食品药品监督管理局能够更好地为美国消费者和卫生专业人员提供他们需要的信息,以便在使用处方和分发产品方面作出正确的决定。这有可能减少不良事件。

烟草监管

依据《吸烟预防和烟草控制法案》,美国食品药品监督管理局负责烟草产品的制造、分销和销售的监管。2011 年 6 月,美国食品药品监督管理局对 18 000 名成年吸烟者和易感青少年进行了一项实验,测试了各种健康警告的相对有效性。这些新标签标志着 25 年来有关香烟警告的首次改变。这 9 个新标签提醒人们注意诸如上瘾、癌症和肺病等风险,并自 2012 年 9 月开始在所有新香烟包装上都要求使用。

(资料来源:《一项战略性计划——FDA 推动监管科学》,2011 年,www. fda. gov/regulatoryscience。)

第四节 监管科学方法

一、监管科学与科学监管

从监管科学到科学监管是一个转换过程,前者解决监管的科学问题,属于基础研究,后者解决监管的执行问题,属于执法应用。换句话说,监管科学是一门基础性前沿科学,而科学监管是依法行政。在国内网络上仅有"科学监管"这一关键词,而未发现有"监管科学"这一关键词。也就是说,我国尚未建立这一前沿学科。不论是监管科学,还是科学监管,都存在为什么要"监管"、为谁"监管"、怎样"监管"的问题。我们应依法行政(科学监管),树立科学监管观念,按照科学发展观的要求指导监管,树立和实践科学监管理念。

图6-9描述的是从立法到执法的正转换与逆转换关系。在监管科学层面的政策科学研究是一种基础研究。医疗产品法律法规、药典、药品器械审评办法、技术指南、各类质量管理体系(GXP)的起草、制定、发布和执法部门应用相关文件对医疗产品的全过程施行科学监管是一种正转换过程。相反,在执法监管过程中执法者及科研工作者发现或提出问题,要求对法律文件进行增补、修改或更新,再归纳出科学问题返回到"政策层面"的监管科学研究过程是从科学监管到监管科学的逆转换。

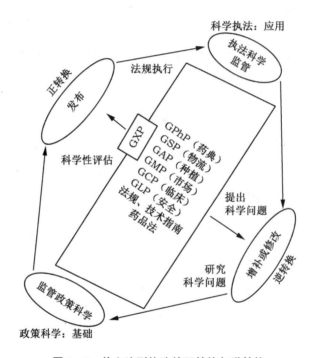

图6-9 从立法到执法的正转换与逆转换

一种新的医疗产品从发现到开发,即从非临床的活性和安全性研究证实其具有可开发性,再通过临床研究证明新药、新械在医疗上具有疗效和安全性;进而过渡到上市审批和监管,证明其具有成药(械)性所必需的有效性、安全性和质量可控性;最后通过上市后产业化评价和广泛临床再评价,证实产品具有可持续性。这一正转换过程,需要研发先进方法、技术、工具及政策,最后以监管科学研究结果为依据,形成科学监管所需的法律、法规。与其相反,在依法监管中发现监管过程存在的问题,需要应用新方法、新技术、新工具,提出完善监管法律、法规的科学问题(见图6-10)。

因此,怎样"监管"?除树立和实践科学监管理念,不断开拓监管思路,建立科学监

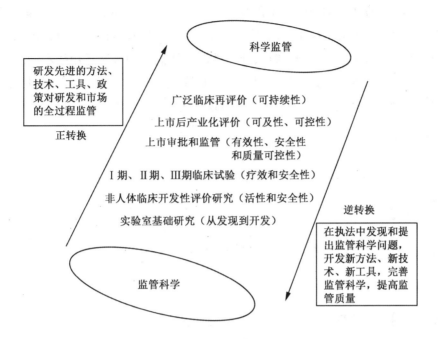

图6-10　新医疗产品研发全过程中监管科学与科学监管的转换关系

管的长效机制,提高科学监管效能,使之制度化、规范化、科学化,还必须以监管科学研究结果为依据。由于我国监管科学发展滞后,说到和做到制度化、规范化、科学化监管,还需要政府管理部门予以足够的重视。

二、监管科学工具示例

工具是指工作时所需用的器具,引申为为达到、完成或促进某一事物而采用的手段。监管科学工具是参与完成监管活动的重要手段,选择恰当的监管工具会使监管活动的效率更高,甚至会达到倍增的效果。监管活动反过来又对监管工具的改进和新工具的需求起着强大的推动作用。

(一)法规

行政法规是指国务院为领导和管理国家各项行政工作,根据宪法和法律,按照规定的程序制定的政治、经济、教育、科技、文化、外事等各类法规的总称。由于法律关于行政权力的规定常常比较原则、抽象,因而还需要由行政机关进一步具体化。行政法规就是对法律内容具体化的一种主要形式。

(二)规章

行政规章分为部门规章和地方规章。部门规章是指国务院各组成部门以及具有行政管理职能的直属机构根据法律和国务院的行政法规、决定、命令,在本部门权限内按照规定程序制定的规范性文件的总称。地方规章是指省、自治区、直辖市以及较大的市的人民政府根据法律、行政法规、地方性法规所制定的普遍适用于本地区行政管理工作的规范性文件的总称。行政规章是行政管理活动的重要根据,其数量之多、适用范围之广、使用频率之高均居行政法各表现形式之首。

(三)条例

条例是对某一方面的行政工作作出比较全面、系统的规定。

(四)规定

规定是对某一方面的行政工作作出部分的规定。

(五)办法

办法是对某一项行政工作作比较具体的规定。

上述概念之间的区别:在范围上,条例、规定适用于某一方面的行政工作,办法仅用于某一项行政工作;在内容上,条例比较全面、系统,规定则集中于某个部分,办法比条例、规定要具体得多;在名称使用上,条例仅用于法规,规定和办法在规章中也常用到。

(六)标准

标准是为了在一定的范围内获得最佳秩序,经协商一致制定并由公认机构批准,共同使用的和重复使用的一种规范性文件。标准是科学、技术和实践经验的总结。对实际的或潜在的问题制定共同的和重复使用规则的活动,即制定、发布及实施标准的过程,称为标准化。

(七)规范

规范是对于某一工程作业或者行为进行定性的信息规定,主要是因为无法精准定量而形成标准,如技术规范、产品规范、过程规范、试验规范。

(八)意见

意见是国家行政机关对重要问题提出见解和处理办法的一种公文,与一般会议上或公开场合个人发表的口头意见是有区别的。虽然意见在文种的字面含义上没有指示、批复那样明显的指导色彩,似乎只是对某一工作提出些意见供参考,可实际上它也是指导性很强的一种文体。之所以不采用指示等指导色彩强的文种行文,主要有下列一些原因:为体现党政分开的原则,机关在涉及政务时不宜采用指示等文种;有关部门虽然对下级同类部门有业务指导权,但并没有行政领导权,采用指示显然没有采用意见更合适;意见的内容业务性强、规划性强、组织性强,而这些内容采用较生硬的文种不如采用意见这样较委婉的文种更合适;尽管如此,意见对受文机关来说,仍然有较强的约束性,下级机关要遵照执行。

(九)决定

决定是按照《国家行政机关公文处理方法》的规定,"适用于对重要事项作出决定和部署、奖惩有关单位及人员、变更或者撤销下级机关不适当的决定事项"的公文,具有全局性、指令性、规范性的特点。法规性决定用于发布权力机关制定、修订或试行的法律文件以及由政府部门制定的行政法规;指挥性决定是用于对某个问题、某种事项、某种行动进行决策性的指挥部署;变更性决定是用于变更机构人事安排或撤销下级机关不适当的决定事项。

(十)细则

细则也称为实施细则,是有关机关或部门为使下级机关或人员更好地贯彻执行某一法令、条例和规定,结合实际情况,对其所作的详细的、具体的解释和补充。细则一般由原法令、条例、规定的制定机构或其下属职能部门制定,与原法令、条例、规定配套使用,其目的是堵住原条文中的漏洞,使原条文发挥出具体入微的工作效应。

(十一)通知

通知是向特定受文对象告知或转达有关事项或文件,让对象知道或执行的知照性公文。通知用来发布法规、规章,转发上级机关、同级机关和不相隶属机关的公文,传达要求下级机关办理和有关单位需要周知或共同执行的事项。

(十二)系统

系统是为实现或完成单独个体无法实现的功能、性能与结果而预先编排好的规则、计划和秩序。

(十三)程序

程序是为进行某项活动或过程所规定的途径,是一种管理方式。行政程序是指行政机关在行使行政权力、实施行政活动过程中所遵循的步骤、方式、时限、过程和顺序,是规范行政机关在从事行政行为时应遵守的正当法律程序。行政程序功能在于及时、恰当地为实现权利和行使职权提供必要的规则、方式和秩序。以保证权利和职权得以实现或行使、义务和责任得以履行的有关程序为主要内容的法律被称为"程序法"。

(十四)指南

指南是为人们提供指导性资料或情况的文件或手册。指南可以提高工作效率,通常包括编制目的、内容要求、操作细节、界定标准、格式等内容。

(十五)公告(通告)

公告(通告)是国家权力机关、行政机关向国内外郑重宣布重大事件、决议和决定时所用的一种公文。发布的方式一般不张贴,而是通过通讯社、电台、报刊、网络。公告发文机关级别高(多为省、部以上机关),宣布的事项重大,或告知的范围广。通告使用机关范围最大,各种机关单位都可以发布;内容具有专门性,而事项则更一般化;发布方式多种式样,可张贴,也可在报刊、电台发布。

(十六)通报

通报是上级机关把有关情况以书面形式通告下级或利益相关者的一种公务文书。它的作用是表扬好人好事,批评错误和歪风邪气,通报应引以为戒的恶性事故,传达重要情况以及需要各单位知道的事项。其目的是交流经验,吸取教训,推动工作的进一步开展。

(十七)指导性原则

指导性原则只具有指导意义而不具强行性原则,这是一种命令性较弱的义务性规则。依据指导性原则,行为人可自己决定是否按原则指定的行为办事。

(十八)征求意见稿

征求意见稿是指法律、规章制度或其他文件在提交正式审议批准或决定前向社会公众或特定部门、群体、人员征求修改意见的文件版本,一般由政府、团体、机构等组织对外发出。

(十九)公示

公示是指党政机关、企事业单位、社会团体等事先预告,用以征询意见、改善工作的一种应用文文体。

三、监管科学工具改进

随着知识增加和科技进步,人类对医疗产品安全有效的审核评议的方法工具不断改进。下面以美国食品药品监督管理局对医疗器械的上市许可为例进行介绍。

(一)美国食品药品监督管理局关于 510(K)与上市前注册许可

自 1906 年起,美国政府发布了《联邦食品和药品法》,2004 年修订为《联邦食品、药品和化妆品法》,并编入《美国法典》第 21 编(简称 21 U. S. A)。这是一部完整的管理食品、药品、医疗器械、化妆品的法律。其中,自第 501 条起阐述的是"药品和医疗器械"。

《联邦食品、药品和化妆品法》第 510 条的目录就是"药品和器械制造商的注册登记"。这类登记包括制造商的登记,也包括产品的报告,比如每年 12 月 31 日前,每个制造、经营者要登记注册其"名称、营业地及其所有设施"。美国食品药品监督管理局给每个登记者"编制一个登记号",这种登记注册可以供任何有查阅要求的人士查阅。所有登记的制造、经营商自登记之日起,被要求实施每两年期间内至少检查一次。美国食品药品监督管理局对企业的登记引申到对产品的登记,其中第 510(K)条规定,制造商和销售商须在引进或传输人用器械前 90 日,向美国食品药品监督管理局报告制造或销售的产品。这就是著名的 510(K)条款。下面首先介绍美国食品药品监督管理局对医疗器械进行分类管理的规定。

《联邦食品、药品和化妆品法》第 513 条规定了人用器械的分类,提出了"器械类别"分为第一类器械、第二类器械、第三类器械。其规定:对第一类器械,采用一般控制。第一类器械不能用于支持或维持人的生命,也不能用于治疗损害人类健康疾病,没有潜在的致病或致伤危险,所以这种控制足以对器械的安全性和有效性提供合理的保证。对第二类器械,就要采用特殊控制。因为一般控制不足以对器械的安全性和有效性提供合理的保证,因而要有足够的信息进行特殊控制,这就包括公布性能标准、上市后监督、患者注册、或在上市前提供临床数据指导等。这种特殊控制就要依据 510(K)在上市前通知美国食品药品监督管理局。而对于第三类器械,采用上市前审批(即 PMA 审批)。

对于不能列为第一类的,也没有足够的信息比较或判断用 510(K)可以获得器械安全性和有效性的合理保证,而且是用于支持或维持人类生命,或对阻止损害人类健康极为重要,或可能表现出潜在的不合理的致病或致伤风险的器械,都应当依据 515(K)条款取得上市前审批,以保证安全性和有效性。由此可见,美国食品药品监督管理局依据风险和控制对器械采用分类注册管理办法的目的和依据是十分明确的。

(二)上市前报告的本质

对于能够提供足够的信息，以比较或判断用510(K)可以获得器械安全性和有效性的合理保证的器械，其注册制度就是进行510(K)报告，而免于上市前审批。其规定制造商依510(K)条向美国食品药品监督管理局报告，申报注册器械与另一器械相比具有实质等效性。

所谓"实质等效性"，就是器械与其他器械进行比较，结果与对比器械具有同样的用途，与对比器械具有同样技术特征，或者虽具有不同的技术特征（在材料、设计、能源或者其他特点方面有显著的变化），但具有与对比器械等效性的信息（特别是具有同样的性能数据和临床结果），表明该器械与合法上市的器械同样安全有效，且与对比器械相比，没有不同的安全性和有效性问题。

关于"实质等效性"的对比问题，在美国联邦法规第21卷第1章的第807条中，规定了医疗器械进行"上市前报告"的程序和格式要求，并且在规定中用大量的篇幅表述了对不同器械的不同要求，特别规定了报告者对报告的信息、内容及格式的要求。比如其规定：对报告者声称等效的合法销售器械（供判定的器械）的确认，是指1976年5月28日前开始合法销售的器械，或者是从Ⅲ类重新划分为Ⅱ类或Ⅰ类的器械，或者是通过510(K)上市前通告程序认为完全等效的器械。在"实质等效性"对比中，需要描述器械如何发挥功效的解释、器械采用的基础科学概念以及器械的重要物理等性能特性（如器械的设计、使用的材料以及物理特性）；需要声明器械可以诊断、治疗、预防、治愈或减轻的疾病或情况，必要时包括对病人的描述；同时还要明确与其他比较器械的不同使用特点、不同技术特点和情况等。

实行510(K)信息登记以后，制造商可以获得美国食品药品监督管理局的确认信。美国食品药品监督管理局认为有必要时，也可以发表公开声明，要求对器械标识、限制，甚至也可以撤销或取消其实质性等同。美国食品药品监督管理局的这些动作全部是向公众公开的。

(三)上市前报告的改进

基于510(K)的实质在于证明拟上市器械与参照比对器械具有实质性等同。为提高工作效率，减少重复性工作，加快产品上市速度，缩短审评时间，美国食品药品监督管理局对510(K)的审核内容作了进一步缩减，由此也形成了传统510(K)、简化510(K)和特殊510(K)。

1. 传统510(K)申请

传统510(K)申请是最常见的申请，可用于任何初始510(K)或对已批准器械作出改动的 510(K)。例如,当器械预期用途发生改变时,申请者需提供关于适应症和产品技术的描述信息以及性能测试结果,以证明实质性等同。传统 510(K)申请必须包括 21CFR807.87(所有 21 节)中所列的必需内容,申报格式应遵循设备仪器与放射健康中心指南中有关传统及简化 510(K)格式的推荐。美国食品药品监督管理局还发布了一些器械专用的指南文件,详细描述了其 510(K)申请中应包含的信息。除此之外,一些通用指南文件(生物相容性、软件相关等)也应该在传统 510(K)中引用。

2. 简化 510(K)申请

这种类型的申请取决于指导文件、特别管制和已认可标准的使用。与传统 510(K)相比,简化 510(K)的申请更加容易准备,也更加容易审查。

简化 510(K)申请必须包括 21CFR807.87 所指定的内容(上市前通告申请要求的信息)。但在特定情况下,申请者可能不需要在简化 510(K)中提交测试数据。

如果满足以下情况,申请者可以选择提交简化 510(K)申请:第一,存在美国食品药品监督管理局指导性文件(器械专用指南);第二,已设立特别管制(特别管制是提供器械安全性和有效性合理保障的手段);第三,存在美国食品药品监督管理局认可的共识标准。如果采用此途径,申请者应提供概述性报告,证明申请者为符合指导性文件,特别管制进行的工作或有关认可标准的符合性声明,并概述偏离情况以加速审评。通常,简化 510(K)包括一个或多个关于美国食品药品监督管理局认可的共识标准或部分标准的符合性声明。为保证安全性和有效性,Ⅱ类产品除了符合一般控制要求外,还必须符合特殊控制。特殊控制包括性能标准、售后监控、患者登记、说明书版本修订、推荐性文件以及其他合理保证器械安全、有效的措施等控制方式。指南文件已经融合了如何利用特殊控制来降低风险的要求。除了指南文件和特殊控制外,美国食品药品监督管理局还被授权在联邦登记上以发布公告的方式认可全部或部分国家和国际标准。认可的标准可以在指南文件或个别政策文件中引用,或作为降低风险的特殊控制。

3. 特殊 510(K)申请

(1)特殊 510(K)申请介绍。

特殊 510(K)是美国食品药品监督管理局针对医疗器械局部变动而制定的用于验证修改后的产品具有实质性等同的审核上市途径。美国食品药品监督管理局相信严格的设计控制程序可以产生可信赖性很高的结果。根据质量体系法规,企业有责任通过建立内部审计来评估设计控制的一致性,企业也可以依靠第三方进行评估。在这种情况下,第三方可以为企业进行一致性评估,并给出评估结果。企业签署的一致性声明和第三方的评估结果应当包含在 DMR 中。同样,需要明确的是,设计控制一致性的责任在制造商,而不是在第三方。

为了鼓励企业选择"特殊 510(K)：器械修改"来获得修改后器械的上市批准，美国食品药品监督管理局的医疗器械评估办公室将尽力在文件接收后的 30 天内完成特殊 510(K)检查。为了尽快通过批准，特殊 510(K)的申请者应该对每一修改进行评估，保证每一修改不会涉及以下两个方面：一是影响产品的适用范围；二是改变产品的基本的科学技术。

(2)特殊 510(K)举例。

对于"适用范围"及"基本科学技术"，美国食品药品监督管理局作以下解释：对产品的使用或产品的适用范围有影响的标贴的修改不适合申请特殊 510(K)。因此，美国食品药品监督管理局建议特殊 510(K)的申请者应着重指出对已合法上市产品的标签的修改内容，并在特殊 510(K)申请文件中清楚地说明修改后产品的适用范围的改变不是由于器械修改而导致的。对器械的基本科学技术的修改不适合申请特殊 510(K)。基本科学技术的修改一般包括器械的操作原理或工作机理的改变，如手动器械变为自动化。

因基本科学技术改变而不适合申请特殊 510(K)的情况举例如下：使用锋利的金属片切割的外科器械改用激光切割；使用免疫分析原理的试管诊断(IVD)改用核酸杂交或放大技术；利用传感机理从连续运行向按需要运行的功能转变。此外，还应考虑到材料的变化。

美国食品药品监督管理局指明很多材料上的变化情况也可以申请特殊 510(K)。材料中的某些变化可以提高产品的安全性和有效性，但是需要更高要求的评估。如植入性产品使用的材料、与人体组织或血液接触的材料修改为从未被相同适用范围、相同管理类别已合法上市的器械所使用过的材料，这种情况就不适合申请特殊 510(K)。类似的，器械的基本成分改成从未被其他已合法上市产品使用过的成分也不适合申请特殊 510(K)。例如，生产接触性眼睛消毒液的企业想将过氧化氢变成从未被已合法上市的产品使用过的杀菌剂。上述两种形式的修改包括了医疗器械基本成分的重大变化，因而这种变化被认为是基本科学技术的变化，应该提交简化 510(K)或传统 510(K)申请。材料制作过程的改变和相同适用范围、相同管理类别的其他已合法上市的产品使用过的材料的转变，应申请特殊 510(K)。如生产臀部植入物的企业将制作材料从某一种合金变为其他已合法上市产品使用过的另一种合金，这种情况就适合申请特殊 510(K)。

次要成分的改变也适合申请特殊 510(K)，因为这种变化不是器械基本科学技术的改变。适合申请特殊 510(K)的器械修改包括下列情况：能量形式、环境说明、性能说明、患者—使用者界面的适合性、维度说明、软件或硬件、包装或失效期、消毒等。应该指出的是，在美国食品药品监督管理局已具有指南文件、已建立了特殊控制或已认可了检测标准或性能标准的情况下,企业在完成设计控制时应对此加以考虑。

例如,如果企业想对接触性眼镜进行修改,那么设计输入应该包含美国食品药品监督管理局已建立的对这种产品的特殊控制。更进一步说,如果企业对试管诊断产品进行修改,设计输入应该包含任何已认可的临床标准,如国家临床实验标准委员会(NCCLS)制定的标准。因此,申请特殊 510(K)的企业需要掌握相关的指南文件和特殊控制,或已认可的适用于自己产品的、在设计控制过程中应采纳的标准。美国食品药品监督管理局认为可以在医疗器械设计的有效性中考虑临床评价。企业所有的临床调查必须遵守相关的法律、法规,也可以向美国食品药品监督管理局申请器械调查豁免。

如果企业需要进行临床调查来证实器械的修改是否有效,建议在准备申请特殊 510(K)之前先送交器械评估办公室进行检查。当企业必须使用临床调查来证实与器械修改相关的安全性和有效性问题时,这种临床调查倾向于保证修改后的器械更多地满足使用者的需要,而不是对病人的安全性和有效性,那么美国食品药品监督管理局认为这种情况适合申请特殊 510(K)。

近年,美国食品药品监督管理局正在对 510(K)寻求进一步的改革。美国食品药品监督管理局在 2018 年 4 月 12 日发布了一项关于扩展简化的 510(K)程序,内容包括:第一,通过性能标准证明实质等同的草案,并计划于 2019 年初定稿;第二,2019 财年投入使用国家卫生技术评估系统安全网络(NEST);第三,美国食品药品监督管理局下属机构设备仪器与放射健康中心(CDRH)发布更新"de novo"程序的新法规。所有措施的目的是为了将改进后的 510(K)程序作为大多数产品的主要上市申请途径,以实现随着设备使用安全问题的出现,提高美国食品药品监督管理局的干预能力的目的,保障器械使用过程中的安全有效性。更新的目的是为了适应制造商对 510(K)的预期使用的增加,以应对器械申请不断增长的需求。

对于 40 多年前的医疗器械修正法案实施前和实施后上市的许多医疗器械产品,在当时的技术水平与安全有效性考虑限制下,无法体现现在的先进技术,也不能更准确地反映当前人们对收益和风险的理解。为了应对新的特殊控制措施实施过程中的安全问题,需要将之前的某些产品升级为Ⅲ级。为配合 510(K)程序的改进,美国食品药品监督管理局通过创新安全网,促进在监管决策中使用真实的证据,并引入新的从头监管措施。

可以预测,美国食品药品监督管理局的改革趋势似乎是对 510(K)路径的进一步简化,允许 510(K)申请者由基于老旧的医疗器械为比对标准逐步向以符合共识标准的基线水平为标准进行类比论证,在保持标准更新的同时保证设备技术现代化。

图 6—11 归纳了美国 510(K)申请的适用情形。

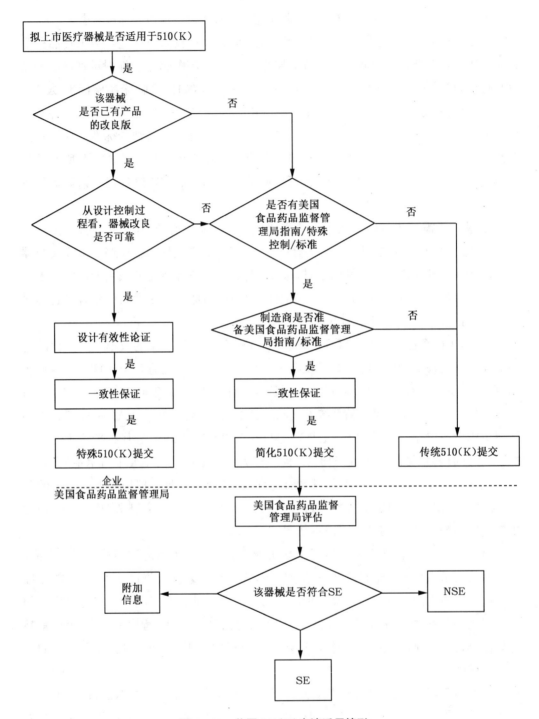

图 6-11　美国 510(K) 申请适用情形

第七章　社会共治原理

医疗产品安全治理是一项世界性难题。药品（包括医疗器械）安全是指消费者服用药品或使用医疗器械后的健康和生命安全，涉及药品和医疗器械生产质量安全、流通安全和使用安全。与医疗产品安全事件不同，药品尤其是医疗器械安全事件一旦发生便成为全国性事件，影响程度深，范围广，对国民生命安全造成的威胁大。例如，2014 年，浙江省台州市天台公安部门破获一起生产、销售毒胶囊案件，查获可疑空心胶囊 1.355 亿粒，涉案金额 135 万余元。经侦查，早在 1999 年，嫌疑人郑某夫妇就在新昌县制售毒胶囊，黑色产业链持续 17 年，大量毒胶囊发往全国。2016 年，我国再次爆发"山东毒疫苗"事件和"重庆毒疫苗"事件，使药品尤其是医疗器械社会共治再次成为国民关注的热点问题，也成为政府公共管理的难点问题。

2016 年 3 月，山东省济南市公安部门查封大量非法疫苗，涉及 24 个省份 17 家企业，涉案金额超 5.7 亿元。2016 年 6 月，重庆又出现了"毒疫苗"事件，地方医院疫苗被掉包，严重危害儿童生命健康，对现阶段中国药品安全治理能力形成挑战，进一步凸显出中国政府大力推动药品尤其是医疗器械安全社会共治的社会价值和现实意义。与医疗产品安全治理相比，药品尤其是医疗器械安全治理既有相似性，又有差异性。从供应链视角分析，医疗器械供应链是指由医疗器械制造商、医疗器械批发商、医疗器械零售商、医疗服务机构和医疗器械使用者等一系列环节链接而成的网状链条结构。医疗产品供应链则包括医疗产品原料种植养殖、采购、生产、加工、流通、配送、消费等环节。药品与医疗产品供应链管理存在诸多相同或相似之处：首先，供应链上每一个环节都会影响医疗产品药品的安全。医疗器械安全三大环节与供应链的节点是一一对应的，医疗器械安全问题实质上都可以归结为医疗器械供应链安全问题。同理，医疗产品供应链每一节点发生的问题也会随着供应链扩展到整个市场。其次，供应链纵向一体化程度不高，管理上各自为政，难以保障医疗产品医疗器械安全。医疗器械生产商、批发商、零售商大多存在规模小、数量多等特征，导致环节之间协调和管控不足，造成供应链流通效率低、成本高、安全隐患大等问题。最后，医疗产品药品尤其是医疗器械供应链的公共管理与相关监管缺位，制度执行漏洞较多。由于医疗产品药品尤其是医疗器械供应链涉及环节众多，易于发生安全问题且不易被发现，加之监管体制存在漏洞，相关部门协同管理能力有待提升，导致医疗产品药品尤其是医疗器械安全事件频发。

一般地，药品尤其是医疗器械与医疗产品供应链管理的主要区别是：第一，与医疗产品供应链相比，医疗器械供应链的链条更长，结构更复杂。医疗器械从出厂后要经过大量批发商、零售商、医院或护理部等，最终才被患者使用或消费，中间容易出现假冒甚至伪劣医疗器械流入医疗器械供应链中，尤其是作为辅料用的器械或药品；第二，伴随着政府推行"廉价医疗器械"的压力，医疗器械行业的利润越来越薄，许多企业不得不通过各种办法压低产品成本，导致企业通过牺牲医疗器械（尤其是辅料）质量来维持。

基于上述讨论，本章拟从医疗器械安全社会共治"预防—免疫—治疗"三级协同管理的制度分析框架，探讨中国医疗器械安全社会共治的制度分析与安排。从现代医疗器械安全监管体系在横向和纵向两个方面配置医疗器械监管机构的职能，以避免职能交叉重叠和监管盲区。同时，在事前与事中两个维度强化药品尤其是医疗器械监管，即对应药品尤其是医疗器械安全社会共治制度构建中的"预防"体系和"免疫"体系。这样，"预防"体系和"免疫"体系与"治疗"体系协同，可以帮助监管部门对内提升监管能力，对外加强企业自控与行业自律，实现社会共治，促进药品监管部门推进监管措施创新，加强与企业的沟通，并通过药品安全监管信息强制公开，来形成社会共治的制度安排。

第一节　社会共治基本理论

医疗产品安全直接关系到人民群众的身体健康和生命安全，关系到社会稳定和国家长治久安。国家要把医疗产品安全监管提供到战略高度上进行对待，要形成严密高效、社会共治的医疗产品安全治理体系，让人民群众吃得放心、用得放心。2013年，国务院副总理汪洋在部署全国医疗产品药品安全和监管体制改革时就首次提出建立医疗产品药品监管社会共治格局。他强调，医疗产品药品安全事关人民群众健康和生命安全，是重大的民生问题、经济问题和政治问题，要作为头等大事来抓；要加快建立覆盖生产、流通、消费各环节的最严格的监管制度，形成社会共治格局，全面提升医疗产品药品安全工作水平。实施医疗产品和医疗产品安全战略、促进社会共治，是指医疗产品药品监管要从国家安全和发展的战略高度出发,党委、政府、企业、社会组织、公众、新闻媒体等多元主体共治,激发各相关部门积极性,唤醒全社会正能量,形成工作合力,促进医疗产品药品安全社会共治机制化、长期化。

一、社会共治概论

社会治理是国家治理的重要组成部分,有效的社会治理体制是国家治理体系和治理能力现代化的重要基础。"社会共治"准确地说应该是"多元主体共同治理",作为我国社会治理体制的重大改革突破,是李克强总理在 2014 年《政府工作报告》中首次提出的。他指出,推进社会治理创新,应注重运用法治方式,实行多元主体共同治理。这是我国实践经验的总结和对社会治理的新要求。"社会共治"不仅是政府治理,而是政府与社会各界共同治理,是多元治理主体间展开对话、竞争、妥协、合作最后采取共同行动的过程,是一个建立于法治基础上的、相互融合的、复杂的开放系统。实现社会共治意味着政府要将简政放权、减少对微观经济事务的干预落到实处,采取更合理的方式消弭市场经济运行中存在的各种负面影响。自从安全社会共治的概念在国际上提出以来,其理论内涵随着实践的不断发展而日益丰富。

(一)社会治理

20 世纪后期,西方福利国家的政府"超级保姆"的角色定位,带来了职能扩张、机构臃肿、效率低下的积弊,在环境保护、市场垄断、医疗产品安全、药品安全等问题的治理上力不从心,引起公众的不满。与此同时,非政府组织和公民群体力量等的崛起又可以有效弥补政府和市场在社会事务处理上的缺陷。到 20 世纪末,强调多元的分散主体达成多边互动的合作网络的社会治理理论开始兴起,形成了内涵丰富且具有弹性的社会治理概念。

社会共治是社会共同治理的简称。而无论对社会共治还是社会治理而言,治理都是重要的关键词。目前,基于角度不同,学术界对治理的认识也有所区别。总体来看,学者们对治理概念认识的差异主要是考虑问题角度与背景的不同所致。

1. 基于治理目标

美国管理学家梅勒(Meller)把治理定义为关注制度的内在本质和目标,推动社会整合和认同,强调组织的适用性、延续性及服务性职能,包括掌控战略方向、协调社会经济和文化环境、有效利用资源、防止外部性、以服务顾客为宗旨等内容。该定义突出了治理的目标,对治理的参与主体没有较多阐述。

2. 基于治理主体

全球治理委员会(Commisson on Global Governance,1995)对治理的定义则弥补

了 Muller 的缺陷,强调了治理的主体构成,认为治理是各种公共或利人机构与个人管理其共同事务的诸多方式的总和,是使相互冲突的或不同的利益得以调和并采取联合行动的持续的过程,既包括正式的制度安排,也包括非正式的制度安排。

3. 基于治理模式

研究人员进一步细化治理的形式、主体和内容,认为治理包括法制、德治、自治、共治,是政府、社会组织、企事业单位、社区以及个人等,通过平等的合作型伙伴关系,依法对社会事务、社会组织和社会生活进行规范和管理,最终实现公共利益最大化的过程。

在总结各国学者治理概念与相关理论研究的基础上,Stoker 阐述了治理内涵,认为治理的内涵应包括五个方面:第一,治理意味着一系列来自政府但又不限于政府的社会公共机构和行为者;第二,治理意味着在社会和经济问题寻求解决方案的过程中存在着界限和责任方面的模糊性;第三,治理明确肯定在涉及集体行为的各个社会公共机构之间存在着全力依赖;第四,治理意味着参与者最终将形成一个自主的网络;第五,治理意味着办好事情的能力并不限于政府的权力,不限于政府发号施令或运用权威。

从学者们的研究来看,治理内涵的界定是一个多角度、多层次的论辩过程。总体来说,治理的主体包括政府、社会组织、企事业单位、社区以及社会个人等;治理的目标包括服务顾客、掌控战略方向、协调社会经济和文化环境、协调不同群体的利益冲突、有效利用资源防止外部性,最终实现社会利益的最大化;治理的形式包括法治、德治、自治、共治等。值得注意的是,在治理层面上,各主体之间是平等的合作型伙伴关系,这与自上而下的纵向的、垂直的、单向的政府管理活动不同。

(二)社会共治

作为治理众多形式中的一种,社会共治是在社会治理理论的基础上提出的,是对社会治理理论的细化。目前,学者们主要从如下两个角度来定义社会共治:

1. 从治理方式的角度

Ayrtes 和 Braithwaite 将社会共治定义为政府监管下的社会自治;Gun-ningham 和 Rees 认为社会共治是传统政府监管和社会自治的结合;Coglianese 和 Lazer 认为社会共治是以政府监管为基础的社会自治;Fairman 和 Yapp 认为社会公治是有外界力量(政府)监管的社会自治。可见,尽管表述有所不同,但学者们对社会共治的定义趋于一致,归纳起来就是认为,社会共治是将传统的政府监管与无政府监管的社会自治相结合的第三条道路。在此基础上,Sinelair 认为,由于政府监管与社会自治的结合程度具有多样性,所以社会共治的形式也必将千差万别。

2. 从治理主体的角度

20 世纪 90 年代初,荷兰政府认为在法律的准备阶段和框架制定阶段,政府与包括公民、社会组织在内的社会力量之间的协调合作对提高立法质量非常重要。因此，在出台的旨在提高立法质量的白皮书中明确提出了辅助性原则。这是社会共治在政府文件中的早期形式。2000 年，英国政府在《通信法案 2003》(Communications Act 2003)中明确纳入了社会共治的内容，并将其看作社会各方积极参与以确保达成一个有效的、可接受的方案的过程。这实际上就是把社会共治视作社会治理中政府机构和企业之间合作的一种模式。在这种合作模式中，治理的责任由政府和企业共同承担。还有学者从法律的角度进一步完善了社会共治的定义，认为社会共治是在治理过程中政府和非政府力量之间协调合作来解决特定问题的混合方法，这种协调合作可能产生各种各样的治理结果，如协议、公约，甚至是法律。后来 Rouviere 和 Caswell 则进一步完善了社会共治的参与主体，认为社会共治就是企业、消费者、选民、非政府组织和其他利益相关者共同制定法律或治理规则的过程。与此同时，学者们进一步将社会共治的概念拓展到医疗产品，尤其是医疗器械领域。

(三)社会共治模式演变

与国外不同，我国医疗行业社会共治才刚刚开始兴起，各方利益主体的职能都需要随着这一新的监管理念的出现而改变，有必要对社会共治中重要主体进行分析，这里将共治主体分为三部分，每一部分所包括的主体如表 7-1 所示。

表 7-1　　　　　　　　　　医疗产品安全社会共治主体

第一部分	第二部分	第三部分
政府	企业	消费者、行业协会、媒体等

1. 政府层面

在医疗产品安全治理中，政府是监管的权力者，传统的监管体制中政府主要采用事后监管的方式对违规行为进行惩治，然而政府如果想要持久地改变生产商以及员工的行为，应该通过集中建议和教育而不是执法来促进他们采用规范的行为。在美国和英国，事后监管在医疗产品安全监管中仅仅占次要地位，重要的是"小政府大市场"的监管模式。有学者在针对中小企业研究关于医疗产品安全的执法方式时，表明教育活动对于提高中小企业的检验评定分数和遵守率有显著的作用。

在医疗产品社会共治模式中，政府应该强化与事后监管有互补性关系的职能，工作的重点是要从事后惩治向事前预防转变，充当的角色从制裁者向教育者、支持者、服务者转变，即政府应该主要发挥激励作用、支持作用及协调作用。关键的措施包括以下几方面：第一，为企业提供激励，包括正向激励与反向激励。正向激励是指提高企业合规生产的收益，支持企业自主建立生产守则等；而反向激励是指增加企业违规成本，例如,采用医疗产品生产企业黑名单制度,对企业进行声誉制裁。第二,赋予生产者更多责任,提高消费者医疗产品安全生产意识。第三,为生产者和消费者提供各自所需的信息。第四,提供培训、技术和基础设施等公共物品。

2. 企业层面

企业是医疗产品安全的第一责任人。《中华人民共和国药品管理法》和《医疗器械监督管理条例》都明确强调了医疗产品生产经营者应承担社会责任。然而,企业与政府之间存在这样的矛盾:企业是医疗产品安全的第一责任人,产品标准的制定、监督、管制却是公共管理部门的责任。这就导致企业仅仅是一个被管理的"客体",而不能发挥其自身积极性,参与到医疗产品安全监管中,后果是整个医疗产品行业没有形成良好的自律氛围。有学者认为,社会共治的一个必要条件就是公共管理部门与企业在制定新规则的过程中进行合作,通过合作产生多种管理形式,比如合约或者法律等。

从理论上看,政府监管应该是市场机制的补充,而不是替代,因此,在医疗产品社会共治模式中应当给予企业充分自主权,利用市场竞争机制促进企业自律的形成。药品或医疗器械生产企业在提高产品标准、标识等方面的责任人意识的同时,应承担起相应的社会责任。此外,通过公开企业产品标准,为企业宣传自身产品提供平台,营造公平竞争的环境;通过市场竞争机制实现优质优价,进而促进企业改进自身的质量保证、技术标准提高和产品层次提升。由此,通过形成良性的循环回路,实现企业利益与公众利益的双赢。

3. 消费者、协会、媒体

第三层面的主体主要包括消费者(如医院设备科、临床、患者)、行业协会、媒体、NGO 等。下面分析它们在社会共治体系中的具体模式。

(1)消费者与医疗产品安全共治。消费者主要包括医疗机构中的工作人员和患者。消费者是医疗产品安全最重要的利益相关者,他们是医疗产品安全风险的最终承受者,而且消费者群体数量庞大,是医疗产品安全监管的重要力量。有研究表明,消费者作为监督者在与医疗产品企业博弈时,不管监督程度高低,都会对药品和医疗器械企业的策略选择产生影响,因此,社会共治应鼓励消费者参与监督。消费者参与药品或医疗器械监督管理的形式和途径有多种。通常来说,消费者应提高产品标准意识。在实现自我维权的同时,消费者可以对企业的不法行为,或者依据药品或医疗器械在临床使用过程中出现的问题进行举报。有研究将消费者捍卫自身健康权益的主要工具总结为退出、呼吁与忠诚。退出是指消费者不再购买企业的产品;呼吁指当消费者不能退出时,消费者通过呼吁的方式向企业和政府"发声",要求获得健康与安全的产品及保障;忠诚是指消费者对药品和医疗器械生产企业与生产者的一种正向激励,即良心的消费者支持良心的生产者。

（2）协会与医疗产品安全共治。行业协会是由药品和医疗器械行业企业及其他组织自愿组织组成的、为实现会员共同意愿、按照其章程开展活动的自治、互益性行业组织。行业协会相比于政府、消费者等其他监管主体在信息方面有显著的优势，对于整个行业的产品标准、生产流程、产品质量等内部信息的了解更全面、更专业，因而获取信息的成本远低于政府。行业协会在药品和医疗器械安全社会共治模式中应该利用自身优势，充分发挥对企业的监督、指导、支持、服务及协调作用。从发达国家实际经验来看，药品和医疗器械行业协会以其自律机制参与药品和医疗器械产品监管，在推动行业自律，整合行业资源，提供教育、培训与技术咨询服务，全面提升行业整体水平以及构筑政府部门与行业企业之间的沟通平台等方面，起着举足轻重的作用，显示出巨大的社会潜能和社会效益。有学者基于对 1 000 家企业的调查发现，日本的行业协会通过实施自愿行动计划，提高了中小型企业制定碳排放目标的主动性；还有调查表明，信息的匮乏阻碍了小型企业进行能源节约的自愿性。行业协会可作为信息共享的平台，为中小型企业缓解信息障碍、激励其制定自律措施和行为发挥重要作用。

（3）媒体与医疗产品安全共治。由于医疗产品安全涉及范围很广，包括原料与材料选择、技术开发应用、产品研发、临床试验、医学伦理、技术标准、产品注册、质量体系、运输储存、安装调试、不良事件、产品召回等全过程，单纯由政府进行监管显得力不从心。

与此形成鲜明对比，媒体在医疗产品安全报道、反腐等方面已经发挥了越来越重要的作用，从某种程度上可以说，广泛的社会参与和公信力的舆论监督是医疗产品安全的根本保障。在西方国家，媒体作为立法、行政、司法三权之外的"第四权力"，已经成为社会监管的一种最为核心的力量。在我国，媒体的作用日益增强，在医疗产品安全报道、反腐等方面已经发挥了越来越重要的作用。一方面，地方政府为了规避被曝光的风险，将会付出更多的努力；另一方面，由于社会力量的加入分担了中央政府的监管成本，使得实际的平均监管投入反而变小，监管效率变高。但是，在理论层面，媒体在医疗产品安全问题监管中的作用研究还是一个空白。因此，要发挥媒体在医疗产品安全问题监管中的作用，指导政府部门出台合理有效的关于媒体监管方面的公共政策，需要对医疗产品安全社会共治背景下媒体的作用进行深入的分析。这对理解媒体在医疗产品安全社会共治背景下的功能、规律，更加有效地促进媒体功能的发挥大有裨益。

二、社会共治的意义

社会共治是社会发展到一定阶段的必然趋势。改革开放以来，中国社会和经济快速发展，打破了原有的国家统揽政治、经济和社会等所有事务的格局，在国家体系之外出现了相对独立的市场体系和不断发展壮大的社会组织体系。在政府、市场和社会三个体系日趋完善的情况下，以政府或市场为主的传统一元治理模式已不能满足社会和经济的发展需求。尤其是中国特色社会主义进入新时代，中国经济正在由高速增长阶段转向高质量发展阶段，我国的社会主要矛盾也已经转化为人民日益增长的美好生活需要和不平衡不充分的发展之间的矛盾。新形势下，我国的社会治理结构必将迎来重大变革，"依法行政、优化营商环境让市场成为配置资源的决定性因素、加强信息公开、让更多公民参与社会治理"成为发展创新的必然趋势。

政府监管部门要敢于让消费者、行业组织、媒体等机构组织参与医疗产品安全社会共治模式，要善于发现和运用有能力和价值的机构实施社会共治项目，适时释放监管空间。

避免疫苗悲剧需要"社会共治"

根据举报线索，国家药品监督管理局对长春长生生物科技有限责任公司（以下简称长生公司）进行飞行检查，并于2018年7月15日发布通告称，企业编造狂犬病疫苗生产记录和产品检验记录，随意变更工艺参数和设备，举国哗然。7月23日，正在国外访问的习近平主席对该案作出重要指示，认为长生公司违法违规生产疫苗行为性质恶劣，令人触目惊心。他要求有关地方和部门高度重视，立即调查事实真相，一查到底，严肃问责，依法从严处理，及时公布调查进展，切实回应群众关切。此前，李克强总理就疫苗事件作出批示称，此次疫苗事件突破人的道德底线，必须给全国人民一个明明白白的交代。该案性质恶劣并引起社会不安，媒体追踪溯源发现，该企业狂犬病疫苗造假并非孤例，还有其他已发现但未被严肃彻查的疫苗问题。"隐蔽的惯犯"形象影响了民众对我国疫苗安全与市场监管的信任感。

按照有关规定，所有企业上市销售的疫苗，均需报请中国食品药品检定研究院批签发，批签发过程中要对所有批次疫苗的安全性进行强制性检验与审核，对一定比例批次疫苗的有效性进行检验。我国自2001年起开始执行疫苗批签发制度，因此，只要经过批签发的疫苗，安全性不存在问题。问题主要出在疫苗有效性方面。如果疫苗生产不严格规范，出厂自检不严格把关，在运输和储藏过程中温度控制不达标，作为一种生物制剂，疫苗就有可能失效。但是，这一链条过长而无法时时跟踪检验，因此，对于疫苗有效性只能进行抽查。从过去数年检验发现的（包括进口疫苗在内）数起疫苗不合格案例来看，监管部门在疫苗安全性与有效性方面起到了严格把关的作用。应当说，这套制度的有效性不应该被抹杀。引发民众不安的是疫苗生产与销售宏观管理的系统性失灵现象，按照官方通报、法院判决书以及机构数据，公众发现疑点重重。首先，长生公司在2017年10月27日就因生产和销售劣药被调查，涉案约25万支百白破疫苗全部销售到山东省疾病预防控制中心并注入孩子们的身体。但8个多月过去,才因此次狂犬病疫苗造假事件被迫公开。其次,长生公司2017年涉案迟迟没有受到惩罚,并在如此短的时间内,敢于再次蔑视国家标准与规范,随意变更工艺参数和设备,这凸显了监管丧失权威。过去数年,该公司因推销疫苗被数家法院判定十余起行贿,不仅毫发无损,而且依然照旧:2017年公司销售费用为5.83亿元,其中4.42亿元为"推广服务费"。疫苗属于政府公开招标采购,如此之巨的推广费用流向哪里?疫苗接种对于家庭而言关系到孩子们的生命健康,对于政府而言是一种主要的预防和控制传染病的有效方法,正因为其具有政府公共卫生目的的强制性并涉及婴幼儿安全,因而必须对疫苗接种过程进行严格监管。发达国家也由于各种教训而逐步完善其监管体系。在我国,由于疫苗生产与销售企业把自己的业务当作一门生意,而且它们中的大部分企业已上市,有来自股东的盈利与市值管理压力,这就需要更加严格地监管,防止其追逐利益而忽视安全。但是,大部分问题恰恰发生于监管和处罚不足。首先,一些地方政府的GDP导向会偏向对企业的扶持和保护,而不是孩子们的抽象的健康,因为这些企业为本地提供了GDP、税收与就业;其次,在问题疫苗使用地区,监管部门为逃脱责任和后果,地方政府为避免发生群体性事件,会本能地不公开处理,但一旦被公众发现,就会引发极大不安;再次,相关案件处罚力度不够,起不到惩戒作用。疫苗事涉人民群众生命安全,任何主动违法违规行为都应该让违法者倾家荡产,而不是蜻蜓点水式的罚款。正因为在公共领域存在大量监管和处罚不足现象,使得社会面临信任缺失的风险,这也是社会转型所遇到的最大挑战。但是,社会信任缺失主要由传统文化以及所处的转型期决定,而且不是我国独有的现象。在大部分农业文明向商业文明过渡的社会,都存在过权力腐败与唯利是图导致的社会信任危机。在以儒家文化为核心的中国传统社会,以家族为基本单位,所谓儒家道德只会在家族内部起到指导和约束作用,即使信任半径扩展,其范围也仅局限于"熟人社会"。在熟人社会之外,则是"胜者为王,败者为寇"的丛林法则,这种深厚的传统社会基础决定了重建信用文化的艰难性。

现代市场经济以契约为基础,建立于法治之上。社会信任并非是公共品,而是一个开放的法治社会自发形成的秩序,是法治产生的社会果实。但是,如果我们的传统社会缺乏信任文化而是崇尚丛林法则,如果我们的法治建设还不够完善,在市场经济发展过程中,权力得不到约束,唯利是图的行为得不到制约,那么,整个社会就会缺乏信任:人们会对各种商品或交易的安全性产生怀疑。19世纪末20世纪初的美国也曾发生社会信托危机。在那个阶段,美国经济快速工业化,实现了由农业文明向工业文明的过渡,但也出现了权力腐败、贫富分化、精神空虚、唯利是图等现象，导致市场失灵，社会失范，被称为"镀金时代"。为了解决这些社会问题，美国推动了社会治理能力与治理体系的建设，强调治理主体的多元化以及互动性，使相互冲突的或不同的利益得以调和，这场进步主义运动最终形成了美国维护社会公正与经济自由的制度体系，为美国崛起奠定了基础，这个时期被称为"进步时代"。事实上，日本、韩国等在发展过程中都遇到过同样挑战，也经历了社会治理的变革。

进入新时代之后，我国社会主要矛盾已经转化为人民日益增长的美好生活需要和不平衡不充分的发展之间的矛盾，也就是要满足人民在民主、法治、公平、正义、安全、环境等方面的日益增长的要求。为此，十九大提出"以人民为中心"的思想，并在此基础上推动治理变革。其一，推进国家治理体系和治理能力现代化，加强和完善政府经济调节、市场监管、社会管理、公共服务、生态环境保护职能，构建起职责明确、依法行政的政府治理体系。国家实施了机构改革，比如建立国家市场监督管理总局，改变九龙治水格局，实行统一的市场监管。改革还根据社会发展变化新设立了一些公共服务部门。本案件表明，我国药监部门的治理体制需要进一步改革。其二，打造共建共治共享的社会治理格局，提高社会治理社会化、法治化、智能化、专业化水平。其中，共治就是要满足人民对于民主、法治、公平、正义和个人价值实现的愿望，为人民群众参与治理创造条件，实现治理的多元化与社会化，推动社会治理重心向基层下移，发挥社会组织作用，实现政府治理和社会调节、居民自治良性互动。如果医药监管与疫苗招标领域推进信息透明，增加社会参与度，就会有利于增加社会信任，也可以有效实现权力监督，避免监管俘获。其三，全面推进依法治国。为推进依法治国，2018年组建了中央全面依法治国委员会。早在2014年，习近平总书记就要求对一些行政机关违法行使职权或者不作为从而造成对国家和社会公共利益的侵害或者有侵害危险的案件，由检察机关提起公益诉讼。2018年，最高人民检察院推进内设机构改革，设立了公益诉讼检察厅。过去几年，检察机关在生态环境和资源保护、医疗产品药品安全、国有资产保护、国有土地使用权出让等领域办理了一大批公益诉讼案件。事实上，应该进一步拓宽社会组织、个人以及行政职能部门参与到各种公益诉讼当中。在长生公司的案件中，检察机关或其他社会组织或应为山东注射劣药的孩子们进行公益诉讼，以弥补他们的损失和创伤，并让企业付出应有代价。长生公司的案件之所以引起社会极大不安，说明它不是一个孤立事件。从围绕着它的种种怪现象看，是这个社会缺乏信息透明度以及相关监管失灵的典型代表，也是引起社会信任不断耗散的主要源头。因此，我们认为，不仅要对案件"一查到底，严肃问责，依法从严处理"，还要吸取教训，各部门与各地区加快落实十九大精神和要求，推动全面依法治国与共建共治共享建设。

> 只有实践以人民为中心的思想,推动社会治理的法治化与多元化,才能实现治理体系与治理能力的现代化,建立社会信任。只有这样的治理体制与社会基础,才能形成社会共识并转化为强大的力量,推动中国最终崛起成为现代文明国家。
>
> (资料来源:百家号,东方财富网,https:// baijiahao. baidu. com /s? id＝16068174745241330238&wfr＝spider&for＝pc。)

三、医疗器械中社会共治需要关注的问题

实现多元主体共同治理,应当重点把握好三个方面。一是坚持法治原则,健全法治,理顺和明确政府内部、政府间及政府与社会的权责界限,为多元主体共同治理的实施提供法制保障;二是提升各级政府、市场各类主体和社会组织等多元主体的治理能力,尤其是政府要充分转变职能,向市场和社会放权,为多元主体共同治理创造更多的空间;三是探索创新社会共治的手段和技术,为多元主体共同治理提供技术支撑和平台支撑。

第二节　医疗器械安全社会共治

一、医疗器械行业发展简介

(一)中国医疗器械行业发展速度快、潜力大

中国医疗器械产业由小到大,迅速发展。从初级卫生器材为主的初创阶段到门类扩张的起步阶段,再到 20 世纪 90 年代民营资本推动的结构性变化阶段,中国医疗器械行业完成了原始技术和资本积累,并初步实现产品结构调整和区域产业布局。新医改启动后,行业迎来了一个新的历史时期。现在医疗器械行业已成为一个产品门类比较齐全、创新能力不断增强、市场需求十分旺盛的朝阳产业。特别是近年来,医疗器械产业发展速度进一步加快,连续多年市场规模保持高位增长,产品出口的数量和科技含量也不断提升。2018 年,中国医疗器械行业共实现销售收入 2 948 亿元,同比增长7.9%。随着我国居民对医疗健康需求的进一步增长,2019 年我国医疗器械行业市场规模将达到 3 100 亿元。作为我国重点推进的八大高新技术服务业之一,国家在体制改革、机构改革、服务发展等方面出台了一系列扶植支持政策,医疗器械行业市场化改革力度不断加强,市场化水平大幅提升,行业市场规模也远超 GDP 的增速发展。

（二）我国医疗器械产业技术升级取得一定成效，医疗制度改革为医疗器械产业发展提供保障

由于我国医疗器械行业起步较晚，发展较早、技术先进的外资医疗器械企业自进入我国市场后很快取得市场领导地位。为改变、调控国内医疗器械市场，我国政府连续出台政策措施，简化行政审批手续，在新产品研究开发和出口退税方面提供支持，鼓励医疗器械国产化创新及进口替代。得益于国家政策支持及行业需求增加，我国在中低端医疗器械产品方面已完全实现进口替代，在高端领域，企业也正在加码提升研发技术水平。值得关注的是，2018年分级诊疗改革继续深入，逐渐在全国各地铺展开来，分级诊疗带来医疗资源配置向基层下沉，意味着为国产设备带来更多的机会。广阔的基层医疗市场一直是国产品牌活跃的乐土，而从政策层面上看，国家亦鼓励与支持基层医疗单位使用优秀的国产医疗器械和设备。未来几年，在基层设备领域，检验诊断设备、慢性病相关家用设备、医用康复器械、医生随诊随访设备、超声等安全便捷的影像设备等，或成为关注重点。

（三）我国产业发展的政府推动型模式

目前，国际上医疗器械产业发展可分为"市场主导型"和"政府推动型"两种发展模式。"市场主导型"产业更重视品牌的树立和信誉的提高，大型国际机构的自主创新能力和业务开拓能力强。"政府推动型"产业，政府授权是权威性的来源，相关业务多集中于国内市场。事实上，任何一种医疗产品监督管理尤其是医疗器械监督发展模式，都有其深刻的经济和社会基础，都有其历史和现实的背景。由于社会经济条件的差异，各国医疗器械产业在发展过程中，其发展模式出现明显分化。整体而言，欧洲和北美医疗器械产业属于"市场主导型"的发展模式。而亚太国家（尤其是东亚和东南亚国家），政府部门参与经济管理的程度较深，在经济运行中扮演着重要角色，医疗产品尤其是医疗器械产业的产生和发展由政府主导进行。当然，这种模式不是一成不变的，随着市场经济的不断发展和完善，政府逐渐将医疗产品监督管理尤其是医疗器械监督管理机构转变为独立的第三方机构，在发展过程中政府对医疗产品尤其是医疗器械监督管理方式也从政府参与、政府主导逐步向政府授权或者主要采用柔性的行政指导和政策引导，以及加强与行业组织合作等方式转变。我国就属于这种模式。

二、我国医疗器械行业主管部门与监管体系

（一）医疗器械行业主管部门

国家从企业准入、产品准入、售后监督等多方面对医疗器械的生产和经营实施严

格的管理,行业主管部门主要为国家食品药品监督管理局。国家食品药品监督管理局负责起草医疗器械监督管理的法律、法规草案,拟订政策规划,制定部门规章;负责组织制定、公布医疗器械标准、分类管理制度并监督实施;制定医疗器械研制、生产、经营、使用质量管理规范并监督实施;负责医疗器械注册和监督管理;建立器械不良事件监测体系,并开展监测和处置工作;负责制定医疗器械监督管理的稽查制度并组织实施,组织查处重大违法行为;建立问题产品召回和处置制度并监督实施;组织查处医疗器械在研制、生产、经营、使用等环节的违法行为。县级以上地方人民政府医疗产品药品监督管理部门负责本行政区域内的医疗器械监督管理工作。省、自治区、直辖市药品监督管理部门是医疗器械广告审查机关,负责本行政区域内医疗器械广告审查工作。另外,国家卫生和计划生育委员会负责制定医疗机构和医疗服务全行业管理办法并监督实施。国家发展和改革委员会负责组织实施医药行业产业政策,研究拟定医疗器械行业发展规划。此外,中国医疗器械行业协会是行业自律性组织,是由全国范围内从事医疗器械生产、经营、科研开发、产品检测及教育培训的单位或个人在自愿基础上联合组成的行业性、非营利性的社会团体。该协会主要负责医疗器械行业发展问题的调查研究,代表会员企业向政府有关部门提出产业发展建议与意见,组织制定并监督执行行业政策,参与国家标准、行业标准、质量规范的制定、修改、宣传和推广,开展行业资质管理工作,参与制定行业规划等。同时,通过制定行规公约,建立医疗器械行业和企业自律机制,规范行业与企业的生产经营行为。

(二)医疗器械行业监管体系

我国对医疗器械行业实行分类监督管理。一方面,监督医疗器械产品;另一方面,监督医疗器械的生产和经营企业。监督产品旨在保证医疗器械产品的安全性和有效性。监督企业旨在保证产品质量稳定、安全和有效,体现为审核企业生产制造过程中的质量管理体系。

1. 对医疗器械产品的分类管理

国务院医疗产品药品监督管理部门对医疗器械按照风险程度分为三类进行监督管理(见表7—2)。不同类别的医疗器械产品具备不同特征。总体而言,分类越高,风险越大,技术含量越高,监管要求越高,进入门槛也越高。根据所经营医疗器械类别的差异,医疗器械产品的注册也有所差异。

表7—2   我国对医疗器械按照风险程度实行分类管理

类别	类别范围	风险程度	产品备案与注册	临床试验
第一类	通过常规管理足以保证其安全性、有效性的医疗器械	风险程度低，实行常规管理可以保证其安全、有效性的医疗器械	向所在地社区的市级人民政府食品药品监督管理部门备案	无要求
第二类	对其安全性、有效性应当加以控制的医疗器械	具有中等风险，需要严格控制管理以保证其安全、有效性的医疗器械	向所在地省、自治区、直辖市人民政府药品监督管理部门注册	应当进行临床试验，但依照《医疗器械监督管理条例》第十七条的规定免于进行临床试验的医疗器械除外
第三类	植入人体，或用于支持、维持生命，或对人体具有潜在危险，对其安全性、有效性必须严格控制的医疗器械	具有较高风险，需要采取特别措施严格控制管理以保证其安全、有效性的医疗器械	向国务院药品监督管理部门注册	

2. 对医疗器械生产企业的分类管理

我国对医疗器械生产企业实行分类管理。从事医疗器械生产活动，应当有与生产的医疗器械相适应的生产场地、环境条件、生产设备以及专业技术人员，应当有对生产的医疗器械进行质量检验的机构或者专职检验人员以及检验设备，应当有保证医疗器械质量的管理制度以及与生产的医疗器械相适应的售后服务能力和产品研制、生产工艺文件规定的要求。管理医疗器械生产企业的相关部门和要求，具体情况见表7—3。

表7—3   管理医疗器械生产企业的相关部门和要求

类别	相关部门	审批/备案
第一类	向所在地设区的市级人民政府药品监督管理部门办理第一类医疗器械生产备案	备案
第二类	省、自治区、直辖市人民政府药品监督管理部门进行审核，并签发《医疗器械生产许可证》	审核
第三类		审核

3. 对医疗器械经营企业的分类管理

我国对医疗器械经营企业实行分类管理。从事医疗器械经营活动，应当有与经营规模和经营范围相适应的经营场所和贮存条件，以及与经营的医疗器械相适应的质量管理制度和质量管理机构或者人员。根据所经营医疗器械类别的差异，管理医疗器械经营企业的相关部门和要求也有所差异，具体情况见表7—4。

表 7—4　　　　　　　　管理医疗器械经营企业的相关部门和要求

类别	相关部门	审批/备案
第一类	无	无
第二类	向所在地设区的市级人民政府药品监督管理部门备案	备案
第三类	由所在地市级人民政府药品监督管理部门进行审核,并签发《医疗器械经营许可证》	审核

(三)医疗器械安全的社会共治

作为一类特殊商品,医疗产品尤其是医疗器械产品安全关系国计民生。近年来,我国先后发生"全氟丙烷气体""OK 镜群发感染事件""长生冻干人用狂犬病疫苗"药品、医疗器械等重大安全事件,造成重大人员伤亡和经济损失。这与我国的监督体系和监管制度有关。在现行监管体系下,药品监管部门与药品、医疗器械企业的关系可简单概括为"监管与被监管"的关系,忽视了市场、社会等主体在药品医疗器械产品安全治理中的基础性作用及其主观能动性。在多中心治理理论和三元主体理论的指导下,社会共治体系为调动多元主体积极性、化解多种利益矛盾提供了一种有效可行的新方案。与政府单一监管模式不同,这种新型治理模式强调多元主体的平等性与合作性,通过一种平等的合作伙伴关系实现社会公共利益的最大化。

1. 社会共治与医疗器械产品安全

多数学者认为,随着市场化改革深入和经济社会发展加快,当代中国已经进入社会共治新阶段。有学者指出,从本质上说,社会共治就是破除权力的垄断,政府只是社会治理的一个主体,在该止步的地方必须停下来,让社会发挥功能。还有学者指出,共治是指在社会发展中迫切需要构建包括党委、政府、公民个人和社会组织等多元力量共同参与的社会共同治理格局。从国家有效管理层面来看,随着政府职能进一步扩张,全能型政府效应可能会进一步固化,权力范围的过度扩张会导致政府职能超出自身能力,进而陷入权力效力不断衰减、社会管理功能不断萎缩的不良循环。而社会共治理念的提出和发展,为打破这一不良循环提供了解决思路。以法治为基础的社会共治体系不仅是政府规制有关社会关系和社会事务的过程,也是各种社会力量(如公民及自治组织)约束自身行为的过程。为此,我国政府提出国家治理体系和治理能力现代化,在凸显国家和政府主导地位的同时,又为市场、企业、行业协会、媒体和公民等开放了公共治理空间。借助多中心治理理论和经济法三元主体结构,为我们更好地理解和构建医疗产品尤其是医疗器械产品安全共治体系提供了理论指导。

2. 基于多中心治理理论的社会共治

解决公共事务的传统理论模型众多,如公地悲剧、囚徒困境、集体行动逻辑等,但这些模型基本局限于政府途径或者市场途径。奥斯特罗姆另辟蹊径地提出新途径，即通过自治组织管理公共事务，进而演化为"可以有多种组织和多种机制管理公共事务"的多中心治理理论。这一理论为社会共治模式的构建提供了很好的借鉴和启示。

关于社会共治主体，国外学界通常将其概括为"公共机构、私人机构和非营利组织"，对应于我国学术话语，则指"政府、市场与社会组织"。从广义上讲，社会共治主体并不局限于这三个层面：政府主体应区分不同层级、不同区域的政府；市场主体除了企业，还包括市场中各类生产者、经营者和投资者等；社会组织的概念最为广泛，既包括不同层次、不同区域的社会组织，也包括媒体、各类群团组织，以及作为个体的公民等。在药品医疗器械安全领域，构建以药品监管部门、药品医疗器械企业和社会等多元主体为基础共同参与的药品医疗器械安全共治模式，将有助于表达深化行政体制改革的内在要求，体现政府职能转变的新常态，调动市场与社会参与治理的积极性，实现政府与社会的良性互动。

3. 基于经济法三元主体结构的社会共治

在经济法学界，对经济法主体的传统认识是"政府—市场"二元主体结构。随着市场经济发展，这一结构被逐步打破，形成新的经济法主体。有学者提出"政府—社会中间层—市场"三元主体结构，认为市场主体应包括"经营者、投资者、消费者和劳动者"；还有学者将三元主体结构归纳为"国家、市场和社会"，其中市场主体应区分为"企业与消费者"两类。相较于传统二元结构而言，三元主体结构从本质上说是一种"基于利益分析方法对经济法主体结构所作的理论假设"。这种三元结构既可以反映新兴社会中间层在推动政府与市场良性互动方面所特有的作用，有效克服市场与政府"双重失灵"，又能够引导人们更为宏观地把握经济法社会公共性这一本质特征，以弥补传统公私法之不足。就医疗器械安全而言，医疗器械安全治理三元结构理应囊括作为监管制度供给者的政府、作为医疗器械安全现实载体的医疗器械企业，以及独立于政府与市场之外的社会中间层。因此，经济法三元主体结构对于构建医疗器械安全共治体系具有借鉴意义。如何协调好药监部门、药品和医疗器械生产及经营企业、相关社会主体之间的利益博弈，最终实现社会利益均衡，既是经济法主体理论的创新，又是药品安全领域的探索，更是构建社会主义和谐社会的应有之义。

三、医疗产品安全共治应考虑的因素

(一)市场调节机制与企业自律意识

构建医疗产品安全社会共治首先要考虑市场机制下的市场失灵和企业的自律意识。当前我国医疗产品尤其是医疗器械产品市场存在比较严重的市场失灵。一方面，基于"经济人"的自利特性,市场主体往往为降低成本、攫取高额利润而生产销售伪劣药品,从而引发医疗产品安全事件;另一方面,监管部门几乎包办了有关医疗器械研发、生产和经营的质量标准,医疗产品企业只需要照章办事即可,缺乏控制医疗器械产品质量的自主激励。一旦发生医疗器械有害事件,涉案企业往往既不愿意交代情况,也不主动承担责任,一切听凭作为"大家长"的监管部门处置。基于市场机制唯利性及市场调节滞后性、被动性,我国药品市场监管存在严重缺陷,企业并未成为具有自律能力的责任主体。我国医疗器械产品不良反应事件数量呈上涨趋势,医疗产品企业主动报告率偏低,这一态势形成既源于企业管理成熟度不高、质量经营模式尚未形成,又源于市场主体信用缺失、整个社会面临诚信危机,更与长期以来监管者与被监管者之间的关系设定及运作模式密切相关。因此,我国在构建医疗产品安全社会共治时必须考虑市场失灵和企业自律意识。

(二)政府监管机制设计、中央政府与地方政府的关系

政府监管的出现及其作用是对市场缺陷的救济,在市场自发运行无法取得最优结果的情形下,由政府在市场能力不及的范围内替市场作出行动安排。发达国家在经历商品经济长期发展以后,才建立起现代医疗产品安全监管体系;我国在计划经济时代,政府用命令加控制的手段包揽医疗器械生产经营,进入市场经济以后,旧的行业管理手段被摒弃,新的监管体系尚未建立健全,难免会发生"政府失灵"。因此,政府监管部门不仅要应对"市场失灵",还要填补行业管理体制瓦解留出的管理空白,肩负着"反向制度变迁"带来的双重使命。从横向来看,我国医疗产品尤其是医疗器械产品监管带有"多部门"性质。虽然药监部门主管从医疗器械产品研发、生产、经营到使用等多个环节,但管理制度的制定、不良反应事件的通报和处置需与卫生部门共同管理,药品和医疗器械广告的监督检查、流通发展规划和政策的制定以及犯罪案件的侦查分别归口工商、商务和公安部门。这种分权式结构可能存在工作相互推诿、行政效率低下的弊端。从纵向来看,2008年国务院将原有药品监管机构省级以下垂直管理改为地方政府分级管理,在客观上带来诸多问题:地方政府分级管理模式使监管职能容易受到地方政策影响,市、县药监局难以割断与地方财政、药品企业的利益关系,地方保护主义随之抬头;同时,统一的监管标准往往不能在地方上顺利得以贯彻和落实,一些假冒伪劣产品可能借机进入市场。因此,在构建医疗产品安全社会共治过程中,必须处理好监管机制的设计,处理好中央政府与地方政府的关系,避免出现政府监管机制失灵、职权分割及地方保护主义。

(三)安全共治机制与社会参与力度

构建医疗产品安全社会共治体系需要考虑社会参与力度。以行业协会为例,在我国,行业协会具有较强的行政色彩,更倾向于扮演"第二政府"的角色。国内大部分医疗器械行业协会发端于1998年以前的原医药管理局体制,是在政府的主导推进下自上而下产生的,大多挂靠在政府部门,负责人多为退居二线的领导干部。截至2016年,民政部登记在册的全国性医药社会组织共计48个,其中44个社会组织有明确的业务主管部门,占比91.7%,脱钩的社会组织仅4个,占比8.3%。无论从组织形式、行事理念还是领导成员构成来看,医药行业协会都缺乏自主性和独立性,习惯于成为政府帮手,并未能真正成为行业与政府中间服务组织。更令人堪忧的是,行业协会在市场中极易受到冲击,产生趋利行为。再就消费者而论,存在着责任分散效应。为加大对药品和医疗器械违法行为的打击力度,药监部门采取有奖举报措施,建立一体化的投诉举报网络信息管理系统,但效果并不令人满意。必须强调的是,药品和医疗器械不同于其他产品,它们属于体验性商品,存在明显的信息不对称。由于信息不对称,药监部门很难在第一时间掌握并查处不法药品生产经营者。而作为势单力薄的社会个体,消费者遇到侵权时大多处于旁观者姿态,存在责任分散效应的难题。

(四)法规体系的健全程度与市场主体独立程度

从法治角度看,现在国内医疗产品尤其是医疗器械行业的行政管理部门及法律、法规呈现"多、散、乱、弱"的现象。一方面,政出多门,相关法律、法规多而分散。据统计,仅检验检测方面就涉及法律32件、行政法规43件、地方性法规400余件,更有无数规范性文件,繁乱庞杂,缺乏统一规范。另一方面,相关法律、法规严重滞后,在医疗产品尤其是医疗器械管理和诚信建设、市场准入、主体责任、运行规范、监管体系等方面存在不少立法空白。而且,各相关行政监管部门和法律、法规间缺乏整体统一协调的机制。仅以"资质认定"等行业准入为例,目前就存在实施主体众多、重复评价、重复许可、重复管理等各类问题。因此,在构建医疗产品安全社会共治过程中,必须考虑到我国法律、法规的健全程度。再看企业主体的独立程度,我国医疗产品尤其是医疗器械企业许多是在计划经济时期形成的,虽然随着国有企业改革的深入,绝大多数国有医疗器械企业基本完成了企事业单位改制,但仍严重依赖行政资源,导致竞争力缺乏、整体效益不高、国际化发展滞后等问题。另外,部分国有机构还面临权责利不清、运营体制不健全、现代企业制度与公司治理结构缺失等问题。近年来,随着市场准入条件的逐步放开,各类民营企业也如雨后春笋般出现。但与国有企业、外资企业相比,民营企业先天不足,在资源上不如国有企业,在市场化和国际化竞争中不如外资企业。除了少数已做大做强的民营企业外,相当一部分民营企业举步维艰,处境尴尬。考虑法律、法规健全程度和市场主体独立程度,将有助于在现有国情下构建医疗产品社会共治体系。

(五)医疗器械行业系统性信誉风险与管理部门行政职权范围

随着我国经济和社会的发展,医疗产品尤其是医疗器械市场业务逐年递增,行业存在的问题也日益突出,如市场无序竞争、商业贿赂、买证卖证、虚假检验、报告作假等违法违规现象屡屡发生,医疗器械行业的诚信和公信力受到了前所未有的挑战和质疑,这对把诚信作为生存基础的医疗产品尤其是医疗器械行业来说是致命的打击,也成为阻碍行业发展的主要瓶颈之一。随着政府职能转变和多元治理主体的进入,提高准入门槛的做法势必不会再现,但行政管理部门在彻底改变"重准入,轻监管"的现状、避免因准入门槛降低导致医疗器械企业肆意违法违规方面还没有做好充分准备。更重要的是,行政管理部门对于其在行业管理中的职能和定位,即政府应该管什么,如何避免"一放就乱、一管就死",如何在市场失灵时做好"守夜人"等问题上,还存在明显的误区,或者由于部门之间的利益纠葛而不愿意放权。与此同时,现行法律、法规所确定的责任规范差别较大,对检验、检测、认证违法违规行为的约束力偏弱,机构违法成本较低,威慑性不足,行政管理部门在事中事后监管方面尚没有找到非常有效的手段,使得目前医疗器械管理的相关法律规范无法满足经济和产业发展的要求,无法满足人民群众消费权益保护的需求。因此,我国构建医疗器械安全社会共治体系,必须考虑行业的系统性风险和管理部门行使职权手段单一的现实。

(六)行业协会的职能与主体多元化的认知程度

行业协会作为与政府、企业并列的市场经济三大主体之一,是行业自律管理的组织、协调与监督者,是规范市场秩序、推进行业发展不可或缺的重要社会力量。由于我国正处于社会转型期,相关行业协会随着政府职能的转变和退出应运而生,但行政色彩仍然过浓,而且和行政主管部门一样,缺乏行业协会间的沟通协调机制,相关法律、法规与政策不配套以及行业协会自身的组织职能和程序不规范,大大降低了行业协会的社会形象与公信力,影响了行业协会作用的发挥。再看社会对主体多元化的认知,医疗器械作为高技术服务业,在整个国家治理体系中的运用尚不充分,目前除了生产制造和服务业的高端客户及行业自身外,整个社会对行业的关注度和知晓度认知不够,更不用谈社会普通公众。此外,医疗器械行业的相关治理信息高度集中于少数部门和社会组织中,信息系统封闭,且各个系统的关联性不足和共享性匮乏。

第三节　医疗器械社会共治体系构建

政府规制理论和新公共管理理论认为,政府监管的本质应该是市场的补充而非替代。医疗产品行业的健康发展，除了政府相关监管部门的工作，还需要全社会共同协作完成。企业承担主体责任，从源头抓起，发挥第一道"防护网"作用；行业协会积极发挥职能，推进企业与政府部门的良性互动，起到积极引导作用；媒体向公众普及药品和医疗器械相关法律、法规，进行知识教育，不仅将政府的政策与工作实施情况传递给群众，还应把违法现象曝光在全社会的监督之下；公众是医疗产品的主要消费者，是社会共治体系的重要组成部分，推动公众积极参与有助于守住医疗产品监管的最后一道防线。

一、建立医疗器械产品安全的社会共治体系

(一)加强企业自律体系建设，落实企业第一责任人制度

在我国现有法律、法规背景下，医疗器械产品上市前需经药监部门审查，这意味着政府在一定程度上为企业进行担保，承担相应的责任和风险。然而，无论是亚当·斯密在《国富论》中强调政府应当以"守夜人"为天职，还是治理理论强调市场在治理中作用的回归，都主张政府要转变监管理念和监管方式，让企业担负起首要责任。2013年，国务院机构改革和职能转变方案强调，药品监管部门要充分发挥市场机制、行业自律和社会监督作用，建立让生产经营者真正成为药品安全第一责任人的有效机制。作为第一责任人，医疗器械企业要建立一整套行业准入标准、安全生产奖惩制度等，以加强自律。在研发和注册环节，确保试验数据、注册审批资料的真实性和可靠性；在生产环节，落实企业内部责任制，按照《医疗器械生产质量管理规范》要求组织生产，对送检的产品真实性负责，对有质量问题的产品及时、全面地履行召回责任；在经营环节，自觉遵循《医疗器械经营质量管理规范》，保证产品购进渠道合法，加强产品储存和运输管理，对外宣传和销售要确保真实性，切实承担起首要责任。

(二)完善政府监管体系建设，加强横向纵向沟通

市场经济体制的健康有序运行离不开政府监管职能的有效履行。我国正处于重要的经济转轨和社会转型时期，高度重视并正确履行政府的市场监管职能对完善社会主义市场经济意义重大。

在医疗器械产品安全共治体系中，必须从中央到地方多个层面着手，加强政府监管横向纵向沟通。比如，有学者提出，第一，在中央层面设立国务院医疗器械管理委员会，打破职权分割困局。设立医疗器械管理委员会，作为国务院药品安全工作的高层次议事协调机构，以加强对医疗器械产品安全工作的领导。此举将极大地改善药监部门单一监管职权配置现状，通过加强部门间合作，统筹各部门职权，实现药品监管横向

沟通。实践中,药监部门已开始摸索举办部际联席会议以打击假药假械生产销售,在此基础上,可将医疗器械产品质量安全、医疗产业发展等重大政策措施的制定,医疗器械产品研发、生产、经营和使用中重大事项的统筹协调,各地区医疗器械安全工作责任的落实监督等职能,纳入医疗器械管理委员会职责范畴。第二,在地方层面确保省以下技术监督机构的独立性,防范地方保护主义。地市级检验机构和不良反应监测机构可作为省级医疗器械技术监督机构派出机构,直属于省级药品监管部门。有条件的可在县一级设立医疗器械技术监督机构,加大医疗器械产品检验和抽查力度。这样有利于减少监管执法外来干扰,维护监管执法的统一性和权威性,在坚持"地方政府负总责"的责任机制之上,实现医疗器械监管纵向沟通。当然,上述建议仅为一家之言,还需百花齐放,百家争鸣,献言献策。

(三)推进社会参与体系建设,强化外部监督力量

学者王锡锌从行政法角度将社会参与解释为"政府允许、鼓励社会公众和利害关系人,以发表评论、提供信息、表达意见等方式参与行政立法和决策的一系列制度"。可见,社会参与既是一种权力机构通过开放途径向公众吸纳意见的民主制度,也是一种利用信息反馈机制对公共决策和治理行为产生影响的过程。

1. 完善行业协会自主管理机制建设

未来行业协会发展方向应坚持自主办会,实行自律性行业管理,其机构、人事、资产、财务应与国家机关和企事业单位分开,从"一业一会"转变为"一业多会",从行业管理的"第二政府"转变为社会共治的"第三部门"。在医疗器械安全管理实践中,需要做好以下四个方面:一是发挥组织职能,建立健全医疗器械行业规范和奖惩机制,引导和督促企业依法生产经营,提供医疗器械产品安全信息、技术等服务;二是发挥服务职能,积极引入保险、审计等第三方机构参与监管,探索建立医疗器械产品安全责任保险及救济赔偿制度,提高医疗器械管理者代表的服务质量;三是发挥协调职能,逐步建立第三方机构参与的医疗器械生产和经营企业的信用评价机制,推进不合格医疗器械招标采购"一票否决"等信用监管制度,鼓励社会资源向诚信企业倾斜;四是发挥监管职能,全面推进跨区域医疗器械产品信用信息公开与共享,强化部门间及区域间信用联合奖惩机制,继续实施严重违法企业及责任人"黑名单"制度。

2. 强化专家咨询机制建设

当前,我国已开启新一轮医疗器械产品审评制度改革。然而,与美国食品药品监督管理局管理机制相比较,我国医疗器械专家咨询委员会制度还有待完善:一是委员构成应保持"相对平衡",由来自不同专业、不同性别、不同地域的相关领域专家、行业代表和消费者代表组成。目前处于试行阶段的办法并未就专业、性别、地域等进行细

分,人员构成仅限于专家,而未将处于生产经营一线的行业代表及具备切身感受的消费者代表涵盖其中。二是利益冲突管理需强化。目前我国没有对利益冲突情形作出明确界定,也未建立相应监督机制以规范委员行为,仅依靠委员主动填报利益评估表予以回避。而美国食品药品监督管理局早在 2000 年就颁布了针对利益冲突管理的指导性文件,明确规定个人及亲属存在潜在利益关系超过 5 万美元的必须回避,小于 5 万美元的可以给予豁免,同时规定四种不予豁免的明显利益冲突情形。

3. 推进声誉机制建设

从声誉的角度来看,舆论监督乃发挥声誉的社会作用机制。声誉机制在医疗器械产品安全治理中的适用,展现了以社会力量推进执法优化的治理途径。因此,构建医疗器械产品安全共治体系理应将舆论监督和声誉体系纳入其中,具体包括:一是建立有效的声誉风险管理机制。积极构建国家、省、市、县四级声誉风险管理体系,将声誉风险作为一项重要指标纳入全面风险管理框架之中;加强声誉风险防范意识,增强对声誉风险的识别、评估、监测、报告和控制。二是建立信息沟通协调机制。积极推动药监部门政务网站建设,加强微博、微信及客户端等新媒体平台建设,构建药品监管宣传工作矩阵群;深化与主流媒体和互联网媒体合作,推动形成多层次、多维度的信息发布和科普宣传渠道网络。三是建立舆情监测引导机制。成立专门的舆情监测队伍,密切关注重大、热点、敏感信息,认真梳理排查苗头性、倾向性问题;做好舆情回应工作,对不良苗头和重大舆情动向早发现、早处置、早引导,第一时间澄清虚假信息,持续发布权威信息,有效防范和化解声誉风险。

4. 推进消费者参与机制建设

消费者是医疗器械产品安全治理中最具内在动力的参与者,应考虑从立法、执法等多个环节激发消费者动力,推进公众参与。一是在立法层面,要建立健全公开征求意见机制。除依法需要保密以外,法律、法规、规章等草案均应通过政府网站、新闻媒体等向社会公开征求意见。如果拟设定监管制度涉及管理相对人或者社会公众切身利益,又或者在某些方面存在较大分歧意见,应采取座谈会、听证会、论证会等多种形式广纳建议。二是在执法环节,要完善违法行为投诉举报机制。进一步畅通消费者参与医疗器械产品安全风险防范的各种渠道,迅速启动不良反应报告和检测机制,依法及时查处行政违法行为,处理结果及时反馈举报人,做到"第一时间受理、第一时间查处、第一时间反馈"。

(四)引入免疫体制

免疫体系制度构建是关键难点。为适应医疗产品行业低门槛、低投入和低技术含量的行业特点,医疗产品安全社会共治的"免疫"体系着重强调监管力量的广泛分布性。通过联防联控、有奖举报、舆情黑名单、自愿者小团队等方式,将大量分散的、随机形成的社会自组织整合起来,发挥类似于组成人体免疫系统的血细胞和蛋白质那样的防御作用,从而较好地解决医疗产品安全事件的随机性和隐蔽性问题,提高执法资源的配置效率。然而,医疗器械行业具有高投入、高风险和高技术含量等特点,医疗器械安全社会共治免疫还强调专业性和职业性。通过行业协会、媒体等专业性组织的自主组织与自主治理,形成对违法犯罪行为的精准打击。在这方面,消费者难以发挥较大作用,只能够依靠专业化团队如药品、医疗器械行业协会等作为药品医疗器械安全的社会监督主体。

1. 免疫制度构成主体

政府主导下的医疗产品尤其是医疗器械安全社会共治免疫体系制度安排有三种类型,分别是调动基层政府监管部门参与积极性的制度安排,调动企业积极参与医疗器械安全社会共治的制度安排,以及调动社会公众积极参与医疗器械安全社会共治的制度安排。

政府主导下的医疗器械安全社会共治免疫体系制度安排,主要包括三方面内容:

(1)推动医疗器械可追溯体系构建的制度安排。其中,可追溯体系、纵向一体化和双边契约责任传递三种制度安排的联动,构成产业链层面的医疗器械安全社会共治协同模式的主要内容:一是通过有效的组织形式与可追溯体系的混合降低可追溯体系的成本,二是通过可追溯体系与双边契约责任传递的混合降低各方的道德风险,三是通过双边契约责任传递与有效组织形式的混合降低一体化企业的机会主义行为,由此构建更为有效的社会共治模式。例如,2016 年,我国政府提倡药品行业构建药品安全追溯体系,希望追溯体系建设的规划标准体系得到完善,法规制度进一步健全。

(2)推动专业社会组织检举揭发的制度安排。构筑基于社会基层组织的医疗产品药品尤其是医疗器械安全监督体系,包括消费者参与的司法保护、消费者举报监督和消费者权益保障机制,进一步强化消费者参与医疗器械安全治理的司法保护和细化消费者举报监督机制,前者如实行举证责任倒置、合理界定销售者责任、明确精神损害赔偿等,后者如统一医疗器械经营者违规举报受理制度、明确医疗器械安全监管者违规举报受理制度、完善消费者有奖举报制度、强化对举报人的保护等。值得强调的是,医疗器械安全检举揭发更加强调专业性揭发,如行业协会的内部治理和举报,社会公众在医疗器械安全举报上更多的是有心无力。2016 年,我国政府推动医疗产品相关企业的内部人员举报,双倍奖励,单起最高奖励金额可达 20 万元,民众在激励之下会更大程度地参与药品和医疗器械安全社会共治。

(3)加强基层医疗器械安全监管力量的制度安排。例如,2015 年,吉林省政府强化基层药品安全管理责任,推进医疗器械安全监管工作重心下移,联防联控医疗器械安全工作新机制，提升医疗器械安全保障水平。又如，《河南日报》社在河南省医疗产品药品监督管理局领导下，定期举办新闻讲座，研究建立信息发布机制，营造良好的医疗器械安全舆论环境。再如，中国药品协会立足社会关切探索和实践社会参与、多元共治，完善行业考评制度，强化行业协会对成员单位的规范管理，缓解监管力量与监督任务不相适应的突出矛盾，引导公众参与监管，加强药品行业自律管理。企业主体只有一项制度安排，如湖南省主要是建立了医疗产品安全线上专栏，向公众提供快捷的药品和医疗器械安全信息，认真答复网友的咨询，妥善处理网友的投诉，从而更好地保障公众知情权、参与权和监督权。

可以认为，社会主体和企业主体构建的医疗器械安全免疫体系的核心机制是加强医疗器械安全信息公开，通过专业信息的处理加强医疗器械安全监管。

2. 免疫体系制度运行

医疗器械安全免疫体系的制度运行，属于完善制度层面的政策措施，影响范围广。以江苏省为例，为构建药品医疗器械安全免疫体系，江苏省人民政府畅通群众投诉举报渠道，保障医疗产品安全，理顺内部工作流程，将江苏省 12331 热线、南京市 12345 热线整合，全面落实最严谨的标准、最严格的监管、最严厉的处罚、最严肃的问责"四个最严"要求，大力做好群众投诉举报处置工作。再如，广东省人民政府依靠社会共治提升医疗产品监管能力，成立医疗器械行业协会等协会，制定行业协会章程，立足社会关切，探索和实践社会参与，多元共治，强化医疗产品监管能力。在特殊情形下，药品和医疗器械安全免疫体系制度安排还针对药品和医疗器械安全社会共治免疫体系实施过程中的区域、组织或行动个体，影响范围与普遍性情境相比较窄，属于应对组织层面药品和医疗器械安全风险的政策措施，比如上述提及的我国政府根据标准对检举揭发危害药品和医疗器械安全的违法行为予以奖励，生产经营单位内部人员举报的将获得双倍奖励，单起最高奖励金额可达 20 万元等。

二、多元共治主体准确定位与机构自治

(一)多元共治的主体

现代社会的复杂多样性决定了多元共治的主体既需要代表"公"利又需要代表"私"利，让组织和个人共同参与。就医疗器械产品市场而言，多元共治主体归纳起来可以包括五个层面：第一个是医疗产品(包括药品和医疗器械)机构自身；第二个是政府部门，包括中央政府和地方政府两个层级；第三个是与行业相关的社会组织，包括认可组织、行业协会等；第四个是医疗产品活动的利益相关方及其他各种市场主体，包括医疗机构、使用方及消费者；第五个是一般公众。这些多元主体之间相互独立，他们可

能是委托代理关系,也可能是合作关系,还可能是兼具竞争与合作的博弈关系。医疗行业尤其是医疗器械行业作为市场主体,它的"自治"往往会在多元共治格局中被忽略。要重塑其市场主体,重中之重就是在医疗行业内的机构中建立真正的"产权清晰、权责明确、政企分开"的现代企业制度和法人治理结构。国有机构可以加快推进改革,做好带头示范作用,试点企业股份制改革,完善公司法人治理结构,大力发展非公资本参股的混合所有制和混业经营,实现投资主体多元化,实施以医疗行业机构整合为基础的国有医疗行业尤其是医疗器械行业资源的战略性调整,实现市场结构的调整。通过兼并重组,培育一批拥有自主知识产权和知名品牌、国际竞争力较强的国有医疗器械行业骨干企业和战略投资者。鼓励企业加强自身的管理水平,提升工作质量。

(二)行业协会在共治主体中的作用

推进企业与政府的良性互动是完善药品和医疗器械社会共治体系的重点内容,行业协会架起了政府和企业之间的沟通桥梁,是行业治理体系中不可缺少的组成部分。要发挥好行业协会的沟通、服务和自律三个主要功能,规范行业行为,维护行业公平竞争环境。行业协会首先要定位准确,把"为行业服务、为企业服务、为政府服务"作为一切工作的出发点和落脚点。在做好服务、沟通和协调工作的同时,协助政府和社会共同做好行业的规范和自律工作。通过强化行业自律、自理功能,树立行业协会的权威性、科学性和公正性,进一步推动行业自我管理、自我协调、自我发展。在行业自我管理中,可以瞄准其他主体的治理和监管缺失如人员自律、工作质量等制定规则,协助解决行业治理难点。在美国和日本等发达国家的药品监管体系中,行业协会是必不可少的一部分,它代表第三方力量发挥重要的社会监督作用。我国应借鉴发达国家的成功经验,大力促进药品和医疗器械行业协会的发展,强化行业协会职能。《中华人民共和国药品安全法》第九条规定:"药品行业协会应当加强行业自律,按照章程建立健全行业规范和奖惩机制,提供药品安全信息、技术等服务,引导和督促药品生产经营者依法生产经营,推动行业诚信建设,宣传普及药品安全知识。"但目前,我国的药品和医疗器械行业协会还处于发展的初级阶段,在规范企业、进行事前安全预警以及宣传教育等方面的作用并未完全展现出来,对食品医药行业的监督约束作用发挥得不明显。

三、制度建设和发展环境

(一)行政部门监管体系和资金保障

医疗产品的安全保障是人民对党和国家的检验,是政府义不容辞的责任。习近平总书记曾强调:"能不能在医疗产品安全上给老百姓一个满意的交代,是对我们执政能力的重大考验。"在中共十九大报告中，习近平总书记明确提出："要实施医疗产品安全战略，让人民吃得放心。"这些要求为医疗产品监管工作的开展指明了方向，坚定了信心。人民群众吃得满意、吃得放心成为新时代的一大奋斗目标。实现这一目标，需要政府发挥主导作用。我国现有的医疗产品监督管理体制不仅存在着监管不完善、职责不明确的问题，而且存在着监管职能交织、重复的问题。监管体系不完善直接影响着医疗产品监督管理的效率。医疗产品监督管理部门需正视当前存在的问题，不断探索，完善自身监管体系。相关部门可以通过加强基层执法规范化建设以及推行综合执法理念、构建廉政体系等方面来监督权力运行，通过明确职责定位、加强分工协作以及施行监督管理责任制和责任追究制，提高执法效率。此外，在医疗产品药品监管方面加大资金投入力度也非常必要。政府部门应为监管工作奠定良好的物质基础，提供充足的资金。没有充足的资金保障，医疗产品的监督管理工作就难以顺利开展。有关重大医疗产品安全事故的应急工作，需要政府资金的大力支持。充足的资金也利于对现有监管人员开展业务培训工作，增加业务训练与考试，提升人员专业知识水平和面临突发状况时的应急能力。各级政府部门都应将其作为社会经济发展规划中必不可少的一项，用政府财政预算提供必要保障。

(二)营造良好的行业发展环境

社会共治的基础是制度完善，这主要是政府的职责。在当前社会诚信基础较为薄弱的现实情况下，政府作为市场经济的守夜人，要营造良好的行业发展环境，善于打好"组合拳"。一方面，要加强自身的制度供给，积极推动立法工作，重点解决事前、事中和事后监管的法律依据，以保持制度的刚性和张力；另一方面，要指导认可机构、行业协会、认证联盟等治理主体发挥各自职能，加强行业和领域内的规则制定，共同营造医疗产品尤其是医疗器械市场良好的发展秩序。在政策制定中，政府应该始终贯彻"放、管、服"的理念，充分借鉴国际成熟经验，以市场为平台，让机构唱主角，以政府为后盾，把规则建起来。要充分尊重机构的主体作用，充分发挥企业的主体责任；放手让机构自主决策、自主经营，引导机构加强自我约束和自我担责；进一步简政放权，统合和规范市场准入制度，加快建立统一开放的全国医疗产品尤其是医疗器械市场管理体系。医疗器械管理作为国家质量基础的重要组成部分，是政府职能转变、提升政府治理能力的重要手段，其本身也是"社会共治"的一个重要环节。因此，各级政府除了在产业政策上给予支持和保障外，更应当运用好这个手段。一方面，综合运用宏观调控政策和产业政策，推进以政府职能转变为核心的事前、事中、事后监管制度创新，推动第三方机构评比或其他合格评价服务；另一方面，积极发挥政府监管的基础性作用，着力服务国家环境治理、生态治理、质量治理等，提升政府社会综合治理水平，服务现代政府

"多元共治"要求。

四、监管模式与业态

(一)医疗产品监管与大数据

大数据、云计算、物联网等现代信息技术给医疗产品安全监督带来了极大便利,在实践中,监管部门应探索"互联网＋监管"新模式,将现代信息技术应用到医疗产品安全监管中来。就我国目前阶段而言,要加大研究和探索,建立科学监管的规则和方法,完善行政执法程序,公开监管执法信息,提高执法透明度和公信力;要对不同医疗产品尤其是医疗器械业务采取个性化监管方式,通过现场检查、能力验证、比对试验、不合格产品信息追溯等手段丰富事前、事中、事后监管方式,实施精准监管;在监管中引入风险管理、信用监管等理念,实行分类分级、动态监管,加强风险监测分析,加快建立重点风险评估指标体系、风险监测预警和跟踪制度、风险管理防控联动机制。另外,还要广泛运用科技手段,充分利用信息网络技术实现在线即时监督监测,加强非现场监管执法,充分运用移动执法、电子案卷等手段提高执法效能;积极运用大数据、云计算、物联网等信息化手段,探索新模式,发挥跨区域跨部门的协作效应,完善一体化监管机制。

(二)公众参与监管模式

公众是医疗产品的主要消费者,也是药品和医疗器械监管社会共治体系的重要参与力量,引导社会公众积极参与药品医疗器械监督是实现社会共治体系的重要组成部分。就目前阶段而言,首先应提升公众参与意识。实现药品医疗器械监管全民参与的前提在于广大消费者对药品和医疗器械监管意识的加强,推动其消费价值取向的转变。消费者在选购产品时不应只简单以价格为判断依据,而应自觉地、有意识地挑选价格合理、质量过关的医疗产品。同时,社会公众可以通过各种途径对发生在身边的问题医疗产品和违法行为进行投诉举报,不仅可以选择传统方式如打电话、写信等进行举报,还可通过朋友圈以及微博等多种数字化平台来维护自身利益。此外,医疗产品志愿者是基层监督员和信息员,他们为药品和医疗器械监管注入了新活力。志愿者组成的药品和医疗器械安全志愿者服务队有利于打响医疗产品安全全民参与保卫战。首先,药品和医疗器械安全志愿者可以对医疗产品情况进行调查摸底、信息报送、隐患排查、协助执法,及时将发现的相关线索反馈给监管部门;其次,志愿者可以深入社区,对居民进行药品和医疗器械的相关法律、法规宣传教育,使他们提高法律意识,监督企业运行,以法律手段维护自身权益;最后,志愿者还可以根据时事热点,既有广泛性又有针对性地向社会披露医疗产品安全问题,在节假日开展专题活动,进行药品和医疗器械知识宣讲,提升人民群众对医疗产品的认知水平。

无论是医疗器械安全治理的经济学分析,还是管理科学或公共管理分析,都强调消费者参与医疗产品安全社会共治的重要性。消费者可采用"用脚投票"的方式表达不满,消费者和媒体等第三方力量能够监督政府部门的行为。强化消费者参与意识有助于促使政府监管部门加强监管,同时进一步提高企业经营中的安全责任意识。消费者参与医疗产品安全社会共治的方式包括联防联控、批评建议、有奖检举、网上揭发、申诉和控告等,由此构筑基于社会基层组织的医疗产品安全监督体系。首先,对消费者参与的司法保护和消费者权益保障机制,有助于强化消费者参与医疗产品安全治理的举报监督,如实行举证责任倒置、合理界定销售者责任、明确精神损害的赔偿、明确医疗产品经营者违规举报的受理制度等;其次,综合运用实证分析、比较分析等方法,厘清消费者参与和医疗产品安全有奖举报的耦合关系,完善消费者有奖举报制度的建设,也是一项重要的治理举措;最后,建立以"互联网＋"为载体的网络举报平台,完善消费者检举投诉的途径,对促进消费者参与行为也十分重要。同时,通过实验等研究发现,利用新媒体特别是视频技术能够有效提升监管部门与消费者之间的交流效率,增强消费者对风险的认识,进而能够有效提升监管效能。鼓励消费者参与医疗器械安全社会共治是现有医疗器械安全治理研究的重要理论共识。

五、媒体与社会共治

新闻媒体是医疗产品监管社会共治体系的重要力量。新闻媒体可以通过报纸、电台、电视台等传统媒介以及微博、微信等新媒体手段向公众普及医疗产品管理的相关法律、法规,进行药品和医疗器械安全教育,报道与群众切身相关的医疗产品安全问题。媒体的参与不仅可以将政府的政策与工作实施情况传递给群众,还可以把违法现象曝光在全社会的监督之下,在创建监管社会共治、保障医疗产品安全中发挥重大作用。

媒体参与医疗产品安全社会共治已达成共识,但媒体参与效用的发挥受制于多重因素。研究人员倪国华、郑风田在《媒体监管的交易成本对食品安全监管效率的影响——一个制度体系模型及其均衡分析》中的结论同样适用于药品和医疗器械安全共治。研究结论表明:降低媒体监管的交易成本会提高产品安全事件被媒体曝光的均衡概率;降低媒体监管的交易成本会提高消费者投诉的概率;降低媒体监管的交易成本会降低监管人员与企业各自的努力程度;如果从社会总效用最大化的目标出发,媒体监管的交易成本越大,上级监督部门介入督察的概率就应该越大。进一步的研究发现,如果上级督察部门在确定督察概率时,仅从节约成本和维持稳健的目标出发,只有在媒体曝光以后才介入督察,则会令整个制度体系的运行陷入这样的逻辑,即社会越是需要上级部门介入督察的时候,上级督察部门越不会介入督察,而企业和监管人员则会设法增加媒体监管的交易成本,最终使消费者成为沉默的受害者。降低媒体监管的交易成本是解决上述逻辑的有效方法。

在西方国家,媒体作为立法、行政、司法三权之外的"第四权力",已经成为社会监督的一种最为核心的力量。在我国,媒体的作用日益增强,在医疗产品安全报道、反腐等方面已经发挥了越来越重要的作用。但是,在理论层面,有关媒体在医疗器械安全问题监督中作用的研究还是一个空白。因此,要发挥媒体在医疗产品安全问题监督中的作用,还应进行深入的分析。政府对媒体管制的放松和信息技术的发展是目前医疗产品安全问题得以曝光增多的主要原因。研究结果表明,媒体监督的存在在我国现有医疗产品安全管理体制下意义非凡。一方面,地方政府为了规避曝光的风险,将会付出更多的努力;另一方面,社会力量的加入分担了中央政府的监管成本,使得实际的平均投入反而变小,监管效率变高。而针对现实中可能存在的媒体偏见,可以采取措施加以回避,如对记者进行医疗产品尤其是药品和医疗器械产品专业知识培训;政府应当对医疗产品相关信息及时、主动公布,构建包括五方利益主体的医疗器械安全监管体系模型。

就近期而言,加强医疗产品监督新闻宣传工作,必须建立起符合实际需要、适应时代发展、运行顺畅有效的传媒引导体系。一方面,通过深入宣传习近平总书记关于医疗产品监管工作的新理念和新思想、党中央和国务院的重大决策部署以及各地区的监管工作取得的成效和经验,向人民群众传递我国在保障医疗产品安全上的坚定决心,展示政府部门在加强医疗产品监管方面付出的努力和取得的成就;另一方面,在增强公众对媒体宣传信任感的同时,引导公众理性看待药品和医疗器械安全问题。需要说明的是,最近几年媒体不断揭露医疗产品问题,并不意味着政府工作停滞不前,而是伴随着社会的发展和进步,广大人民群众对医疗产品安全方面的要求更高了,也更关注了。

总之,社会共治需要部门之间加强协调,政府、企业、行业协会、社会组织、媒体、消费者需要共同发力,形成社会各方互相配合、互相补充的体系和社会共治的良好局面。要积极运用大数据、云计算、物联网等信息化手段,探索建立"互联网+"的检验、检测认证行业治理新模式;探索开展检验、检测认证利益相关方的"全链条"监控治理方式;推进社会信用体系建设,建立信息披露和诚信档案制度、失信联合惩戒机制和黑名单制度;推行随机抽查、告知承诺、举报奖励等办法,畅通群众投诉举报渠道,鼓励行业协会和认可机构公开第三方治理信息,充分调动社会监督力量。为提高民众对检验、检测认证行业的知晓度和参与度,可以借鉴国际组织的做法,在制定标准和规则的过程中借助传统媒体和微博、微信等新兴网络媒体,加大宣传,鼓励参与,吸引社各界关注,不断增强质量意识,提高社会监督质量。

在医疗产品安全共治体系中,无人能置身事外,解决这一重大问题,需要社会各界共同努力,构建法制保障、政府监管、企业自律、社会力量广泛参与的共管共治格局。

六、社会治理形式的选择

随着市场经济建设不断推进和发展,经济多元化格局日益凸显,传统政府单一监管体系难以适应利益观念和利益结构多元化的复杂情况。这就迫切要求多元治理主体共同参与,由权力高度集中的管制模式向更加平等、互动的共治模式转变。为此,我们有必要把"党委领导、政府负责、社会协同、公众参与和法治保障"的社会管理体制延伸到医疗器械安全工作中,形成"主责在企业,主体是民众,主导靠政府"的新格局,按照"最严谨的标准、最严格的监管、最严厉的处罚、最严肃的问责"的要求,加快建立科学完善的药品安全治理体系,全面落实药品安全各方责任。

在医疗产品安全领域,有市场主体自律、政府部门监管、社会公众参与三种治理机制可供选择。其中,市场主体自律是一种平行的内部管理机制,政府部门监管是一种自上而下的垂直监管机制,而社会公众参与则是一种自下而上的外部监督机制。医疗产品安全共治体系将三种机制涵盖其中,形成一个市场、政府、社会多方参与、协作互补的环式治理结构。但由于治理主体发育程度不同,当主体之间发生矛盾和冲突时,在一定程度上仍需要依靠政府充当"元治理"角色予以协调。具体而言,政府要切实履行科学监管责任,不断创新监管方式,加强部门间协作,使药监部门摆脱单一职权困境,将医疗管理尤其是医疗器械管理的各项职权置于同一个议事决策机构之下;医药企业要认真履行主体责任,自觉树立质量意识,健全相关管理制度,形成层层追溯、相互制约的科学控制机制;医疗器械行业协会要充分发挥自主性,加快推进药品安全诚信体系建设,逐步完善信用记录、信息披露和奖惩机制;医疗器械专家要切实担当决策者的智囊团,通过健全审评专家咨询制度,推行医疗器械安全风险监管;舆论媒体要强化舆论监督责任,切实加强声誉风险防范意识;同时,要进一步激发消费者动力,加强社会公众参与队伍建设,发挥好群防群控作用,从根本上提升医疗器械安全保障水平。

附录

国家药品监督管理局
关于加快推进药品智慧监管的行动计划

党的十九大以来,根据党中央国务院关于网络安全与信息化工作的决策部署,各级药品监督管理部门积极探索运用信息化手段提升药品监管能力,推动实现药品、医疗器械、化妆品监管业务网络化,建立日常监管数据便利化查询渠道,加强网络基础设施和安全防护建设,取得重要进展。但是,也存在顶层设计不足、系统建设分散、创新应用缺乏、数据支撑不够等问题。为加快推进药品智慧监管,构建监管"大系统、大平台、大数据",实现监管工作与云计算、大数据、"互联网+"等信息技术的融合发展,创新监管方式,服务改革发展,制定如下计划。

一、总体要求

(一)指导思想

贯彻党的十九大精神,坚持以人民为中心,深化"放管服"改革,遵照习近平总书记"四个最严"要求,落实全国药品监督管理工作部署,加强智慧监管谋篇布局,充分发挥整体规划的引领作用,坚持一张蓝图绘到底,统筹管理,协同建设,实现监管与信息技术融合发展;充分发挥云计算优势,加快监管业务系统整合,实现业务系统的整体部署升级和云化支撑;充分发挥大数据优势,强化数据中心建设,实行精准监管和科学监管,提升监管效能;充分发挥"互联网+"优势,提升监管便捷性,推进社会共治,推进阳光监管,让问题产品无处藏身、不法制售者难逃法网,不断提升人民群众对药品安全的获得感。

(二)基本原则

坚持以人为本。树立以人民为中心的发展理念,践行执政为民的服务宗旨,以药品智慧监管信息化建设为切入点,全面提升监管能力和服务水平,既要服务监管人员,提升工作效率和监管效能,更要服务社会大众,提升人民安全感和幸福感。

坚持创新发展。遵循信息化建设和"互联网＋"发展规律,营造开放包容的创新环境,鼓励多元化的技术、机制及建设模式创新,加强监管数据的开发和新技术的应用,推进药品安全治理体系和治理能力现代化。

坚持需求导向。从监管工作实际需求出发,结合监管业务特点和监管新体制机制,以资源整合、数据共享和业务协同为重点,进一步明晰信息化发展的思路和框架,逐步建成实用、好用的信息化支撑体系。

坚持统筹整合。进一步加强信息化制度建设和标准体系建设,强化顶层设计,破除分散建设的旧模式,按监管品类搭建深度整合的信息系统大平台,实现跨系统的协同工作,确保国家局和地方监管部门的监管信息化建设规划一致、规范统一、各有侧重、协同共享。

坚持共享开放。以国家、省两级监管数据中心为主干,以"一品一档""一企一档"为重点,汇聚、管理、共享、开放监管大数据资源,服务监管、行业与社会大众。创新"互联网＋"政务服务,加快移动互联技术推广应用,实现监管服务转型升级。

坚持安全可控。牢固树立"底线思维",严守网络信息安全。坚持安全和发展同步推进,建立技术可靠、管理精细的网络信息安全防护体系,实施常态化的安全检查制度,健全网络安全应急管理体系,提升网络安全应急处置能力。

(三)发展目标

到 2020 年,建立起符合信息技术发展趋势的药品监管信息化建设技术与应用框架。在此基础上,再经过 3—5 年的时间,推进信息技术与监管工作深度融合,形成"严管"加"巧管"的监管新局面。

基础设施进一步夯实。建设药品监管云,打破各系统间物理壁垒,实现资源共享。综合利用互联网、国家电子政务网等网络资源,构建全国药监一张网,实现网络高速、畅通。

数据基础进一步巩固。制定药品监管信息化标准规范,加快政策法规、行政许可、批签发、检验、检查、不良反应监测等监管数据整合;根据监管需求,采集、汇聚行业相关数据。到 2019 年底,理顺数据资源汇聚渠道,打通国家局数据中心和各直属单位的"信息孤岛",实现国家、省两级数据中心的数据及时交换;到 2020 年,基本实现数据资源高效采集和有效整合,大数据融合应用取得初步成效。

业务应用水平进一步提升。建立协同高效的药品、医疗器械、化妆品三大业务应用平台,实现重要监管业务在线办理、信息及时上传、问题及时处置、记录全程留痕,探索基于大数据的药品安全风险管理,逐步提升监管的预见性、靶向性、时效性。

政务服务能力进一步提高。建立"互联网＋政务服务"平台,持续深化"放管服"改革,优化准入服务。充分运用"互联网＋"信息化技术手段,建成网络政务服务大厅,实现药品监管政务事项的在线办理,切实提升药品监管政务事项的服务能力和水平。

网络信息安全进一步加强。完善网络安全管理制度,建立安全运维一体化平台,强化安全防护技术手段,实现基于大数据、云计算技术的统一网络安全防护,对各类网络攻击威胁和安全事件及时发现、有效处置。

二、重点任务

(一)整合基础平台

建设药品监管云。建设国家局药品监管云,为国家局机关和相关直属单位完成监管数据和应用整合提供必要支撑。构建基础设施云平台并对已有基础设施进行整合,实现基础设施资源按需调配。国家局机关和直属单位已有的政务信息系统通过技术审核后,逐步迁移至药品监管云,实现整体部署升级和云化改造。省级药品监管部门可根据业务需要,合理规划布局,灵活采取自行建设、租用当地政务云或第三方云等方式,构建省级药品监管云。通过建设国家、省两级药品监管云,实现两级监管业务互联互通,优化信息化支撑环境,提升药品监管体系云服务能力。

任务专栏 1　药品监管云建设

加快对国家局机房基础设施进行升级改造,形成自建云平台,在此基础上,通过购买第三方云服务等方式拓展云资源,形成混合云模式的国家局药品监管云。将药品监管云作为国家局机关和相关直属单位完成监管数据和应用整合的硬件基础设施平台,打通各业务系统硬件资源的壁垒,实现资源共享,提高资源效能,避免重复建设和资源浪费。逐步将已建业务应用系统迁移到药品监管云,升级网络设施,实现对业务系统和业务数据的容灾备份和基础设施一体化。

各省局可根据当地实际情况采取租用政务云、自建云与租赁第三方云等方式构建云平台,实现硬件资源整合,优化信息化支撑环境。

(二)畅通网络互联

强化电子政务内外网建设。国家局进一步完善电子政务外网接入,并充分依托国家电子政务外网,实现国家局及直属单位、省级药品监管部门业务网络的互联互通,形成药品监管"全国一张网",主要承载药品监管部门履行职能、面向公众提供服务的业务应用系统,并为信息资源共享开放提供网络互联的必要支撑,同时实现与国家各部门互联互通。构建国家局电子政务内网,主要承载内部办公等业务信息系统,实现与国家电子政务内网的安全对接,进行机密级以下的数据交换,总体提升国家局保密信息和敏感信息处理工作的安全防护水平。

任务专栏 2　国家局电子政务内外网建设

推进电子政务外网的接入工作,实现国家局外网与国家电子政务外网的对接,根据工作需求,依托国家电子政务外网逐步实现与国家各部门、地方监管部门之间的网络互联互通。

建设国家局电子政务内网。依托国家电子政务内网,建设国家局机密级网络,实现与国家电子政务内网的安全对接,并以电子政务内网为基础进行机密级以下的数据交换。根据实际工作需求,逐步将国家局电子政务内网扩展到相关直属单位。

(三)完善标准规范

1. 健全药品监管信息化标准体系。根据药品监管业务需求和应用系统建设实际,本着急用先行的原则,充实完善药品监管信息化标准体系,加快信息化标准制修订工作。国家局加强药品监管领域重点信息化标准制修订工作的统筹协调,吸纳省级药品监管部门参与标准制修订,鼓励第三方科研和技术单位参与并提供技术支持。加强药品监管信息化标准相关工作的国际交流和合作,加快国际标准转换落地,重点研究药品监管信息化标准与国际标准的对标工作。

2. 推动标准实施。通过国家局主导统筹、省局协同参与的方式,加强各类信息化标准的宣贯与应用,探索标准符合性测试,促进药品监管信息共享、业务协同和大数据应用。在国家局网站设立专栏,公开药品监管信息化标准体系,促进监管数据标准与行业数据标准的一致性。

任务专栏 3　药品监管信息化标准体系建设

按照国家推进电子政务的要求,汇总、梳理、制定适用于药品监管需要的信息化标准规范,重点开展电子证照、药品追溯、药品品种档案、医疗器械编码数据库和化妆品监管 5 个方面 20 个信息化标准的编制工作。加强药品监管信息化标准的国际交流和合作,积极开展国际人用药品注册技术协调会(ICH)指导原则有关的监管信息电子传输标准的研究协调,深入参与国际标准制修订工作,着力研究药品监管信息化标准与国际标准的对标工作。

推进信息化标准宣贯工作。按照“新建采标、已建对标、逐步过渡”的原则,多渠道、多层次、多形式开展标准宣贯工作。加强对标准应用主体的宣传和解读,促进标准应用实施。开展药品监管信息化标准符合性测试课题,重点研究行之有效的标准符合性测试工作开展方式,推动药品监管信息化标准的落地实施。建设完善标准管理系统,在国家局网站上为社会提供便捷的标准查询和下载服务。

(四)强化数据管理

1. 明确数据管理权责。制定药品监管数据资源共享管理办法等规章制度,进一步明确药品监管数据产生、保存、更新、使用、共享、开放、维护的权责,该保密的必须保密,该公开的必须公开,该共享的必须共享,从源头上破除各自为战的局面,避免形成

"数据孤岛"。

2. 推动数据汇集共享。按照《政务信息资源目录编制指南（试行）》（发改高技〔2017〕1272号），国家局机关和直属单位、省局分别梳理编制本部门、本级的政务信息资源目录，并依照信息资源目录开展数据交换，支撑政务信息资源跨地区、跨层级、跨部门互认共享。建立完善全国药品监管数据交换和共享的运行机制，依托国家电子政务外网，以国家、省两级数据中心为主干通道和核心节点，实现两级数据中心的互联互通和共建共享，进而实现对全国药品监管数据的汇集和共享。

任务专栏4　药品监管数据共享平台建设与管理

建立数据管理体制机制。制定药品监管数据资源共享管理办法等配套制度，国家局和省局分别梳理编制本级的政务信息资源目录，并依照信息资源目录开展国家、省两级数据中心数据资源的交换与共享。制定统一的技术规范与标准，形成统一的数据采集、分析处理、数据访问等机制。

深入开展数据治理，加强数据的规范化和标准化管理。开展主数据管理工作，利用行政管理和信息技术等多种手段开展药品监管数据的治理与优化，在线动态监测数据交换共享，实行数据质量的考核与评价，提升数据质量与数据管理水平。

---

3. 推进"药品监管数据共享平台"建设。依托数据共享平台扩充国家局数据中心的数据资源，采集汇聚各类药品监管数据、相关市场主体数据、第三方机构数据，打造统一权威的全国药品监管大数据中心，实现数据的统一管理。以药品、医疗器械、化妆品监管业务为主线，全面规划和开发利用相关数据资源，建立包含全品种、全过程的监管数据资源体系和主题数据库。建立覆盖药品、医疗器械和化妆品全生命周期的品种档案，逐步实现"一品一档""一企一档"。依照有关规定，通过药品监管数据共享平台对外提供数据开放与共享服务。加强对数据中心的安全管理，做好数据安全保障、完善数据加密与脱敏手段、健全数据隐私保护机制。

任务专栏5　建立药品、医疗器械和化妆品品种档案

建立药品、医疗器械和化妆品的品种档案信息管理系统，将分散在不同单位和部门的产品品种信息汇集、关联、展示，实现对产品品种"一品一档"管理，进而实现对产品的全生命周期管理，方便业务协同与数据共享，为监管决策提供数据支持，为社会共治提供数据资源。

基于药品数据全生命周期管理需求，建设一个面向全国、"采管用"一体的安全可靠可信的药品信息采集平台，并确保平台、数据和用户的安全防护符合要求，确保采集的药品信息合规使用。

---

4. 加强数据分析、应用与合作。利用大数据技术手段，实现对数据资源的统一管理、分析和利用，探索以信息归集共享为基础、以信息公示为手段、以信用管理为核心的新型监管数据应用模式。鼓励各级药品监管部门与相关市场主体、第三方机构合作，汇集企业、产品等大数据资源，形成更为广泛的信息共享机制。将互联网信息作为重要来源，加强互联网信息汇集分析，研究互联网信息特征，服务日常监管。建立长效

工作机制,提高数据质量,推动监管数字化,提升监管的精准性、靶向性和科学性。

任务专栏6　数据应用与合作

丰富中国食品药品监管数据中心的数据资源。结合数据中心已有资源,以多种形式引入市场、行业等相关数据,扩充数据中心资源。探索建立大数据研究工作机制,多方参与,拓展数据研究的广度和深度。

以业务需求为导向,不断强化药品监管数据的分析挖掘与协同应用,打造药品监管大数据系列分析报告和产品。

建立数据合作机制,探索创新合作模式,与政府部门、高校、科研机构等开展多领域合作,盘活数据中心数据资源,为监管服务、为行业服务。

(五)提升应用服务

1. 推进"药品监管应用平台"建设。进一步优化药品监管应用架构,按照基于事权划分的原则,国家局和省局各有侧重、共同推进药品监管应用系统的建设。国家局建立药品、医疗器械、化妆品监管信息系统板块,并在每个板块内根据业务类型建立覆盖行政审批、监督检查、检验监测、风险分析等重点业务领域的应用系统。各个板块统一接入国家局"药品监管应用平台",实现统一门户登录和统一用户管理,并实现应用系统间的数据共享和业务协同。

各省局可根据事权划分,遵循统一标准,建设完善覆盖本行政区域内的行政审批、监督检查、检验监测、风险分析等业务系统,充分利用两级数据中心的共享机制,加强与国家局的业务协同和系统联动。鼓励省局将与国家局有密切业务关系的省级政务信息系统纳入国家局"药品监管应用平台",灵活采用整体平台接入或业务数据交换共享的方式,共同构建药品监管"大系统"。

任务专栏7　国家药品监管应用平台建设

建设国家药品监管应用平台,依托应用平台对国家药品监管政务信息系统进行整合,解决药品监管政务信息系统互联互通难、信息共享难、业务协同难的问题,逐步形成部门联动和业务协同。各类已建系统在纳入国家局"药品监管应用平台"前,应对系统进行规范化升级改造;各类新建系统应按照"药品监管应用平台"的接入规范进行建设。

国家药品监管应用平台实现五项基本功能:统一门户管理,实现单点登录,集成待办事宜、进度查询、统计分析、在线督办和消息推送等;统一用户管理,支持用户分级管理和主从账号关联管理;统一认证管理,支持口令认证、动态密码和CA认证等;统一审计管理,规范政务信息系统审计行为,通过分析日志,支持预警、决策和可视化展示;统一备案管理,对药品监管政务信息系统进行备案管理,对符合要求的政务信息系统发放备案号。

---

2. 提升"互联网＋政务服务"水平。适应"互联网＋政务服务"的发展需要,构建面向公众的一体化在线公共服务体系,探索公众参与的"互联网＋政务服务"新模式。加快推进"互联网＋政务服务"平台建设,促进网上服务平台与实体服务大厅的融合,提

供一站式服务,实现全部事项全流程动态监督,提供线上线下功能互补、相辅相成的政务服务,"让信息多跑路、百姓少跑腿"。通过互联网实现面向公众的信息在线查询和定制推送,加大信息公开力度,提升信息公开服务水平,打造透明公开政府,提升公众药品安全意识,形成公众参与的药品质量安全倒逼机制。推动国家局各直属单位网站和移动应用的整合,开发网站群管理平台,构建互联融通的平台架构,打通信息壁垒,避免重复建设,推进集约共享,提升国家局网站群的管理和服务水平,打造智慧型政府网站。

任务专栏 8　国家局"互联网＋政务服务"平台建设

按照《国务院办公厅关于印发"互联网＋政务服务"技术体系建设指南的通知》(国办函〔2016〕108 号)要求,建设国家药品监督管理局政务服务平台,包括政务服务管理平台、政务服务数据共享平台和政务服务门户。

建设政务服务管理平台及政务服务数据共享平台,整合政务服务信息系统资源,促进政务服务流程优化,加强政务服务信息资源互认共享、多方利用。政务服务管理平台是承担政务服务管理职能的机构进行政务服务事项管理、运行管理等工作的平台,是政务服务门户信息的来源,是业务办理系统接入的通道;政务服务数据共享平台实现政务服务信息数据的汇聚及共享。

建设政务服务门户,实现政务服务事项统一入口、统一申请、统一受理、集中办理、统一反馈和全流程监督,满足办事便利性需求。政务服务门户统一展示、发布政务服务信息,接受申请信息,将相关受理、办理和结果信息反馈给申请人,提升政务服务的透明度、便捷性,提升政务服务智慧化水平,让企业和群众办事更方便、更快捷、更满意。

推动国家局各直属单位网站和移动应用的整合,探索构建互联融通的平台架构,通过网站、移动端、自助服务终端等,提供多渠道政务服务。

---

3. 开展智慧监管试点示范。按照事权划分,鼓励具有事权的地方监管部门在药品追溯监管、医疗器械唯一标识应用、电子证照、生产过程监管、风险分析等领域开展试点示范,推进监管手段智能化升级。鼓励企业开展数字化升级改造,实现生产经营活动全过程电子留痕,提升企业生产经营活动相关数据的真实性和可靠性,加强与监管部门的合作,与智慧监管形成良性互动,促进企业转型升级。监管部门利用智能监测设备和移动互联网,完善药品智慧监管系统,形成多层次的智慧监管感知体系。

任务专栏 9　药品追溯协同服务及监管系统建设

国家局建设药品追溯协同服务及监管系统:一是建设药品追溯协同服务平台,为企业和社会公众、监管部门提供公共服务,在追溯体系中发挥"桥梁"和"枢纽"作用,可提供药品企业和产品的基本信息、药品追溯码编码规则的备案和管理服务以及不同药品追溯系统的地址服务,辅助实现不同药品追溯系统互联互通。根据监管需求采集数据,实现对药品追溯数据进行清洗、关联,完成追溯数据标准化。二是建设国家药品追溯监管系统,实现药品的来源可查、去向可追、应急召回和紧急调配。通过药品追溯数据应用与汇总分析,监控药品流向,发挥追溯信息在问题产品召回及应急处置机制工作中的作用,进一步挖掘药品追溯信息在监督检查、产品抽验和日常监管中的应用价值,对药品流通异常进行预警、分析、研判。

任务专栏 10   国家药品监管电子证照数据库建设

　　国家药品监管电子证照数据库建设内容主要包括：在电子证照国家标准的基础上，完善药品监管电子证照相关规范及管理办法。建设国家药品监管电子证照管理与服务平台，实现电子证照的按事权发放、统一管理、统一验证；建成国家药品监管电子证照数据库，汇集全国电子证照数据，满足国家协同共享要求。最终实现基于电子证照的便民服务、提升智慧监管能力、使信息公开更加透明、准确、及时。

(六)强化信息安全

　　1. 健全药品监管安全保障体系。建立健全信息化安全管理制度，加强网络安全应急处置中心的建设，加强信息网络基础设施安全防护和用户个人信息保护，开展等级保护定级备案、等级测评等工作，建立各方协同配合的信息安全防范、监测、通报、响应和处置机制，提升"互联网＋"安全核心技术。建立健全保密审查制度，加大对涉及国家秘密、商业秘密、个人隐私等重要数据的保护力度，提升信息安全支撑保障水平和风险防范能力。重视技术融合带来的安全风险，完善数据共享开放的安全管理，探索建立数据安全认证评估体系，确保数据安全。

　　2. 构建"安全运维一体化"网络安全保障模式。加大网络安全保障投入，以药品监管云为基础运维平台，建立"安全运维一体化"模式，实现云资源、上云的政务信息系统等统一监测、统一管理和统一安全防护。集中运维力量，综合运用多种运维手段，提升运维科学化、规范化和专业化水平，从技术保障上落实网络安全法规定的信息安全等级保护要求，实现网络安全精细化管理。定期开展针对网络和信息系统安全的测评和整改工作，及时查找发现安全漏洞和隐患并及时整改，确保网络安全的长治久安。

任务专栏 11   国家局安全运维平台建设

　　逐步整合运维资源，最终实现网络硬件基础设施和网络安全相结合的大运维模式。建设安全管理与运维监控平台，以业务和重要数据资产作为被保护对象，对前端感知设备、基础设施、云平台进行监控和运维管理。在安全管理与运维监控平台上扩展建设态势感知系统，利用大数据分析技术，对各层监控数据进行汇聚、加工、分析，实现业务运行态势、安全运行态势及系统运行状态的统一展示，从业务安全、数据安全、IT 关键基础设施安全三个维度实现安全管理的可视、可测、可管、可控。

　　3. 建立健全信任体系。结合业务系统和网络安全实际，综合运用多种认证手段，构建国家局信任体系，实现电子身份识别、智能身份认证、业务授权和用户审计。加强对电子证照、品种档案、统一身份认证等重要系统和关键环节的安全监控，提高业务应用系统的访问控制，确保业务系统及数据资源安全。

任务专栏 12　　国家局信任体系建设

结合国家局信息系统建设应用现状以及国家局信任体系规划目标,建设国家局信任体系,保证通讯的保密性、完整性和不可抵赖性,同时从体系兼容性考虑,平台提供证书相关对接接口,实现平台支持多证书互认。一是依据国家相关政策要求,实现国产密码算法保护。建成后的国家局信任体系支持国家规定的相关密码算法,基于国家电子政务外网建设的国家局信任体系实现与国家电子政务信任体系的对接,满足国家在网络与信息安全、电子认证体系建设等方面的相关政策。二是初步建成国家局信任体系。国家局信任体系建成后,通过将内部信任体系与第三方 CA 认证的有效结合,实现内部办公安全与面向公众服务安全的有效整合。符合国家关于信息系统整合共享的总体建设思路,同时解决药监系统内存在的多业务系统、多套 CA 无法互认的历史问题。

(七)促进新技术应用

以技术推进监管转型升级。加快推动移动互联网、物联网、大数据、人工智能、区块链等新技术在药品智慧监管方面的应用,加强对药品网络销售等新业态的监管,强化上下游监管数据采集和信息互通共享,整合产品全生命周期数据,形成面向产品生产、经营、监管等全方位的决策辅助信息。加强监管部门与企业、第三方机构的技术合作,共同建设监管数据分析实验室;在监管业务领域和公共服务领域大力推动移动应用开发,为企业和公众提供多样便捷的办事渠道,加强监管部门与公众的沟通交流。

任务专栏 13　　移动应用管理平台建设

开展国家局移动应用管理平台研究及建设,主要包括移动设备管理、移动应用管理、移动内容管理、移动用户管理和移动应用安全管理,实现移动端访问接入、应用开发测试、应用版本发布、安全稳定运行及统一运营管理,充分考虑移动端安全,确保用户、业务应用、业务数据等各方面的安全性。

三、加强组织实施

(一)强化组织领导

各级药品监管部门要高度重视,充分认识互联网、大数据等对提升监管能力、提高治理水平的重要意义,切实加强组织领导。主要负责同志要亲自部署,狠抓落实。要明确工作机构、人员和职责,促进信息化综合协调部门、信息化技术支撑部门和业务部门主动合作,共同参与药品智慧监管建设工作。

(二)加快制度建设

建立健全信息化建设相关规章制度,是推动药品智慧监管工作的基础,是开展各相关领域工作的前提。要加快配套制度建设,把制度建设摆到与项目建设同样重要的位置,建立基础平台统一管理、数据资源统一管理、建设资金统一管理、安全防护统一管理、项目全生命周期管理等制度体系。

(三)完善工作机制

充分发挥国家局监管业务部门的需求引领作用,由监管业务部门提出系统建设需求,形成需求引导机制;充分发挥国家局信息化主管部门的统筹协调作用,形成统筹协调机制;充分发挥国家局信息中心的顶层规划和技术指导作用,建立信息化项目管理制度,完善项目立项备案、审核评价、实施过程监管、验收后综合评审等工作环节,形成信息化项目全生命周期管理机制。国家局对局机关和各直属单位建设的信息化项目进行立项审批或备案。

(四)实行监督考核

国家局建立信息化项目管理系统,对局机关和各直属单位的信息化项目实行逐一登记、全程监督。将智慧监管纳入地方监管绩效考核体系,对地方药品监管部门推进智慧监管的成效进行科学评价。加强正向激励和先行先试,鼓励地方在建设数据中心、整合系统、共享数据和探索重点领域应用上开展试点,在总结完善后推广实施。

任务专栏 14　信息化项目管理系统建设

加强药品监管信息化建设的统筹管理工作,健全信息化项目管理制度,建立信息化项目管理为核心功能的信息化项目管理系统,逐步将国家局机关和直属单位所有信息化项目纳入系统进行管理,通过信息化项目管理系统实现对信息化项目各关键阶段的全生命周期管理,强化监督考核,提升信息化项目的综合效能。

(五)注重人才培养

对内要充分发挥现有人才队伍的作用,采用前沿技术培训、智慧监管专题培训、座谈交流、实地调研等多种形式,开展学习培训。对外可依托高校、科研机构的智力资源和研究平台,建立联合培养基地,提升监管人员的技术水平。支持通过委托、战略合作、学术交流等方式,充分利用各类专业人才资源。重视信息化队伍的政治素质培养,确保廉政勤政,激励担当作为。

参考文献

[1]包心鉴.处理好管治与共治的关系[N].北京日报,2013-04-15.

[2]彼得·德鲁克.管理:任务、责任、实践(上)[M].北京:中国社会科学出版社,1987.

[3]陈志田.质量管理基础[M].北京:中国质检出版社,2012.

[4]陈竹.我国医疗器械命名和分类的法律规定、问题与建议[J].中国市场,2014(9).

[5]程海波,沈卫星,吴勉华,等.中医药转化医学研究现状与发展述评[J].南京中医药大学学报,2016,32(5).

[6]成颖,张素.风险管理在医疗器械设计开发中的应用[J].中国医疗器械信息,2018(1).

[7]邓刚宏.构建食品安全社会共治模式的法治逻辑与路径[J].南京社会科学,2005(2).

[8](美)弗里德曼.资本主义与自由[M].北京:商务印书馆,1988.

[9]国家标准局.全国工农业产品(商品、物资)分类与代码(国家标准GB7635-87)[S].1987.

[10]国家食品药品监督管理总局.2015年度药品审评报告[EB/OL].[2016-03-03].http://www.cde.org.cn/news.do? method=largeInfo & id=313528.

[11]国家食品药品监督管理总局.食品药品监督管理统计年报(2011—2015)[EB/OL].[2016-02-02].http://www.sda.gov.cn/WS01/CL0108/143640.html.

[12]国家食品药品监督管理总局.医疗器械 保障医疗器械安全和性能 公认基本原则的标准选用指南(YY/T0467-2016/ISO/TR16142:2006)[S].2016.

[13]国家食品药品监督管理总局.医疗器械 质量管理体系 用于法规的要求(YY/T0287-2017/ISO13485:2016)[S].2017.

[14]国家食品药品监督管理总局人事司,国家食品药品监督管理总局高级研修院.医疗器械生产经营监管[M].北京:中国医药科技出版社,2013.

[15]国家食品药品监督管理总局.关于发布药品注册审评专家咨询委员会管理办法(试行)的公告[EB/OL].[2017-03-02].http://www.sda.gov.cn/WS01/CL0087/170640.html.

[16]国家食品药品监督管理总局高级研修学院.医疗器械经营监管实务[M].北京:中国人口出版社,2016.

[17]国家药品不良反应监测年度报告(2015)[EB/OL].[2016-07-13].http://www.sda.gov.cn/WS01/CL0844/158940.html.

[18]国家质量监督检验检疫总局,国家标准化管理委员会.国民经济行业分类(GB/T 4754-2017)[S].2017.

[19]国家质量监督检验检疫总局,国家标准化管理委员会.质量管理体系 基础和术语(GB/

T19000-2008)[S].北京：中国标准出版社，2009.

[20]国家质量监督检验检疫总局，国家标准化管理委员会.质量管理体系　基础和术语(GB/T19000-2016/ISO9000：2015)[S].2016.

[21]国家质量监督检验检疫总局，国家标准化管理委员会.质量管理体系　要求(GB/T19001-2016/ISO9001：2015)[S].2016.

[22]国家质量监督检验检疫总局，国家标准化管理委员会.质量管理体系　质量计划指南(GB/T19015-2008/ISO10005：2005)[S].2008.

[23]国家质量监督检验检疫总局，国家标准化管理委员会.追求组织的持续成功　质量管理方法(GB/T19004-2011/ISO9004：2009)[S].2011.

[24]国务院.国务院关于2013年度中央预算执行和其他财政收支的审计工作报告[EB/OL].[2014-06-24].http://www.audit.gov.cn/n5/n26/c64269/content.html.

[25]国务院.关于国务院机构改革和职能转变方案的说明[N].人民日报，2013-03-10.

[26]韩锋.我国中药材管理框架演技[J].南京中医药大学学报，2012(4).

[27]胡颖廉.重构政府、市场和社会——食品药品监管体制改革的重点[N].学习时报，2015-11-09.

[28]吉军.中医学优势浅谈[J].中国中医药现代远程教育，2018，16(16).

[29]靳文辉.论公共规制的有效实现[J].法商研究，2014(3).

[30]李鸽，宋华琳.中国药品监管收费制度及其改革[J].宏观质量研究，2013，1(2).

[31]李静莉，郑佳，张春青.中国医疗器械分类目录全面修订的设计与思考[J].中国医疗器械杂志，2017，41(4).

[32]梁毅，许子珊.欧盟医疗器械分类原则解析与启示[J].中国药事，2010，24(9).

[33]刘清峰.国际医疗器械监管者论坛《唯一医疗器械标识系统》介绍及对我国启示[OB].中国科技论文在线，2013.

[34]刘清峰.医疗器械经营质量规范飞行检查及对企业的建议[J].中国物流与采购，2016(12).

[35]刘雯，晏根贵，朱重政，等.从可持续发展观的角度探讨中医未来的发展之路[J].当代医学，2017，23(9).

[36]马英娟.政府监管机构研究[M].北京：北京大学出版社，2007.

[37]乔杉.免疫体外诊断试剂设计开发过程的风险管理研究[D].中国科学院大学(工程管理与信息技术学院)，2013.

[38]宁旭，秦明新，金贵，等.生物医学工程本科学员创新实践能力培养的探索与思考[J].医疗卫生装备，2012，33(1).

[39]欧文·E.休斯.公共管理导论[M].北京：中国人民大学出版社，2007.

[40]单飞跃.经济法理念与范畴的解析[M].北京：中国检察出版社，2002.

[41]邵明立.美国药品安全监管历程与监测体系[M].北京：中国医药科技出版社，2006.

[42]宋华琳.风险规制中的专家咨询[J].行政法论丛，2009(12).

[43]孙健.公共管理学[M].武汉：华中科技大学，2017.

[44]泰勒·F. 管理科学原理[M]. 北京:团结出版社,1999.

[45]王德高. 公共管理学[M]. 武汉:武汉大学出版社,2007.

[46]王锡锌. 行政过程中公众参与的制度实践[M]. 北京:中国法制出版社,2008.

[47]王名. 社会共治:多元主体共同治理的实践探索与制度创新[J]. 中国行政管理,2014(12).

[48]王全兴. 经济法基础理论专题研究[M]. 北京:中国检察出版社,2002.

[49]王乐夫,蔡立辉. 公共管理学[M]. 北京:中国人民大学出版社,2008.

[50]王新民,介晓磊,李明,等. 我国中药材的生产现状、发展方向和措施[J]. 安徽农学通报,2007(4).

[51]吴元元. 信息基础、声誉机制与执法优化[J]. 中国社会科学,2012(6).

[52]吴祖谋. 法学概念[M]. 北京:法律出版社,2013.

[53]信海红. 质量技术监督基础[M]. 北京:中国质检出版社,2014.

[54]徐鸣. 我国政府市场监管体制存在的问题及成因分析[J]. 重庆理工大学学报(社会科学),2016(9).

[55]严强. 公共行政学[M]. 北京:高等教育出版社,2009.

[56]杨婉娟,李静莉. 美国医疗器械命名进展及启示[J]. 中国医药导报,2019,16(3).

[57]杨婉娟,李军,李静莉. 全球医疗器械术语系统(GMDN)应用情况浅析[J]. 中国医疗器械杂志,2015,39(4).

[58]杨婉娟,李军,李静莉. 我国医疗器械命名体系建设思路初探[J]. 中国医疗器械杂志,2015,39(6).

[59]杨义强. 医用X射线CT生产环节风险防控分析以及对现场体系考核的一些建议[J]. 中国医疗器械杂志,2018,42(2).

[60]印春光,孙国君,左婷. 医疗器械使用安全风险控制与管理探讨[J]. 中国医疗设备,2013,28(12).

[61]岳伟,我国医疗器械注册制度与美国510(K)注册的比较[J]. 中国医疗器械杂志,2009,33(1).

[62]张春青,王越,周良彬. 我国医疗器械分类目录修订框架设计的研究[J]. 中国药事,2017,31(10).

[63]张兆丰. 医疗器械分类系统及方法剖析[J]. 中国医疗器械杂志,2010,34(6).

[64]张晓燕,王学军,朱丹丹,等. 医疗器械临床试验风险管理的问题及对策[J]. 医疗卫生装备,2018(3).

[65]张勇. 社会治理的三重维度[J]. 重庆理工大学学报(社会科学),2016(5).

[66]张继恒. 社会中间层的法律维度——对经济法主体"三元框架"的重新解读[J]. 甘肃政法学院学报,2015(1).

[67]赵义. 共治本质是破除权力垄断[J]. 南风窗,2012(11).

[68]赵全厚. 论公共收费[M]. 北京:经济科学出版社,2007.

[69]赵曙明,杜鹏程. 彼得·德鲁克管理思想解读[M]. 北京:机械工业出版社,2009.

[70]郑佳,余新华. 中美医疗器械产品分类体系的比较研究[J]. 中国医疗器械杂志,2014,38

（38）.

［71］朱小川. 美国行政规制中"使用者"付费制度研究［D］. 南开大学,2012.

［72］詹原竞,潘力佳,元英群. 浅谈保护濒危中药资源促进中药可持续性发展［J］. 天津中草药杂志,2002,（5）.

［73］朱立言,谢明. 公共管理概论［M］. 北京：中国人民大学出版社,2007.

［74］朱思睿,黄芝瑛. 浅析传统草药产品的风险与安全性管控［A］//中国药理学会分析药理学专业委员会成立大会、第三届全国分析药理学学术大会暨贵州省药学会药学青年专业委员会成立大会论文集,2018 年.

［75］Baldwin R,Cave M,Lodge M. *Understanding Regulation*［M］. London：Oxford University Press,2012.

［76］Boston Consulting Group. A Revolution in R&D：How Genomics and Genetics Will Affect Drug Development Costs and Times［R］//*PAREXEL's Pharmaceutical R&D Statistical Sourcebook* 2002/2003.

［77］Cheng Yung-Chi. 从中医药中开发创新药物：一个有效抗癌辅助疗法的发展和发现的案例研究［J］. 第三届世界中西医结合大会论文摘要集,2007.

［78］Clayton P G,Hopkins T D. Federal Users Fees：A Legal and Economic Analysis［J］. *Boston University Law Review*,1987(67).

［79］Ostrom E. *Governing the Commons：The Evolution of Institutions for Collective Action*［M］. New York：Cambridge University Press,1990.

［80］Eggermont A,Newell H. Translational Research in Clinical Trials：The Only Way Forward［J］. *European Journal of Cancer*,2001(37).

［81］FDA. Improving Innovation in Medical Technology：Beyond 2002［R/OL］. http://www.fda.gov/bbs/topics/news/2003/beyond2002/report. html,2003.

［82］David G D. Benefit Taxes and User Fees in Theory and Practice［J］. *University of Toronto Law Journal*,2004(54).

［83］Gilbert J,Henske P,Singh A. Rebuilding Big Pharma's Business Model［R］//Windhover Information. In Vivo,the Business & Medicine Report,2003,21(10).

［84］Marian G M,Fearneb A,Caswell J A,et al. Co-Regulation as a Possible Model for Food Safety Governance：Opportunities for Public-Private Partnerships［J］. *Food Policy*,2007,32(3).

［85］Guidance for the Public,FDA Advisory Committee Members,and FDA Staff on Procedures for Determining Conflict of Interest and Eligibility for Participation in FDA Advisory Committees［EB/OL］. https：//www.fda.gov/ downloads/regulatoryinformation/guidances/ucm125646. pdf,2008.

［86］Kinney E D. Private Accreditation as a Substitute for Direct Government Regulation in Public Health Insurance Programs：When Is It Appropriate? ［J］. *Law and Contemporary Problems*,1994,57(2).

［87］Loyd I. New Technologies,Products in Development,and Attrition Rates：R&D Revolution

Still around the Corner[R]// PARAXEL's Pharmaceutical R&D Statistical Sourcebook 2002/2003.

[88]Rowett L. U. K. Initiative to Boost Translational Research[J]. *Journal of the National Cancer institute*,2002,94(10).

[89]Henson S,Humpbrey J. The Impacts of Private Food Safety Standards on the Food Chain and on Public Standard-Setting Processes. Rome:Joint FAO/ WHO Food Standards Programme,Codex Ali-mentarius Commission,Alinorm 09/32/9d-Part Ii Fao Headquarters.

[90]The Agency publishes 50 to 75 draft and final guidances each year,including guidances resulting from involvement in the International Conference on Harmonisation of Technical Requirements for Registration of Pharmaceuticals for Human Use (ICH).

[91]Commission on Global Governance. *Our Global Neighbourhood: The Report of the Commission on Global Governance*[M]. London:Oxford University Press,1995.

[92]http://www. weihaifda. gov. cn/art/2016/1/25/art_14218_564019. html.

[93]http://www. nmpa. gov. cn/WS04/CL2186/300677. html.

[94]http://www. fda. gov/ScienceResearch/SpecialTopics/Regulator Science/ucm 2281 31. htm.

[95]http://nihroadmap. nih. gov/overview. asp.

[96]http://spores. nci. nih. gov/applicants/guidelines/guidelines_full. html#1b.

[97]http://www. fda. gov/Safety/FDAsSentinelInitiative/ucm2007250. htm.